医薬品の安全性と法

薬事法学のすすめ

はしがき

　本書は，薬害オンブズパースン会議の実践の中から生まれた。

　薬害オンブズパースン会議は，1997年に薬害エイズ弁護団他の呼びかけによって発足した薬害防止を目的とするNGOである。薬害被害者，市民，医師，薬剤師，弁護士，研究者らで構成され，個別の医薬品・医療機器に関する問題や制度問題について，市民に対する情報提供，要望書や公開質問の公表，シンポジウムの開催，法制定や制度改正に関するロビー活動などを続けてきた。

　本書は，その17年間にわたる薬害防止活動の実践を踏まえ，これまで，損害賠償法，医事法，生命倫理学，薬剤疫学，社会学など各分野で扱われてきた医薬品にかかわる課題を体系的にとらえ直し，今後の実践に資する視点を提供していくことを目的として「薬事法学」という新たな研究分野を構築することを提唱している。「薬事法学」は，薬事法や損害賠償法の解釈学を含め，医薬品に関する法制度や倫理規範，関係者の責務と倫理，恒久対策を含めた被害救済のあり方など，法政策学も含め，医薬品にかかわる問題をひろく扱う学である。従って，単なる薬事法の解釈学ではない。

　薬害オンブズパースン会議の活動を続ける中で，私たちは，極めて簡単な条文しかもたない薬事法と多数の省令と通知によって構築されている薬事システムの概要を知ることのできる基本的な文献の必要性を痛感した。また，患者の権利や被験者の権利の保障やEBM（Evidence Based Medicine）の考え方の進展がある一方で，製薬企業のマーケティング戦略や国策として推進されてきた産官学連携

によって生じているバイアスや不正，国際間の条約（とりわけ日米間の通商条約や協定）・産業政策・規制緩和を志向する制度改革等によって生まれている矛盾など，現在の諸課題の概要を知ることのできる基本書の必要性も感じた。

　そこで，本書では，序章において薬事法学の基本原理として7つの原則を定立した上で，第1章と2章で，医薬品安全監視に関する歴史的変遷と現在のシステムの全体像が概観できるように解説した。

　第3章から第10章では，薬害オンブズパースン会議の活動の中で出合った，医薬品監視のあり方を考えるうえで重要な個別課題を扱っている。具体的には，企業のマーケティング戦略と監視，臨床研究における被験者の権利保護と評価のあり方，承認審査，市販後安全対策，医薬品と未承認薬，一般用医薬品，情報公開である。現状の課題を考えるうえで必要な基本的な知識を整理したうえで，問題を提起し，これに対する解決の方向性を提案するように心がけた。その意味では第1章と第2章を補完する役割も担っている。そして，具体的な薬害防止活動を踏まえ，医薬品監視の基本原則として「予防原則」「透明性の確保」「市民参加」「法による規制」という4原則を提唱している。

　最終章の第11章では，医薬品被害の救済を論じている。わが国には，サリドマイド事件以来，数多くの薬害集団訴訟が提起されてきた。スモン訴訟の被害者運動の成果のひとつとして国際的にみてもユニークな医薬品副作用被害救済制度が生まれ，多くの薬害集団訴

訟における「確認書」（基本合意書）の締結を通じて，単なる賠償金の支払いにとどまらない救済も試みられた。薬害オンブズパースン会議のメンバーには，そうした訴訟の当事者である薬害被害者や代理人弁護士，証人となった研究者なども含まれている。その意味では，本書は，薬害オンブズパースン会議の活動だけではなく，日本の薬害集団訴訟の実践と問題意識をも基盤としている。

　本書は，その生まれを反映して，安全性監視に重点を置き，患者・被験者・被害者の視点を重視してまとめられている。また，薬害オンブズパースン会議で扱った課題の多くが医薬品に関する問題であったことなどから，医療機器をめぐる問題は，扱っていない。

　なお，脱稿後に制度や関係者の対応などに変化が生じたものがある。

　まず，2013年末に，2つの薬事法改正が行われた。ひとつは，添付文書の届出義務創設などの安全対策，医療機器の特性に合わせた規制，再生医療製品の条件・期限付承認制度創設等に関する改正であり，法の名称も薬事法から「医薬品，医療機器等の品質，有効性及び安全性の確保等に関する法律」となった。もうひとつは，一般用医薬品のインターネット販売に関する改正である（本文中で引用した薬事法の条文については，索引で2013年改正法の条文との対応関係がわかるようにしている）。

　また，刑事事件にまで発展した高血圧治療薬ディオバンに関する臨床試験不正問題や，これに続いて発覚した相次ぐ広告不正や研究不正問題は，製薬業界と臨床研究に携わるアカデミアや医療関係者

の不健全な関係を抜本的に見直すことを余儀なくさせ，治験のみが法によって管理され，それ以外の臨床試験はガイドラインによって規制するという現状についても見直しを迫った。そのため，学術会議が利益相反問題に関して透明性を強化する方向で提言を公表し，製薬工業協会も新たな方針を打ち出すなど関係団体の対応に進展が見られ，厚生労働省には，臨床研究の法制化をめぐる新たな検討会が設置され，海外事情についての調査報告などもなされている。これらについては，その到達点についてカバーできていない。

　その他にも，混合診療をめぐる問題など，必ずしも最近の状況を記載できていない部分もあるが，これは動いている現実をとらえることに拘って執筆したことの現れとして，ご理解いただきたい。

　本書が，医薬品が真に人類の進歩につながる存在であってほしいと願う人々，薬害の根絶を希求して活動する人々の助けになるとともに，「薬事法学」という新しい研究分野の扉をひらく一歩となることを願ってやまない。

2014年9月
水口真寿美

もくじ

はしがき ……………………………………………………… 2

序章　薬事法学の基本原理
鈴木利廣

1　はじめに …………………………………………………… 10
2　医事法学の基本原理は
　どのように議論されてきたのか ………………………… 12
3　薬事法学の基本原理 ……………………………………… 14

第1章　医薬品の安全性確保の歴史
後藤真紀子

1　はじめに …………………………………………………… 18
2　前史（1960年以前） ……………………………………… 19
3　薬事法の制定（1960） …………………………………… 23
4　薬事法制定以降の時代の流れ …………………………… 25
5　1979年薬事法大改正 ……………………………………… 30
6　1983年薬事法改正 ………………………………………… 33
7　1993年薬事法改正──研究開発の促進 ………………… 35
8　1996年薬事法改正──審査・安全対策の強化 ………… 37
9　2002年薬事法改正
　──生物由来製品規制と承認・許可制度の見直し …… 44
10　独立行政法人医薬品医療機器
　　総合機構法の施行（2004） …………………………… 47
11　2006年薬事法改正 ………………………………………… 48
12　おわりに …………………………………………………… 48

第2章　医薬品の開発から市販後まで
関口正人

1 はじめに ………………………………………… 50
2 規制の基礎 ……………………………………… 50
3 医薬品の開発における規制 …………………… 52
4 製造販売承認 …………………………………… 58
5 市販後安全対策 ………………………………… 72

第3章　基本的考え方　医薬品監視の4原則
水口真寿美

1 はじめに ………………………………………… 96
2 医薬品監視が必要な理由 ……………………… 96
3 繰り返される薬害と薬事行政改革 …………… 100
4 医薬品監視に関する基本原則 ………………… 103

第4章　企業のマーケティング戦略と監視
後藤真紀子

1 製薬企業による医療用医薬品の
　マーケティング戦略概観 ……………………… 120
2 利益相反 ………………………………………… 121
3 メディカリゼーション「薬を売るなら病気を売れ」…… 139
4 宣伝広告 ………………………………………… 143
5 むすび …………………………………………… 154

第5章　臨床研究の法と倫理　被験者保護と医薬品評価
水口真寿美

1 はじめに ………………………………………… 156
2 「臨床研究」と「診療」 ………………………… 157
3 人権侵害の歴史と倫理指針 …………………… 163
4 製薬企業の影響力と臨床研究 ………………… 168

5 臨床研究基本法制定の提唱 ………………………… 188
6 研究倫理審査委員会 ………………………………… 192
7 インフォームド・コンセント ……………………… 194

第6章　承認審査
八重ゆかり

1 はじめに …………………………………………………… 198
2 薬事法14条の構造的問題点 ………………………… 198
3 承認審査基準明確化の必要性 ……………………… 203
4 有効性をめぐる諸問題 ……………………………… 206
5 迅速承認と安全対策 ………………………………… 219
6 審査の透明性と承認手続き ………………………… 221

第7章　市販後安全対策
水口真寿美

1 医薬品の市販後安全対策の重要性 ………………… 238
2 予防原則の考え方に基づく安全対策 ……………… 245
3 RMP ……………………………………………………… 252
4 リスク・コミュニケーション ……………………… 259
5 薬剤疫学研究の推進とレセプト・データベース …… 277
6 人材育成と教育 ……………………………………… 278

第8章　情報公開
関口正人

1 情報公開の重要性 …………………………………… 282
2 情報の公表 …………………………………………… 283
3 情報公開法 …………………………………………… 285

第9章　医薬品の開発と未承認薬
寺岡章雄

1　未承認薬の法律的位置づけ …………………………… 290
2　個人輸入 ……………………………………………… 292
3　コンパッショネートユース …………………………… 301
4　院内製剤 ……………………………………………… 314
5　社会的危機における未承認薬の緊急使用 …………… 318
6　先端医療での未承認薬の使用 ………………………… 321
7　未承認薬の安全性情報の報告・評価・伝達 ………… 325

第10章　一般用医薬品
中川素充

1　一般用医薬品について ………………………………… 328
2　対面販売の原則 ………………………………………… 329
3　薬事法改正と医薬品の販売制度 ……………………… 330
4　一般用医薬品をめぐる近時の問題 …………………… 338

第11章　医薬品被害の救済
鈴木利廣

1　被害者運動としての民事訴訟 ………………………… 348
2　損害賠償責任 …………………………………………… 359
3　その他の被害救済制度 ………………………………… 367

あとがき ……………………………………………………… 372

　索引 ……………………………………………………… 374
　執筆者紹介 ……………………………………………… 392

# 序章 薬事法学の基本原理

鈴木利廣　SUZUKI Toshihiro

1 はじめに

「薬事法学」という用語はあまり見聞きしない。

一方,「薬事法」という用語は,1943年に「薬事法」という名の法律（旧々薬事法）が制定され,その後1948年薬事法（旧薬事法),そして1960年制定の現薬事法（2013年11月27日改正で題名が「医薬品,医療機器等の品質,有効性及び安全性の確保等に関する法律」に改められた）に引き継がれていることから,定着した法律名として知られている。そのため薬事法学というと,この薬事法という実定法の解釈法学と誤解されることもある。

他方,薬事すなわち医薬品に関する法制は,明治初期から行われてきたわけで,その意味で薬事に関する法学は約140年の歴史があると言えないこともない。しかし,医事法学も明治の医制発布以来の学問領域であるが,学問としてスタートしたのが,当時司法官試補だった山崎佐[1]が1915年に東京大学医学部で教鞭を執った頃からと言えるように,学問としての薬事法学も薬事に関する法制がスタートした明治初期時期から始まったわけではない。

あえて言えば,現在においてすら薬事法学という学問体系があるのか疑問がないわけでもない。

ところで,「薬事法学」という用語を使っている研究者は,少なくも二人は存在している。ひとりは,薬剤師資格を有する弁護士の三

---

[1] 山崎佐の講義は医事法制から始まり,その後弁護士登録後も続き,1962年に唄孝一に引き継がれた。

輪亮寿氏である。氏は，1980年代から「薬事法学」と題する薬学部生向けの講義録を発刊している[2]。もうひとりは，東邦大学薬学部薬事法学研究室准教授の秋本義雄氏である。氏は，主として薬剤師の調剤過誤に基づく損害賠償責任について研究されている[3]。

また，薬事法学は医事法学の一部を構成していると思われるが，医事法学研究の中でも薬事に関する法学的研究はあまり行われてこなかった。わずかに薬害スモン，クロロキン薬害，薬害エイズ（刑事判決），薬害肝炎，イレッサ薬害等の薬害訴訟判決の評釈が行われている程度である。

日本医事法学会や日本生命倫理学会等の過去の年次大会でも，あまり取り上げられてこなかった演題である。

一方で医薬品被害は後を絶たず，他方で製薬企業，医療関係者，患者らの新薬研究開発に対する期待は大きい。近年では政府の経済政策の中にも位置づけられている。

このような状況の中で，医薬品に関する法制度のあり方や，関係者の責務，被害救済のあり方等，法解釈学（実定法学）のみならず法政策学（立法学）も含めた薬事法学の発展・確立が求められていると考える次第である。

本書は，1997年に結成された医薬品民間監視団体「薬害オンブズパースン会議」の17年に及ぶ活動の中から，医薬品の安全性の視点[4]から薬事法学の体系化をめざした研究として，出版するに至ったものである。

本章では，薬事法学の基本原理（原則）を探ってみた。

---

[2] 三輪亮寿．薬事法学講座 (1) (2)．南江堂；1982-1985．
[3] 東邦大学薬学部「薬事法学研究室」website. http://www.phar.toho-u.ac.jp/labo/yakuho/index.html
[4] 医事法学も日本医事法学会が1969年に発足した後に活発化したが，当初の課題は医療過誤責任論(医療の安全性)や患者の自己決定権が主な研究テーマであった。

2 医事法学の基本原理はどのように議論されてきたのか

(1) 法学とは

法学とは法（法律）という社会規範（ルール）に関する学問である。

法体系には伝統的に公法学と民法学があり，公法学の中には憲法学，行政法学，訴訟法学，社会法学等がある。それぞれの法体系には，法解釈学と法政策学があり，学問の中で社会規範としてのあり方を説く基本原理が明らかにされてきた。

他方，伝統的法体系とは別に分野別の法学研究も進み，様々な法学分野が研究対象とされてきた。環境法学，知的財産法学，ジェンダー法学などがその例であり，医事法学もかかる分野別法学といえる。

本章ではまず医事法学の基本原理（これも明確化されているとは言い難いが）について伝統的法体系の中からこれを探り，そのうえで更に医事法学の一部である薬事法学の基本原理を医薬品の特性を踏まえて探ってみたい。

(2) 医事法学の基本原理とは何か

ここでは刑法学，民法学，憲法学等の基本原理から医事法学のそれを考えてみたい。

なお，医事法学の基本原理を考えるうえで，いわゆる生命倫理4原則（自律，善行，無害，正義）も参考となるが，ここでは言及しない。

① 刑法学から：医療行為の適法化要件論

刑法学の重要な基本原理は罪刑法定主義と適正手続であるが，医事法学との関係では古くから医療行為の適法化要件（違法性阻却事由）である。

古くからこの要件として ⓐ医療目的の正当性 ⓑ医療方法の相当性 ⓒ患者の承諾が挙げられてきた。

現代では ⓐⓑは医学的適応性（安全性と有効性のバランス），ⓒはインフォームド・コンセント（自己決定権）として議論され

ている。

② 民法学から：医療契約論

　民法上の基本原理で重要なものは，私的自治の原則（契約自由の原則）であるが，医事法学の中では医療（診療）契約論が説かれ，準委任類似の無名契約説が有力視されてきたが，その内容的発展は不十分ともいえる。専門家お委せ型の委任契約論では，現代的患者・医師関係は捉えられないとも言える。

③ 憲法学から：患者の権利保障論

　憲法学の基本原理には人権保障が不可欠である。

　そしてこの人権保障を医事法学との関係で捉えたものが医療における患者の権利論である。

　日本国憲法の条項との関係では，個人の尊重や幸福追求権（憲法13条），平等権（同14条），生存権（同25条）等から様々な患者の権利が導かれている[5]。この議論は日本では1980年代半ばから始まった。

④ 医療基本法構想から：医療制度理念論

　医事法制には，行政法学の観点からみると，医療供給体制（医療安全を含む）や疾病対策の枠組みが存在する。

　医療供給体制とは，医療のアクセス（量）と質と財政をどのように形成するかであり，そこには一方で「ヒト・モノ・カネ」の基準や，他方で医療にかかわるすべての関係者の責務（役割）の明確化が必要となるが，この分野における基本原理は明確とは言えない。

　疾病対策の枠組みも，これまで明治の伝染病予防法や精神衛生法等に始まり，近年では感染症や精神病，更には癌等の難病対策の新たな転換が求められているが，基本原理といえものは見えづらいのが現状である。

---

[5] 患者の権利は私の分類によると大別して以下のとおりである。
①最善かつ平等な医療をうける権利 ②個人として尊重される権利 ③知る権利と自己決定権 ④被験者の権利 ⑤被拘禁者の権利 ⑥医療被害の回復・救済を求める権利

明治の医制発布（1874年）以来の医療政策の転換を図るべく近年では医療の目的・理念を明確にする医療基本法構想が登場してきた[6]。その最大の論点は医療の基本構造を民業規制型とするか公共政策型とするかにあるように思われる。

　なお，医事法学の基本原理が患者の権利保障論，医療行為の適法化要件論，医療契約論に偏っていて，行政法学的分析が弱いのも，医事法学が医療事故責任論が中心で研究されてきたことの反映ではないかと思われる。近年の行政法学的視点も医療安全体制が中心で，本来の医療の基本理念等の分析は不十分ともいえる。

3　薬事法学の基本原理

　行政法学的観点からの医療の理念としての基本原理が不明確であることは，薬事行政の基本原理の不明確さにも影響しているといえる。

　この点，医薬品という医療にとって不可欠な物をどのように位置づけるのかが問題となる。歴史的には医薬品行政のしくみは民間企業を規制する形で行われ，現在では規制緩和や研究開発への公的支援の必要性も議論されている。

　本章では，薬事法学の基本原理の解明も医薬品の安全性の視点を重視して行うことにした。

(1) 医薬品の評価基準原則としての予防原則と科学的根拠原則

　薬事法学の基本原理を医薬品の安全性の視点から探るとすれば，まず第1に考えられるのが医薬品評価基準としての有用性（安全性と有効性）の判断基準である。

　刑法学における違法性阻却事由としての正当業務行為の要件の第1が医学的適応性（安全性と有効性のバランス）であるのと同様，医

---

6) 医療基本法構想は日本医師会をはじめとする医療関係団体（9団体）と市民団体（3団体）から提言されている。

薬品の販売や使用が社会的相当性を有するためには安全性と有効性のバランスが重要である。

従来ともすると有効性は緩やかに，危険性は厳格に判断されてきた結果，薬害の歴史が繰り返されてきた。

現在では，安全性（危険性）は予防原則[7]に基づいて，有効性は厳格な科学的根拠原則に基づいて判断されなければならない。

安全性の予防原則については第3章「基本的考え方―医薬品監視の4原則」を，有効性の科学的根拠については第6章「承認審査」を参照されたい。

(2) リスク最小化原則

医薬品の安全性情報は開発段階，承認審査，市販後の三段階にわたって顕在化しうる。従来はそれぞれの安全性の情報がかならずしも共有されないまま，市販後の有害事象に場当たり的に対応してきたともいえる。

2013年4月からリスク・マネージメント・プラン（RMP）制度が発足し，開発段階からの情報を一貫管理し，リスクを最小化するための市販後安全対策計画を策定して対応することとなった。このリスク最小化原則の考え方は予防原則を更に具体化したものと言える。

この点については第7章「市販後安全対策」を参照されたい。

(3) 利益相反規制原則

有用性の判断は科学者の研究成果に基づいてなされるが，この科学的評価が中立公正になされるためには科学者と製薬企業との経済的関係性への配慮が必要である。

製薬企業との経済的関係性が濃いほどに科学的評価に無意識にバイアス（偏り）が生じ，中立公正が疑われる結果となりうるからである。これが近年問題となっている利益相反関係についての透明性

---

[7] 予防原則は今日環境法学の基本原理とされ，その源流は，初期の生命倫理学，さらには古く疫学の考え方に基づいている。

（情報開示）と評価参画規制を内容とする利益相反規制原則の問題である。

詳しくは第4章「企業のマーケティング戦略と監視」を参照されたい。

(4) 医薬品情報の公益性・公共性原則とアクセス権保障原則

医薬品情報は，予防原則に基づく安全性にしろ，科学的根拠原則に基づく有効性にしろ，処方・調剤する医師・薬剤師にとっても，患者にとっても極めて重要な生命・健康に関する情報である。製薬企業の経済的立場や研究者の学問上の利益を超えて，公益性公共性原則に基づき情報公開が不可欠である。

患者・市民・臨床家の医薬品情報アクセス権保障原則に基づき，情報公開制度における企業の競争上の地位（情報公開法5条2号イ）を制限する必要がある。

詳しくは，第8章「情報公開」を参照されたい。

(5) 医薬分業原則

医薬分業は医師による処方（医師法22条）と薬剤師による調剤（薬剤師法19条）の分業体制であり，医薬品の安全な使用のための相互監視制度ともいいうる。

その運用の充実化が求められる。

(6) ステークホルダー（関係者）の公共的責務原則

医薬品については，製薬企業，国・自治体，医療現場（医師，薬剤師等）の他にも，医療保険者や患者・国民も多大な関わりを有している。安全で有効な医薬品を効率的に利用するためのしくみを確立するためには，これらすべての関係者の責務（役割）を明確にしてゆくことが求められる。

これらの関係者の責務は，患者の権利保障原則，医療の公共性原則に基づいて公共的責務原則として明確にする必要がある。

(7) 安定供給原則

　患者にとって必要な医薬品が製薬企業の収益性によって供給が妨げられてはならない。医療や薬事の高い公共性を前提にすると，安定供給原則から薬事政策を確立することも必要である。「安全な血液製剤の安定供給の確保等に関する法律」は血液製剤分野においてそのことを明確にしている。

第1章 医薬品の安全性確保の歴史

後藤真紀子　GOTO Makiko

1 はじめに

　本章は，医薬品の安全性確保の現状を検討する前提として，これまでの歴史を概観するものである。

　現行薬事法が制定されたのは1960年のことであるが，それ以前は不良医薬品の排除という観点から民業規制がなされていたに過ぎなかった。

　ところが，現行薬事法が施行された後サリドマイド剤が社会的問題となり，これを機に，国民の生命・身体を守るために医薬品の安全性をいかに確保すべきかという観点から，行政指導という形で施策が展開されるようになった。医薬品の安全性確保という薬事法上もっとも重視されるべき事項が法制化されるには，薬害スモン事件の解決まで待たなければならなかった。薬事法上の国の医薬品安全性確保義務は，薬害事件の被害者運動の成果にほかならない。

　薬害スモン事件以降も，薬害エイズ事件をはじめとして，多くの薬害事件が発生し，薬害訴訟や被害者運動の結果，薬害事件を教訓として，薬事法は厳格化されてきた。以下，医薬品の安全性確保の観点から，薬害事件と薬事法改正の歴史について述べる。

　他方，規制緩和の動きとして，欧米諸国との貿易摩擦の影響が挙げられる。以下では，諸外国からの日本の薬事制度に関する非関税障壁の強い指摘がなされる中で，薬事法が改正されてきた経緯についても触れる。

2 前史（1960年以前）

1 近代薬事制度の創設

(1) 近代医療・薬事制度の整備

　1873（明治6）年，岩倉大使一行が欧米視察から帰国し，文部省に医務局が新設され，医事及び衛生をつかさどることとなった。これにより医療及び薬事制度の整備が開始され，1874（明治7）年8月，「医制」が発布された。医制は衛生行政全般にわたって定めた我が国最初の総合的法制であった。

　医制の発布と並行して，同年，不良医薬品を排除するための薬品試験機関として，現在の国立医薬品食品衛生研究所の前身となる司薬場が東京に設置された。1875（明治8）年には，京都，大阪にも設置された。

　1875（明治8）年には薬舗開業試験が行われ，薬舗を開業しようとする者は試験を経て免許を得ることが必要となった（その後全国に施行され，1889（明治22）年には薬剤師試験規則が制定されることになった）。

　また，当時，輸入医薬品の増加と共に，国内でも簡単な薬剤の製造を試みる者が現れ，粗悪品が流通することとなったため，1876（明治9）年には製薬免許手続が示達され，製薬が免許制とされた。

(2) 日本薬局方の制定（1886）

　明治維新以降，我が国の医療は東洋医学から西洋医学へと急転換し，これに伴い和漢薬に変わる洋薬の使用が顕著となった。前述の通り，我が国の薬事制度は次第に整備されつつあったが，そもそも司薬場で薬品検査を行うための基準は備わっていなかった。そこで，医薬品の品質を統一し，不良品，贋薬を駆逐するため，1886（明治19）年6月，日本薬局方が内務省令として公布され，1887（明治20）年7月から実施された。

(3) 薬品営業並薬品取扱規制(薬律)の交付(1889)

　医薬品に関する制度が次第に整備され,薬舗改行試験制度も全国的に施行されてきたが,更にこれらの制度を整備し,薬事制度に関する総合的法律を制定するため,1889(明治22)年,「薬品営業並薬品取扱規則」(薬律)が公布され,この法律の制定によって,我が国の近代的薬事制度は一応完成をみるに至った。

　この薬律により,薬剤師の制度と薬局の制度が確立し,その前身である医制以来の薬舗,薬舗主という名称はなくなった。その他,毒薬劇薬に関する規制,薬種商及び製薬者の免許鑑札制などが整備された。

(4) 売薬法の公布(1914)

　上記薬律等によって品質の確保,誤用の防止が図られてきた「薬品」は主に医師又は医師の指揮を受ける者に使用される目的で販売されたものであった。これに対し,大衆薬を意味する「売薬」については,1877(明治10)年に制定された「売薬規則」によって規制されていたが,不備の箇所が少なくなく,法文が明確でないことから,改正に対する要望が強く,1914(大正3)年3月,「売薬法」が公布された。

　売薬法では,売薬営業者の資格が定められ,また売薬広告の取締の制度も設けられた。

(5) 薬剤師法の制定(1925)

　前述の通り,薬律によって薬剤師制度が一応確立したが,薬剤師側の要請により医薬分業問題につき薬律改正案が何度も提出されていた。しかし,これらの薬律改正案は審議未了に終わっていた。1922(大正11)年,医師法との均衡を保ち,薬剤師の資格,権利義務,所属団体等に関する規定を内容とする薬剤師に関する特別法として,「薬剤師法」の制定を望む建議書が薬剤師会より提出され,1925(大正14)年,「薬剤師法」が制定された。

2　戦時下の薬事法制

　薬事制度は，「売薬法」及び「薬剤師法」と相まって，「薬律」が長い間制度の根幹を形成してきたが，戦時下，特に1937（昭和12）年の日中戦争勃発後の医薬品の需要に基づく重要医薬品の生産拡充及び医薬品の配給統制に即応できず，制度の改善が求められた。その結果，1943（昭和18）年，薬律，売薬法，薬剤師法等を一本化する薬事法（以下「1943（昭和18）年制定薬事法」という）が公布された。この薬事法によって，医療用医薬品（薬品）と一般用医薬品（売薬）が医薬品として一元化されたほか，医薬品製造業が許可制となった。

　同法の目的は，「薬事衛生ノ適正ヲ期シ国民体力ノ向上ヲ以テ目的トス」とされ，性状ならびに品質において優れた医薬品の供給を統制という手段を用いて適正化するという戦時統制的色彩の強い法律であった。

3　戦後の薬事法制と1948（昭和23）年制定薬事法の公布

　前述の通り，1943（昭和18）年制定薬事法は戦時体制に即応したものであり，統制的色彩の強いものであったが，終戦後，我が国は連合軍総司令部（GHQ）の管理指導下におかれ民主化の方向に変革しつつある中，薬事行政の領域においても，その運営の民主化を図り，業界の自主的な活動を促すこと，不良医薬品等の取締の完璧を期することが求められ，1948（昭和23）年7月，新しい薬事法（以下「1948（昭和23）年制定薬事法」という）が公布されるに至った。

　1948（昭和23）年制定薬事法の目的は，「薬事を規整し，之れが適正を図ることを目的とする」とされ，不良医薬品の取締を最重点においた衛生警察法規といってよいものであった。この法律では，規制の対象として，医薬品のみならず医療用具や化粧品が加えられた。また，医薬品の製造業，輸入販売業及び販売業について，従来の許可制を登録制に改め，一定の基準に達しているものはこれを登録するものとしたが，公定書に定められていない医薬品の製造，輸入に

ついては品目毎に厚生大臣の許可を要することとした。ワクチン等の厚生大臣の指定する医薬品につき，国家検定の制度も定められた。

4　ジフテリア予防接種禍事件

　1946（昭和21）年，GHQが我が国における感染症対策の1つとして，「ジフテリア予防接種に関する件」という覚書を発表し，これを受け，予防接種が任意で全国的に実施されていた。

　その後，上記1948（昭和23）年制定薬事法が制定された同年，予防接種法も制定され，罰則付きで国民の義務として予防接種が行われるようになった。これを受け，全国に先駆けて京都及び島根においてジフテリアの予防接種を行ったが，使用されたワクチンの一部が無毒化されないまま乳幼児に注射される事件が発生した。京都では674人が発病し，うち68人が死亡，538人に後遺症を残すこととなり，島根では324人が発病し，うち16人が死亡した。

　1948（昭和23）年制定薬事法においては，ワクチンの国家検定制度が定められ，これに基づき検定が行われたはずであるにもかかわらず，かかる世界最大の予防接種禍と呼ばれる事態になってしまった原因は，検定の抜き取りにおいてランダムに抜き取りが行われなかったか，製造業者が別に用意した試料を検定に用いたためではないかとみられており，国家検定制度がワクチンの品質を保証するためには機能しなかったものといえる。しかしこの事件については，その後事実が十分に解明されることなく，その後の薬害が生み出されることとなっていく。

3 薬事法の制定（1960）

1　1948（昭和23）年制定薬事法改正への動き

(1) 改正への要望
　1948年に制定された薬事法は，戦後の薬事制度の根幹として重要な役割を担ってきたが，立法後十数年を経過し，医薬品の進歩は著しく，数次の改正を経たが，実情に合わない点も多くなってきた。業界各方面からも薬事法の全面的な改正が強く要望されるようになった。

(2) 改正への動き
　厚生省は，1959年3月，薬事審議会に対し「薬剤師，薬局，医薬品製造業，医薬品販売業等現行薬事制度において改善すべき点」につき諮問し，薬事審議会は薬事制度調査特別部会を設置した。同特別部会は，12回にわたる審議の上，薬事法のうち薬剤師の身分に関する部分を分離して単独の法律とすること等を内容とする「現行薬事制度において改善すべき点に関する答申案」を決定，1960年2月，薬事審議会はこの答申案を審議し，厚生大臣に答申した。
　答申を受けた厚生省は，その趣旨に沿って薬剤師法及び薬事法の法案の作成を進め，「薬剤師法案」「薬事法案」として第34回国会に提出された。そして，両法案は，1960年8月10日に公布され，1961年2月1日から施行された（以下「1960（昭和35）年改正薬事法」という）。1943（昭和18）年制定薬事法において一元化された薬事法制は，再び二元化されることとなった。

2　薬事法の主な改正点

(1) 医薬部外品制度の創設
　口臭，体臭またはあせも，ただれ等の防止，脱毛の防止，育毛又

は除毛，ねずみ，はえ，蚊，のみ等の駆除又は防止が目的とされているもので，人体に対する作用の緩和なもの，及びこれらに準ずるもので厚生大臣の指定するものを医薬部外品とし，これらの製造及び輸入については品目毎に厚生大臣の承認を要すると共に，その製造業及び輸入販売業は厚生大臣の許可制としたが，販売については自由に行いうることとした。

(2) 薬局開設の許可制，許可基準の整備

薬局の開設を都道府県知事の許可制として，その許可基準として，薬局の構造設備，開設者の欠格事由を定めた。

(3) 製造業及び輸入販売業の許可制，許可基準の整備

医薬品，医薬部外品，化粧品及び医療用具の製造業及び輸入販売業については，登録制から許可制に改め，その許可基準として製造所等の構造設備，製造業者等の欠格事由を定めた。

(4) 販売業の許可制，許可基準の整備，分類

販売業について登録制から都道府県知事の許可制に改め，その許可基準として，店舗の構造設備，販売業者の欠格事由を定めた。

また，医薬品の販売業を，一般販売業（すべての品目を取り扱う者），薬種商販売業（厚生大臣が指定した医薬品以外の品目を取り扱う者），配置販売業（配置により限定医薬品の販売を行う者）及び特例販売業（薬局及び医薬品販売業の普及が十分でない地域等において限定品目の販売を行う者）に分類し位置づけた。

(5) 製造番号や成分分量の表示義務づけ

医薬品の容器又は被包に封を施すこと，容器又は被包には製造番号または製造記号や成分分量を記載すること等，表示に関する規定を整備した。

(6) がん等の特殊疾病用医薬品や承認前医薬品の広告制限

医薬品等の広告につき，がん等の特殊疾病用医薬品の一般人を対象とする広告の制限，承認前の医薬品の広告の禁止などの制限に関する規定を整備した。

4 薬事法制定以降の時代の流れ

1 サリドマイド事件の発生

前述の通り，1960（昭和35）年改正薬事法は，製造行為や輸入行為，販売行為を規制することに重点が置かれていた。世界的にも，薬事規制は，贋薬や不良医薬品の排除を主眼としており，医薬品の品質確保が規制の中心となっていた。このような医薬品に対する認識を変える契機となったのが，サリドマイド事件である。

サリドマイド（睡眠薬，胃腸薬）は，1957年10月に西ドイツのグリュネンタール社が製造販売を開始し，日本でも1958年1月から製造販売が開始された。

ところが，1961年11月に，西ドイツのレンツ博士がサリドマイドの副作用として催奇形性を警告し（レンツ警告），西ドイツでは12日後に回収が開始されたが，日本においては販売が継続され，出荷停止となったのは1962年5月，回収開始となったのは同年9月のことであった。

サリドマイドが発売された当時は，世界的にも，医薬品の承認審査制度は不完全であり，非臨床試験や臨床試験で医薬品の安全性や有効性を事前に厳重にチェックすることは行われていなかった。サリドマイド事件を契機に，医薬品の安全性の確保が各国薬務行政の最重要課題として認識されるに至ったのである。

2 諸外国の法制化（キーフォーバー・ハリス修正法（1962）等）

サリドマイド事件を契機に，医薬品の安全性確保が最重要課題であることが再認識された結果，米国ではキーフォーバー・ハリス修正法が成立し（1962），医薬品の規制の方向として，厳格な新薬の許可，既発売医薬品の再評価，GMP（医薬品の製造に際しての品質管理等の規準 Good Manufacturing Practice）を実施するものとした。また，英国では医薬品法を制定し（1968），医薬品の製造・販売につき，法律上の許可制を導入した。さらに，西ドイツでは新薬事法を制定し（1976），GMPの法文化，許可品目についての再評価，医薬品事故の監視体制の確立等を定めた。

このように，諸外国においては，医薬品の品質及び安全性確保のため，新薬の許可・承認の厳格化，既販売医薬品の再評価及び副作用情報の収集等にかかる体制整備，GMP等につき立法的な対応を行った。

3 日本国内における対応（行政指導）

(1)「医薬品の製造承認等に関する基本方針」（薬務局長通知）の制定（1967）

これに対し，日本においては，1979年薬事法改正までの間，以下の通り，行政指導による対応を行ったに過ぎなかった。

我が国では，サリドマイド事件を受け，医薬品の安全性確保の観点から承認審査の厳格化が進められ，1967年9月，慣行的に行われていた施策をまとめ，「医薬品の製造承認等に関する基本方針」（1967年9月13日薬発第645号薬務局長通知）が定められ，薬務行政の指針とされた。

「医薬品の製造承認等に関する基本方針」の主な内容は以下の通りである。

① 医薬品の審査方針の統一化・厳格化

医薬品の承認申請時に添付する資料の範囲を，医薬品の区分に応じ明確化することとされた。後述するGCP（医薬品の臨床

試験の実施の基準 Good Clinical Practice）もGLP（医薬品の安全性に関する非臨床試験の実施の基準 Good Laboratory Practice）もない時代であったため，提出資料は国内の学会や学会誌に発表される等の信頼度の高いものであることを要するとされた（GCPやGLPが完備された後の1999年に廃止）。

② 医療用医薬品と一般用医薬品の区別

医薬品を医療用医薬品と一般用医薬品に区別して承認審査を行うこととした。また，医療用医薬品の一般向け広告が禁止された。

③ 副作用報告

新薬の製造承認を受けた製薬企業は，製造承認を受けた月から少なくとも2年間，副作用に関する情報を報告することが義務づけられた。なお，1971年に期間が3年間に改正された。

また，同年，新薬のみならず既存薬についても，医療機関等から医薬品の未知又は重篤な副作用の報告を受けたときは自ら調査し厚生省に報告することが要求されることとなった。

（2）副作用情報収集体制の整備

サリドマイド事件を契機に医薬品の有効性・安全性を確保する上で重要となる副作用情報の迅速な収集，評価，伝達を目的に，副作用情報収集体制の整備が行われた。

① 副作用モニター制度（1967）

上記「基本方針」が定められる直前の1967年3月，国立病院や大学附属病院を副作用モニター施設として指定し，副作用に関する情報の厚生省への報告を要請した。

しかしながら，モニター施設全体からの副作用報告件数が極めて少なかったことや，企業からの副作用報告が全体の副作用報告の大部分を占めるようになり，その存在意義が薄れてきたこと，その後の薬事法改正により全ての医療機関に副作用等の報告義務が課せられるようになったことから，この制度は廃止された。

② 製薬企業からの副作用報告制度

上記「基本方針」により，新開発医薬品を対象に導入されてい

たが，1971年11月の薬務局長通達により，新開発医薬品以外の医薬品についても，製薬企業に対し，医療機関等から医薬品の未知又は重篤な副作用の報告を受けたときは，自ら調査して厚生省に報告することが義務づけられた。

③ 国際医薬品モニター制度

1972年4月から，世界保健機関（WHO）が実施する国際医薬品モニター制度に参加して，海外からの情報収集を行うこととした。

④ 薬局モニター制度

上記「基本方針」ができたときには，副作用報告は限定された医療機関からのみ収集していたが，1978年からは，各都道府県から推薦のあった薬局をモニター施設として指定し，一般用医薬品，化粧品等の副作用情報収集を開始した。その後の薬事法改正により全ての薬局に副作用等の報告義務が課せられるようになったことから，この制度は廃止された。

4 第一次再評価（1971）

(1) 再評価制度の定義

再評価とは，医薬品の有効性・安全性評価に関する知見の進展に対応し，過去に承認された医薬品を，その時点の医学・薬学の水準に基づき改めて評価する制度である。

(2) 第一次再評価

第一次再評価は，行政指導により，1971年12月に開始され，承認審査が厳格化された「医薬品の製造承認等に関する基本方針」が出された1967年9月30日以前に製造承認を受けた医薬品を対象に行われた。再評価結果は，薬事・食品衛生審議会で検討され，有用性の全部または一部が認められない医薬品につき，回収，表示の変更指示等の行政指導がなされてきた。

(3) 再評価制度の法制化

　後記5の薬事法一部改正(1979)により，再評価制度は法制化され，1967年10月から1981年3月までに承認された成分を対象に，1984年4月から薬事法に基づく再評価が実施された。再評価の終了した医薬品は，再評価結果に応じて，承認許可の取り消し，販売中止及び回収，用法用量または効能効果の改正等の措置が講じられた。

5　GMPの策定（1974）

　医薬品の製造に関し，品質を確保するためには，全製造工程にわたり品質管理が図られることが必要である。かかる全製造工程にわたる品質管理を目的とし，その要件を定めるものがGMP（Good Manufacturing Practice）である。

　WHOにおいて「医薬品の製造及び品質管理に関する規範」が作成され，1969年にその実施につき加盟各国に勧告されたことを受け，我が国においても，原料の受入れから最終製品の包装出荷に至るまでの製造工程全般にわたる品質管理の規程等からなる「医薬品の製造及び品質管理に関する基準」が1974年に策定され，1976年4月から行政指導として実施された。

6　GLPの策定（1982）

　医薬品の安全性を確保するためには，医薬品の安全性を評価するための検査や試験が正確かつ適切に行われる必要がある。新医薬品の承認申請等の際に添付される動物実験データ等の信頼性を高めるため，試験実施上の遵守基準を定めるものとして，「医薬品の安全性試験の実施に関する基準（GLP）」が1982年に策定され，1983からガイドラインとして実施されるようになった。

5 1979年薬事法大改正

1 スモン事件の発生

　スモン（SMON）は、亜急性脊髄視神経末梢神経症（Subacute Myelo-Optico-Neuropathy）の略称である。

　スモンを引き起こす原因医薬品であるキノホルムは、1934年にスイスのバーゼル化学工業社が製造販売を開始し、翌1935年に副作用報告がなされた。1945年、米国FDAにおいてアメーバ赤痢に限定すべき警告がなされたが、日本においては1953年に製造販売等が開始され、副作用のない整腸剤として宣伝された。

　1955年から我が国においてスモンの副作用が発生し、1969年には年間発生数が最高に達した。1970年にスモンの原因物質がキノホルムであることが証明され、これを受け厚生省が販売中止等の措置を講じ、スモンの発生は激減した。

　1971年以降、スモン訴訟が提訴され、1977年に東京地裁において一部の原告につき和解が成立し、1978年から1979年にかけて9つの地裁で原告勝訴判決が下され、1979年、確認書が締結されるに至った。

　なお、東京地方裁判所の可部恒雄裁判長は、1976年に職権で和解勧告をしているが、和解案を提示するにあたり、1977年1月17日、「和解案提示についての所見」を示し、国の規制権限不行使について、「昭和45年9月のいわゆる販売中止の行政措置に至るまで、キノホルム剤についての厚生当局の関与の歴史は、その有効性および安全性の確認につき何らかの措置を取ったことの歴史ではなく、かえって何らの措置も取らなかったことの歴史である」として国の姿勢を厳しく批判した。

2 医薬品副作用被害救済制度等の導入と薬事法改正

スモン事件及びその被害者運動の成果として，以下の通り，1979年医薬品副作用被害救済制度の導入と薬事法の改正が行われ，現在の薬事制度の基本的な枠組みとなっている。

(1) 医薬品副作用被害救済制度

サリドマイド事件に次ぐスモン事件の発生を受け，医薬品の安全性を確保すると共に，医薬品による副作用被害の迅速な救済を求め，スモン事件の被害者運動が展開された。その結果，訴訟とは切り離した独立の救済制度の創設が社会的に強く要請されることとなり，医薬品副作用被害救済基金法が成立し，1979年10月に医薬品副作用被害救済基金が設立され，1980年5月から救済制度が施行された。

(2) 薬事法改正

厚生省において医薬品の副作用による被害救済制度の検討を行う中で，スモン事件のような副作用被害の発生を未然に防止するとの観点から薬事法改正の必要性が強く唱えられ，薬事法の抜本的な見直しが行われ，1979年，医薬品副作用被害救済基金法が制定されると共に，薬事法が改正された（以下「1979年改正薬事法」という）。1979年改正薬事法は1980年4月1日と9月30日の2回に大別して施行された。

(3) 薬事法改正の主な内容

1979年の薬事法改正は，これまで主として行政指導によって行ってきた承認の厳格化，副作用報告，再評価，GMPなどの施策の法制化を中心とするものである。

スモン判決では，薬事法上医薬品の安全性確保義務があると解釈された。本改正では，薬事法の目的が，医薬品の安全性確保にあることが明示され（薬事法1条），かかる趣旨を明文化したものといえる。

改正の主な内容は以下の通りである。

① 薬事法の目的（1条）

　薬事法の目的規定に，医薬品等の品質，有効性及び安全性を確保する旨が明示され，前述の通り，スモン判決において認められていた医薬品の安全性確保という薬事法の目的が確認された。

② 製造または輸入承認（14条）

　従来，製造承認については，基準は法定されず厚生大臣の専門的裁量とされていたが，有効性及び安全性の観点から，1979年改正薬事法において初めて承認に関する規定を整備し，承認時に添付する資料が法律上明確に規定され，承認基準の明文化を図るため，承認拒否事由が法定された。また，これまで厚生大臣の承認が不要とされていた日本薬局方収載医薬品についても，原則としてその製造または輸入について厚生大臣の承認を受けなければならないとした。更に，承認審査項目として，副作用を明示することとした。

③ 新医薬品等の再審査（14条の2（2006年改正薬事法14条の4））

　承認後の安全性を確保するため，新医薬品等については，一定期間内に申請して，厚生大臣の再審査を受けなければならないこととした。新薬については，従来行政指導で承認後3年間は副作用報告を求めてきたところ，市販後の一定期間内に収集された使用知見に基づき，有効性安全性の一層の確保を図る趣旨で，これを法制化し，期間についても延長して6年とした。

④ 医薬品の再評価（14条の3（2006年改正薬事法14条の6））

　これまで行政処分で行われていた再評価を法制化し，厚生大臣が再評価を受けるべき旨を公示したときは，その指定に係る医薬品について再評価を受けなければならないこととした。

⑤ 厚生大臣による監督
（69条の2（2006年改正薬事法69条の3），70条，74条の2）

　医薬品等による保健衛生上の危害の発生または拡大を防止するために必要があると認めるときは，厚生大臣による緊急命令（医薬品等の販売等の一時停止，その他保健衛生上の危害の発生又は拡大を防止するための応急の措置）が可能であることを規定（69

条の2) すると共に，不良医薬品及び承認取消のあった医薬品につき廃棄，回収等の措置命令ができることを規定（70条）した。また，厚生大臣は，製造販売承認を与えた医薬品がその後に承認拒否事由に該当するに至った場合等には，その承認を取り消さなければならないこととする等の承認取消，承認事項の一部変更命令に関する規定を整備した（74条の2）。

⑥ **情報提供（77条の2（2006年改正薬事法77条の3））**

医薬品等の製造業者等は，薬局開設者等の販売業者に対し，医薬品等の有効性及び安全性に関する事項その他医薬品等の適正な使用のために必要な情報を提供する努力義務があることを規定した。

⑦ **治験の届出（80条の2）**

医薬品の製造販売の承認を申請する際に提出すべき資料のうち，臨床試験成績に関する資料の収集を目的とする試験の実施（以下，「治験」という）の取り扱いの適正を記するため，厚生大臣に対する治験計画の届出を義務化すると共に，治験の依頼の遵守基準等に関する規定を設けた。

6　1983年薬事法改正

① 貿易摩擦の激化

1981年以降貿易摩擦問題が激化し，日本の市場全体が閉鎖的である旨，欧米諸国から強い批判がなされるようになったが，特に，日本の基準・認証制度が非関税障壁であることが指摘されていた。

政府は，市場解放対策として，関税率の大幅な引き下げ，基準・認証制度や輸入検査手続き等の改善を行ったが，欧米諸国は，依然として基準・認証制度が日本の閉鎖性の象徴であるとして一層の改善を求めたことから，1983年1月，政府に「基準・認証制度等連絡調整本部」が設置され，法改正を含めた全面的な検討を行うこととされた。

同年5月，薬事法，栄養改善法を含む16の関係法の改正を一括し

た「外国事業者による型式承認等の円滑化のための関連法律の一部を改正する法律」が成立し，同年8月1日より施行された。

2　薬事法改正の主な内容

(1) 外国事業者による直接承認申請

　医薬品等で本邦に輸出されるものを外国において製造しようとする者から申請があったときは，厚生大臣は，直接その申請者につき，品目ごとにその製造についての承認を与えることができることとした。

(2) 外国製造承認取得後の輸入販売承認

　(1)において製造の承認を受けた外国製造承認取得者の承認に係る医薬品等の輸入販売業者は，その物について，厚生大臣の承認を受けることを要しないこととした。

(3) 厚生大臣の調査権限等

　(1)において，申請者は，国内に所定の国内管理人を選任しなければならないこととし，保健衛生上の危害の発生・拡大の防止のため，厚生大臣は，国内管理人に，副作用報告等必要な報告をさせ，もしくは当該職員に，その事業所に立入検査等の必要な措置を採るべきことを命ずることができるものとした。

　また，①国内の管理人が欠けた場合に，外国製造承認取得者が新たに管理人を選任しなかったとき，②外国製造承認取得者が，工場，事務所等における帳簿書類等の検査を拒んだとき，③外国製造承認取得者又は国内管理人に法令違反行為があったとき，④国内管理人の変更請求等厚生大臣の請求に応じないときには，厚生大臣は外国製造承認取得者が受けた承認の全部又は一部を取り消すことができるものとした。

3 対米MOSS協議

1985年1月の日米首脳会議を受けて，対米MOSS協議（Market-Oriented, Sector-Selective 市場指向型・分野別協議）が行われ，電気通信，エレクトロニクス，林産物と並んで医薬品と医療機器もその対象分野として取り上げられた。

この協議の結果，厚生省は，①医薬品等の承認審査における外国臨床試験データの受入れ，②一定の条件で医薬品の製造承認の移転を認める等承認許可手続の簡素化・迅速化，③医薬品等の保険収載の定期化及びルールの明確化，④承認審査手続，価格収載手続等における透明性の確保等の改善措置を講ずることとし，その後のフォローアップ会合においてもこれらの合意事項の実施が確認された。

7 1993年薬事法改正——研究開発の促進

1 研究開発の促進の必要性

1979年の薬事法改正は，医薬品の有効性と安全性の均衡に立ち，医薬品のあり方に応じた規制の明確化を行ったものであり，あくまで規制についてのみ行われたものであった。

しかしながら，高齢社会を目前として，国民保険の観点から医薬品等の迅速な供給をはかるためには，研究開発の促進及び審査の迅速化を通じて，新医薬品等の開発を促すことが期待されていた。

また，医薬品等の開発にあたるのは民間事業者であるところ，治療薬の開発が望まれているにもかかわらず，患者が少ないために市場性が低く，民間企業の研究開発の意欲につながらない医薬品等（オーファンドラッグ等）について，研究開発促進措置を設ける必要があるとの指摘もなされていた。

そこで，品質，有効性及び安全性を確保するために必要な規制を行うというこれまでの薬事法の目的を改正し，医療上必要性の高い医薬品及び医療用具の研究開発の促進のために必要な措置を講じることを目的に追加した（1条）。上記改正法は1993年2月に成立し，

同年10月1日及び1994年4月1日の2回に分けて施行された。

2　改正の主な内容

(1) 希少疾病用医薬品等の研究開発の促進

① **希少疾病用医薬品等の指定（77条の2第1項）**

　　本邦における対象者の数が厚生省令で定める人数（5万人）に達しないが特に優れた医療上の価値を有する医薬品等につき，製造業者等から承認申請があったときは，厚生大臣は，当該医薬品等を希少疾病用医薬品等として指定することができるものとした。

② **優先審査（14条4項）**

　　厚生大臣は，承認申請にかかる医薬品等が，希少疾病用医薬品等医療上特に必要性が高いと認められるものであるときは，その審査を他の医薬品等の審査に優先して行うことができるものとした。

③ **再審査期間の延長（77条の2）**

　　希少疾病用医薬品等については，6年を超え10年を超えない範囲内において厚生大臣の指定する期間内に申請して，再審査を受けなければならないものとした。

④ **資金確保（77条の2の2）**

　　国は，希少疾病用医薬品等の試験研究を促進するのに必要な資金の確保（補助金を計上する予算措置等）に努めるものとした。

⑤ **税制上の措置（77条の2の3）**

　　国は，希少疾病用医薬品等の試験研究を促進するため必要な税制の措置（試験研究費の一部の税額控除）を講ずるものとした。

(2) 審査体制の改善

　承認審査に要する時間を短縮するため，審査事務の一部を厚生大臣の監督下にある医薬品副作用被害救済・研究振興調査機構に委託することとした。

　これに伴い，本省業務を新薬の治験指導や優先審査等，医療ニーズを反映させたものに重点化することとした（14条の2）。

(3) 医薬品の品質，有効性及び安全性

1979年改正時から薬事法の目的であった医薬品の品質，有効性及び安全性の確保をよりいっそう充実させるため，医薬品等の製造業について許可の要件に医薬品の製造管理及び品質管理の基準を追加することとした（13条第2項（現13条第4項））。

(4) 医薬品副作用被害救済・研究振興基金法の一部改正

今回の薬事法改正で希少疾病医薬品等の指定が追加されたことに伴い，医薬品による副作用被害にあった者の救済事業を行う法人であった医薬品副作用被害救済・研究振興基金の業務に，希少疾病用医薬品等の試験研究に関する業務，医薬品の承認審査に必要な調査等品質，有効性及び安全性の確保のための各種業務を追加した（医薬品副作用被害救済・研究振興調査機構法27条）。

これに伴い，医薬品副作用被害救済・研究振興基金法の目的に，医薬品の品質，有効性および安全性の向上に資する調査等の業務を行うことを明記し，同基金の名称を「医薬品副作用被害救済・研究振興調査機構」に改めることとした。

8　1996年薬事法改正
　　——審査・安全対策の強化

1　ソリブジン事件の発生

1993年7月に帯状疱疹治療薬として承認されたソリブジンは，同年9月の発売後1ヵ月あまりで，フルオロウラシル（FU）系抗がん剤の併用の際，抗がん剤の代謝を阻害し体内濃度が高まり，作用増強による副作用報告（死亡例含む）が相次いだ。同年10月12日に緊急安全性情報が公表され，ソリブジンの出荷停止，回収が行われた。その後の全国的な副作用調査により，副作用23例が報告され，うち15例が死亡例であったことが判明した。

また，ソリブジンの治験においては，FU系抗がん剤との併用によ

る死亡例が3例あったが，うち2例については，承認申請資料に死亡の事実が記載されておらず，残り1例についても，死亡原因不明として記載されていたにすぎず，開発段階における安全性の検討が不十分であったことが判明した。

その後の立ち入り検査や事情聴取等を通じて，①治験段階の問題点として，治験依頼者が上記3例の死亡報告例を入手しながらその原因分析を怠り，治験総括医師において調査の必要性の指摘がなく，企業も治験総括医師に依存して主体的な調査を行わなかったこと，②承認申請時の問題点として，製造業者等が承認申請資料に死亡例2例の記載をしなかったことにより，添付文書の警告欄への記載がなされなかったこと，③市販後の問題点として，医療機関への新薬の適正な使用方法や相互作用の危険性について，必要な情報提供を行わなかったこと等の問題点が指摘された。

かかる経緯を受け，新薬審査体制の強化や市販後安全対策の強化が検討されることになった。

2 薬害エイズ事件の発生

先天性凝固因子欠乏症である血友病患者の治療薬として，1972年から非加熱濃縮血液凝固第IX因子製剤の輸入が開始され，1978年には第VIII因子製剤の輸入も始まった。米国では1981年にエイズ（後天性免疫不全症候群）症例が報告され，83年にはFDAが加熱製剤を承認していた。しかし，日本においては，同年8月に血友病エイズ症例が確認され，その後85年7月に第VIII因子，同年12月に第IX因子の加熱製剤が承認されたが，非加熱製剤の出荷も86年頃まで継続されていた。

前述の通り，スモン事件及び被害者運動の成果として，1979年に薬事法の改正が行われ，薬事法に医薬品安全性確保の目的が明記されるとともに，承認制度が明文化され，一度承認を受けた医薬品についても，再評価によって不断にその安全性をチェックし，必要な場合には承認を取り消すことができる権限を国に付与していた。しかし，薬害エイズに関しては，非加熱製剤は承認当初から肝炎感

等の危険性が指摘されていたにもかかわらず，再審査制度が開始されてからその対象として扱われたことはなく，したがって厚生大臣による承認取消が行われることはなかった。薬事法の定める国の権限は正に絵に描いた餅となっていたのである。

　1995年10月，東京地方裁判所及び大阪地方裁判所から国の責任を前提とする和解勧告が出され，国は社会的批判を浴びるようになった。1996年1月8日，自民・社会・さきがけの与党3党の政策合意が成立し，その第7項目で「HIV被害者救済と薬事行政」と題して薬害エイズ問題が取り上げられ，被害者救済に向け早期和解を推進するのみならず，薬事行政の中でHIV問題に関し，責任問題も含め必要な調査を行い，薬害防止のための万全の措置をとることが明言された。この組閣に際し就任した菅直人厚生大臣は，1月23日，省内に「血液製剤によるHIV感染に関する調査プロジェクトチーム」を設置して1ヵ月を目処に報告をまとめるよう指示した。このように裁判所の和解勧告が契機となり政治的にも大きな動きとなり，非加熱製剤によるHIV感染に関する事実関係の調査及び再発防止に向けた対策が議論されるようになり，再発防止の観点から安全対策を強化する必要性が高まっていった。

　かかる議論を受け，薬事法改正案には，①緊急に必要とされている医薬品を迅速に供給するため，緊急輸入などの特例許可制度を設けること，②製造業者等に医薬品の使用による感染症等の報告を義務づけること，③製造業者等が医薬品を回収する場合の報告義務を法制化すること等が盛り込まれた。

　なお，薬害エイズ事件は，1996年3月29日，国及び製薬企業との間で和解が成立し，国の加害責任を認め，金銭賠償，恒久対策等を内容とする和解確認書を締結した。

3　薬事法改正

　ソリブジン事件を踏まえ，治験から使用に至る各段階の安全性確保のための総合的な対策を検討するため，1994年10月，薬務局長及

び健康政策局長の私的懇談会として「医薬品安全性確保対策検討会」が設置され，治験，承認審査及び市販後安全対策を柱として，非加熱製剤によるHIV感染問題や日米EU医薬品規制調和国際会議（ICH）等の国際調和の問題も視野に入れた審議が行われた。

　これと並行して，中央薬事審議会においても，薬事法改正等特別部会において，医薬品安全性確保対策検討会の中間とりまとめをたたき台として制度改正の審議が行われた。

　このように，ソリブジン事件及び薬害エイズ事件を受け検討がなされた結果，治験から承認審査を経て，市販後に至るまでの各段階における安全性確保が必要であるとの観点から，1996年6月，改正薬事法が成立し，1997年4月1日から施行された（承認前の特例許可のみ公布日1996年6月26日から施行）。

4 改正の主な内容

(1) 治験の充実

　被験者の安全及び治験データの信頼性の確保を図るため，治験における製造業者等が主体的に果たすべき役割を強化するとともに，公的関与の強化を図った（80条の2，80条の3）。主な改正点は以下の通りである。

① 治験開始時における調査

　　初めてその薬物を使用して治験が行われる際，厚生大臣は，被験者の安全性の確保の観点から，保健衛生上の危害を防止するために必要な調査を，治験計画の届け出後30日以内に行うこととし，その間，製造業者等は治験の依頼ができないこととした。またこの調査は医薬品機構に行わせることができるとした。

② GCPによる治験管理

　　治験実施医療機関はGCP（Good Clinical Practice 1997年3月27日厚生省令第28号「医薬品の臨床試験の実施の基準に関する省令」）に従って治験をしなければならず，製造業者等はGCPに従って治験を管理しなければならないこととした。

なお，GCPについては，従前は我が国固有のものとして通知が示されていたに過ぎなかったが（1989年10月2日薬発第874号薬務局長通知「医薬品の臨床試験の実施に関する基準」），国際基準に合致したICH-GCPが導入され，1997年3月27日，薬事法の委任を受けた上記省令が適用されることとなった。

③ 製造業者等による副作用等発生報告

製造業者等に対し，治験薬による副作用又は感染症の発生等の報告を義務づけた。

④ 厚生大臣の調査権限

厚生大臣は，治験中の保健衛生上の危害の発生を防止するため，当該治験がGCPに適合しているか調査する必要がある場合には，製造業者等もしくは治験実施医療機関に必要な報告をさせ，または実地の検査等を行うこととした。

⑤ 厚生大臣による指示

厚生大臣は，治験中の保健衛生上の危害の発生の防止のため，必要な指示を治験実施機関に対しても行うこととした。

⑥ 被験者に関する秘密保持義務

製造業者等は，治験に関して収集した被験者の秘密を漏らしてはならないことを規定した。この秘密保持義務は，GCPにおいて製造業者等が資料とカルテとの照合等を行うモニタリングを義務づけられることに伴い規定されたものである。

(2) 承認審査の充実

科学技術の進歩に伴い次々と開発される医薬品に対応し，その安全性及び有効性に関して十分かつ適切な科学的評価を行うため，欧米諸国と遜色のない承認審査体制の強化に努めるとともに，審査自体の質の高度化，迅速化及び透明化を進めるための制度の充実強化を図った。主な改正点は以下の通りである。

承認審査資料は，厚生大臣の定める基準にしたがって収集され，作成されたものでなければならない（14条）。この「厚生大臣の定める基準」は申請資料の信頼性の基準のことであり，GLP（Good

Laboratory Practice 1997年3月26日厚生省令第21号「医薬品の安全性に関する非臨床試験の実施の基準に関する省令」）及びGCP（Good Clinical Practice 1997年3月27日厚生省令第28号「医薬品の臨床試験の実施の基準に関する省令」）等の省令が定められている。

　また，承認審査資料の信頼性を確保するため，厚生大臣は，当該資料の基準適合性について，書面又は実地の調査を行うこととし，当該調査は医薬品機構に行わせることができるものとした（14条の2）。

(3) 市販後安全対策の充実

　承認審査段階で収集できなかった医薬品の安全性等に関する情報を入手し対応するため，副作用情報等を迅速に収集，提供できる体制の整備及び再審査制度，再評価制度等の充実強化を図った。主な改正点は以下の通りである。

① 製造業者等は，GPMSP（Good Post-Marketing Surveillance Practice 1997年3月10日厚生省令第10号「市販後調査の基準に関する省令」）に従い，市販後調査をしなければならない（14条，14条の2）。

　　なお，上記省令は2000年に改正され（2000年12月27日厚生省令第151号「医薬品の市販後調査の基準に関する省令の一部を改正する省令」），市販後調査のうち販売開始後6ヵ月間に行う市販直後調査制度が設けられた。

② 再審査資料及び再評価資料は，GPMSP，GLP，GCP等に従って収集され，作成されたものでなければならない（14条の4，14条の5（2006年改正薬事法14条の6））。

③ 再審査資料及び再評価資料の信頼性を確保するため，厚生大臣は，当該資料の基準適合性について書面又は実地の調査を行うこととし，当該調査は医薬品機構に行わせることができるものとした（14条の4，14条の5（2006年改正薬事法14条の6））。

④ 製造業者等は，再審査又は再評価に関して収集した被験者の秘密を漏らしてはならない（14条の4，14条の5（2006年改正薬事法14条の6））。この規定は，再審査及び再評価における市販後臨床

試験についてもGCPが適用され，資料とカルテとの照合等を行うモニタリングが義務づけられることに伴い規定されたものである。
⑤ 製造業者等は，医薬品等による副作用又は感染症の発生等を厚生大臣に報告しなければならない（77条の4の2）。
⑥ 製造業者等は，医薬品等の回収に着手したときは，その旨を厚生大臣に報告しなければならない（77条の4の3）。
⑦ 薬局開設者等及び薬剤師は，患者等に対し，医薬品の適正使用のために必要な情報提供に努めなければならない。

(4) 承認前の特例許可

重篤で代替治療法のない疾病について，外国で承認されている有効な医薬品がある場合には，その迅速な供給を図るため，例外的に当該医薬品に関し承認前に製造業等の許可を行うことができるものとした（13条の2（現14条の3））。

5 添付文書記載要領改訂（1997年）

(1) ソリブジン事件の教訓

薬事法改正ではないが，ソリブジン事件の教訓として，以下の通り，添付文書の記載要領が改訂され通知されている。

前述の通り，ソリブジン事件においては，臨床試験において把握されていた死亡例について，承認申請資料に記載がなかったことから，中央薬事審議会において，死亡例につき十分に検討されることのないまま，承認時の添付文書の「使用上の注意」の相互作用の欄には，単に「FU系抗がん剤との併用を避けること」との記載しかなされなかった。

このように，添付文書の記載が不十分であったことから，医療現場のとらえ方の違いにより，ソリブジンによる副作用の危険性の認識の程度に差が生じ，FU系抗がん剤との併用が行われていたものと考えられた。

かかる甚大な被害を契機として，医療現場の現状を改善するため

に,「使用上の注意」を含めた添付文書全般について,記載,表現のあり方を検討するため,1995年厚生科学研究「医薬品添付文書の見直し等に関する研究班」が設置され,同研究班の検討結果を踏まえ,1997年4月,「医療用医薬品の使用上の注意記載要領について」(薬発第607号)が通知された。

(2)「医療用医薬品の使用上の注意記載要領について」の内容

重大な副作用を回避するためには,その初期症状を添付文書に記載し,医師及び薬剤師に周知させなければならない。ここにいう「重大な副作用」とは,患者の体質や発現時の状態毎によっては,死亡または日常生活に支障をきたす程度の永続的な機能不全に陥るおそれのあるものを指す。上記使用上の注意記載要領においては,重大な副作用の初発症状について,発現頻度,発現機序,具体的防止策,処置方法,初期症状等の記載内容が詳細に定められている。

(3) 法制化の必要性

添付文書については薬事法上承認の対象とはなっていないが,ソリブジン事件の教訓を踏まえてもなお薬害が発生している現状に鑑みると,医薬品安全性確保の見地からは,薬事法上承認時の承認事項等を規定することが必要であるというべきである。

9 2002年薬事法改正
——生物由来製品規制と承認・許可制度の見直し

1 薬害ヤコブ事件

クロイツフェルト・ヤコブ病は,プリオンと呼ばれるタンパク質により引き起こされる記憶障害,歩行・視力障害等の精神・神経症状を生じ,数ヵ月で無動・無言状態となり,数年で死亡する疾患である。
ヒト乾燥硬膜は,1973年に医療用具として輸入承認された。とこ

ろが，1987年2月，米国において，世界で初めてのヒト乾燥硬膜移植歴のある患者の発症報告が出され，同年4月には米国FDAは特定ロットのヒト乾燥硬膜の廃棄を勧告していた。しかし，日本においてはヒト乾燥硬膜移植手術が継続され，1997年にWHOがヒト乾燥硬膜の使用停止を勧告したことにより，日本でも同年3月に回収の緊急命令が出されるに至った。

　前述の薬害エイズ事件でも血液製剤によるHIV感染被害が発生し，生物由来製品の安全性の向上が求められていたところであるが，この事件を受け，更に生物由来製品の安全性確保の重要性が認識されるようになり，生物由来製品の市販後安全対策の強化が図られることとなった。

2 国際基準への対応

　1981年頃から，我が国の医薬品承認制度のあり方が非関税障壁であるとして，欧米諸国からの批判の対象となり，上記6で述べた通り，貿易摩擦の激化から，我が国における基準認証制度の見直しが行われ，1983年，外国製造業者が直接承認申請できる等の薬事法改正が行われた。

　その後も，医薬品の承認申請に必要な品質及び有効性，安全性に関わるデータの評価や試験方法等については，国や地域によって異なるため，日米欧の医薬品規制担当局及び業界団体によって日米EU医薬品規制調和国際会議（International Conference on Harmonisation of Technical Requirements for Registration of Pharmaceuticals for Human Use：ICH会議）が発足し，これらの標準化について協議が行われるようになった。ICHの目的は，各地域の規制当局による新薬承認審査の基準を国際的に統一し，医薬品の特性を検討するための非臨床試験・臨床試験の実施方法やルール，提出書類のフォーマットなどを標準化することにより，製薬企業による各種試験の不必要な繰り返しを防いで医薬品開発・承認申請の非効率を減らし，結果としてよりよい医薬品をより早く患者の

もとへ届けることとされている。

確かにICHは国際的な一定の基準を設けることで，承認審査の一定のレベルでの標準化に貢献しているものと考えられるが，近時では市販後安全対策にもその対象は広がり，例えば副作用報告に関しては過度に製薬企業の判断に依存する傾向にあるなど，必ずしも十分とはいえない現状がある。

ICHにおける議論を踏まえた国際的な制度の整合性の流れを受け，2002年薬事法改正においては，医薬品等の承認許可制度の見直しが行われた。

3 改正の主な内容

上記に関連する薬事法の改正点は以下の通りである。

(1) 生物由来製品の特例
① 情報提供等

生物由来製品の直接の容器等に生物由来製品であること等を記載すること，添付文書には，使用者に対して当該製品が生物由来製品である特性に応じて注意を促すために必要な事項の記載をして，関係者に情報提供をしなければならないとされた。

② 感染症定期報告制度

生物由来製品の製造販売業者等は，その製造販売をした生物由来製品等による感染症に関する最新の論文その他により得られた知見に基づき，当該生物由来製品を評価し，その成果を厚生労働大臣に定期的に報告しなければならないとするなど，生物由来製品の安全性確保対策の充実を図った。

(2) 市販後安全対策の充実と承認・許可制度の見直し
① 製造販売業制度を導入し，医薬品等の種類に応じた区分ごとに，厚生労働大臣の許可を得た者でなければ，業として，当該医薬品等の製造販売をしてはならないこととした。

② 外国において本邦に輸出される医薬品等を製造しようとする者は，厚生労働省令で定める区分に従い，製造所ごとに厚生労働大臣の認定を受けることができることとした。
③ 現行の医薬品等の製造の承認を製造販売の承認にあらため，所要の改正を行った（外国製造医薬品についても同様）。
④ 現行の特例許可を特例承認とした。

10 独立行政法人医薬品医療機器総合機構法の施行（2004）

　1979年に制定された医薬品副作用被害救済基金法は，医薬品による健康被害の迅速な救済を図ることを目的に制定されたものであったが，1987年には，国民の健康の保持増進に寄与する医薬品技術等の開発を振興するという目的を加えた改正が行われ，名称も「医薬品副作用被害救済・研究振興基金法」と改められた。その後，1993年には，同基金法は「医薬品副作用被害救済・研究振興調査機構法」に改正され，上記の目的のほか，医薬品等の品質，有効性及び安全性の向上に資する調査等の業務を行うことが追加された。そして同法は，2002年に廃止された。

　2002年12月，独立行政法人医薬品医療機器総合機構法が成立し，同法に基づき，2004年4月，独立行政法人医薬品医療機器総合機構（PMDA）が設立され，健康被害救済業務，審査関連業務，安全対策業務，研究開発振興業務を行うこととなった。この法律は，規制と振興を同一の組織に担わせるという点で，薬害エイズの教訓を無視したものであり，また，企業からの独立性が確保できていないこと，厚生労働省との役割分担が不明確であることなどから，法案提出時には薬害被害者らによる反対運動が行われた。

　その結果，厚生労働大臣は研究開発振興部門の早期分離を約し，2005年4月，研究開発振興業務は同機構から分離され，独立行政法人医薬基盤研究所において実施されることとなった。また，審議機関には薬害被害者が参加することとなり，企業からの独立性確保の

ため就業規則に退職後の就業制限を設けられる等の一定の改善がみられた。しかし，審査部門に比べ安全対策部門の位置づけが高いとはいえない等の問題も残している。

11　2006年薬事法改正

　1994年から一般用医薬品の薬事法による規制緩和につき議論がなされてきたが，2006年の薬事法改正において，医薬品の販売制度に関する事項の改正がなされた。すなわち，医薬品の適切な選択及び適正な使用に資するよう，一般用医薬品をその副作用等により健康被害が生ずるおそれの程度に応じて区分し，当該区分ごとの販売方法を定める等，医薬品の販売に関する各種規定の整備を図ったものである。

　一般用医薬品に関する近時の議論については，第10章「一般用医薬品」で詳述する。

12　おわりに

　現行薬事法が制定された後の薬事法改正の歴史は，薬害事件とともにあったというべきであり，繰り返す薬害事件の反省がなければ，薬事法は改正されてこなかったというべきである。当初は不良医薬品の排除を目的とする民業規制に過ぎなかった薬事法に，基本原則たる医薬品の安全性確保という重要な目的が規定されたのは，薬害スモン訴訟のたたかいの成果であった。

　スモン訴訟昭和53年11月14日福岡地裁判決では，被害者である原告らの「薬害根絶」との訴えにみられる道義性の高さに言及されている。判決では，スモン患者の心の歌のひとつとして，「こわれたる　この身が役に立つという　薬害訴え　今日も街ゆく」という歌が引用され，「薬害根絶という訴訟当事者の域を超えた国民的課題にどう答えるかが今問われている」と述べられている。被害者運動とは正にこの判決の指摘するところであり，自らの被害をもって，医薬品の安全性確保，薬害根絶のためにその人生をかけたものにほか

ならないのである。繰り返される薬害の歴史の中で、それぞれの薬害被害者によって薬事法は改正されてきたということに思いを致し、薬事法が真に実効性のあるものになるために監視を続けていかなければならない。

　薬害肝炎事件における基本合意を経て、厚生労働省は、2008年5月、薬害肝炎事件の検証及び再発防止のための医薬品行政のあり方検討委員会を設置し、同委員会は、2010年4月28日に最終提言を公表した。最終提言では、薬害肝炎事件の経過から抽出される問題点、これまでの主な制度改正等の経緯、薬害再発防止のための医薬品行政等の見直し、そして最後に、医薬品行政を担う組織の今後のあり方が提言されており、特に医薬品行政を担う組織としては、薬害の発生及び拡大を防止するためには、医薬品行政について新たに監視・評価機能を果たすことができる第三者監視・評価組織の創設が必要であると提言されている。この提言を実行するためには薬事法改正が不可欠であり、今後も薬害肝炎事件の教訓を踏まえた薬事法改正がなされることを求めていかなければならない。

参考文献

- 財団法人日本公定書協会編．知っておきたい薬害の知識：薬による健康被害を防ぐために．じほう；2011．
- 薬事法規研究会編．やさしい薬事法：医薬品開発から新医薬品販売制度まで（第6版）．じほう；2009．
- 薬事法規研究会編．逐条解説 薬事法（五訂版）．ぎょうせい；2012．
- スモンの会全国連絡協議会編．薬害スモン全史（全4巻）．労働旬報社（現・旬報社）；1981-1986．
- 東京HIV訴訟弁護団編．薬害エイズ裁判史（全5巻）．日本評論社；2002．
- 薬害肝炎弁護団編．薬害肝炎裁判史．日本評論社；2012．
- RAPS（Regulatory Affairs Professionals Society）．薬事法の基礎（第1版）．薬事日報社；2010．
- 厚生労働省編．厚生労働白書（厚生白書）．

第2章 医薬品の開発から市販後まで

関口正人　SEKIGUCHI Masato

1 はじめに

　本章では，わが国の薬事関連法規において，医薬品の安全性確保のためにとられている仕組みを概観する。

　まず，規制の基礎となる基本的制度の概要をおさえた上で，医薬品の開発，製造販売承認，市販後安全対策に関するそれぞれの規制を見ていくこととする。

　なお，医薬品の安全性の確保のためには，国，製造販売業者（製薬企業），医療現場（医療機関，薬局等）の三極がそれぞれの役割を果たすことが必要であるが，現行の薬事関連法規は，主として製造販売業者の責務及び国の権限ないし責務を定めている。医療現場の責務の主なものとして副作用報告義務があるが，これも製造販売業者に比較すると限定的である。医薬品の安全性確保のための医療現場の役割を法制上どのように位置づけていくかは今後の課題であろう。

2 規制の基礎

　薬事法は，医薬品の品質，有効性及び安全性の確保を目的として（1条）様々な規制を行っている。その規制の基礎をなすのが，医薬品の製造販売承認制度（14条），製造販売業の許可制度（12条），及び製造業の許可制度（13条）である。

① 製造販売承認制度

　医薬品の製造販売をしようとする者は，品目ごとにその製造販売についての厚生労働大臣の承認を受けなければならない（14条1項）。
　ここで「製造販売」とは，その製造等をし，または輸入をした医薬品を，販売し，賃貸し，または授与することをいい（2条12項），輸入販売を含む。また，「製造等」には，他に委託して製造する場合を含むが，他から委託を受けて製造する場合を含まない。
　国が一定の有効性，安全性を有すると判断した医薬品についてのみ製造販売を認める製造販売承認制度は，医薬品の安全性確保にとって最も基本となる制度である。

② 製造・販売業の許可制度

　たとえ製造販売承認を受けた医薬品であっても，実際に販売される医薬品の品質が安定していなければ，その安全性は確保できない。また，医薬品は，承認され販売が開始された後も不断に情報収集を行って，承認時には未知であった危険に対処し安全を確保するための措置（市販後安全対策）をとる必要がある。
　こういった品質管理や安全管理を的確に行うためには，製造販売業者に相応の管理能力が必要となる。そこで，薬事法は，厚生労働大臣の許可を受けた者でなければ，業として医薬品の製造販売をしてはならないとしている（12条1項）。
　許可の基準として，医薬品の①品質管理の方法，及び②製造販売後安全管理の方法について，それぞれ厚生労働省令の定める基準に適合することが求められる（12条の2）。この品質管理の方法（①）を定める省令として，「医薬品，医薬部外品，化粧品又は医療機器の品質管理の基準に関する省令」（GQP：Good Quality Practice，平成16年9月22日厚生労働省令第136号）が定められ，製造販売後安全管理の方法（②）を定める基準として，「医薬品，医薬部外品，化粧品又は医療機器の製造販売後安全管理の基準に関する省令」（GVP：Good Vigilance Practice，平成16年9月22日厚生労働省令第135号）が定められている。

3 製造業の許可制度

さらに，薬事法は，製造業の許可を受けた者でなければ，業として医薬品の製造をしてはならないとしている（13条1項）。この許可は，厚生労働大臣が製造所ごとに与える（13条2項）。

製造販売業の許可制度が医薬品の販売者としての管理能力を問うものであるのに対して，製造業の許可制度は，製造そのものについての管理能力を問うものである。

このように，製造販売業と製造業について許可制度がとられていることから，医薬品を自ら製造し販売する企業は，製造販売業の許可と製造業の許可を取得する必要がある。一方，医薬品を他の企業に委託して製造し，これを販売する場合には，委託企業は製造販売業の許可，受託企業は製造業の許可をそれぞれ取得することが必要になる。

3 医薬品の開発における規制

前述のとおり，医薬品を製造販売するには，品目ごとに製造販売承認を取得する必要がある。製薬企業は，承認審査において医薬品の有効性，有用性を証明することが要求され，そのために，承認申請に際しては，当該品目の有効性，安全性に関する様々な資料の提出が義務付けられる（14条3項）。

この承認申請資料は厚生労働大臣の定める基準に従って収集され，かつ，作成されたものでなければならないものとされており（14条3項），これによって，有効性，安全性に関する資料の信頼性の確保を図っている。

1 非臨床試験に関する規制

医薬品の開発においては，人に対する臨床試験に至る前段階として，in vitro試験（生体外でのまたは試験管内での試験），動物実験などの非臨床試験が行われる。これらの非臨床試験のうち，医薬品の安全性に関する非臨床試験（急性毒性，亜急性毒性，慢性毒性，

遺伝毒性，催奇形性その他の毒性に関するものの収集及び作成のために行われる試験）については，その収集・作成の基準として，「医薬品の安全性に関する非臨床試験の実施の基準に関する省令」（平成9年3月26日厚生省令第21号）が定められている。この省令は，GLP (Good Laboratory Practice) 省令と呼ばれる。

GLP省令においては，以下のような事項について規定し，これをもってデータの信頼性を確保しようとしている。

a 試験施設の面積，構造，設備，機器の適切
b 試験責任者の指名
c 信頼性保証部門の設置と信頼性保証責任者の指名
d 標準操作手順書の作成
e 試験計画書の作成
f 信頼性保証部門責任者によるGLP適合性の確認
g 被験物質，試験動物の適切な管理
h 最終報告書の作成
i 試験関係資料の適切な保存

2 臨床試験（治験）に関する規制

医薬品の有効性，有用性を確認するための資料として最も重要なものが，人に対する臨床試験のデータであり，その信頼性の確保が強く要求される。また，臨床試験は人を実験対象とするものであることから，倫理性や被験者の安全性の確保も重要な課題となる。そこで，薬事法は，臨床試験の実施について様々な規制を行っている。

(1) 規制の対象

薬事法は，国内で行われるすべての臨床試験を規制対象としているわけではない。薬事法が規制の対象としているのは「治験」である。

「治験」は，「第14条第3項の規定により提出すべき資料のうち，臨床試験の試験成績に関する資料の収集を目的とする試験」と定義されている（2条16項）。つまり，承認申請資料作成のために行われ

る臨床試験だけが、「治験」として規制対象とされているのである。

　しかし、治験以外の臨床試験も、医薬品の有効性、安全性の評価に影響を与えるものであるから、その信頼性の確保はやはり重要である。また、人を対象とする試験として倫理性や被験者保護が要求されるのも、治験に限ったことではない。薬事法が治験のみを規制対象とし、治験以外の臨床試験について法的規制が存在しない現状には問題がある（第5章「臨床研究の法と倫理―被験者保護と医薬品評価」参照）。

(2) 治験届出制度（薬事法80条の2第2・3項）

　治験の依頼をしようとする者又は自ら治験を実施しようとする者は、事前に厚生労働大臣に治験の計画を届け出なければならない（80条の2第2項）。この届出をした日から起算して30日を経過した後でなければ、治験を依頼し、又は自ら治験を実施してはならず、この間に、届出に係る治験の計画に関し保健衛生上の危害の発生を防止するため必要な調査が行われる（80条の2第3項）。

　調査によって保健衛生上の問題が判明した場合には、後述の指示権の行使によって、厚生労働大臣は、治験の変更や中止などを指示できる（80条の2第9項）。

(3) 治験の実施に関する基準

　治験の実施に関する基準として、「医薬品の臨床試験の実施の基準に関する省令」（平成9年3月27日厚生省令第28号）が定められている。この省令は、GCP（Good Clinical Practice）と呼ばれている。GCP省令の内容については後述する。

(4) 治験副作用報告制度

　治験の依頼をした者又は自ら治験を実施した者は、治験の対象とされる薬物（被験薬）の副作用によるものと疑われる疾病、障害又は死亡の発生、被験薬の使用によるものと疑われる感染症の発生、その他の被験薬の有効性及び安全性に関する事項で厚生労働省令で

定めるものを知ったときは，その旨を厚生労働省令で定めるところにより厚生労働大臣に報告しなければならない。そして，報告を受けた厚生労働大臣は，報告に係る情報の整理又は当該報告に関する調査を行う（薬事法80条の2第6項）。

　被験薬について発生した副作用症例等は，その安全性の審査にとって非常に重要な資料となることはいうまでもない。のみならず，被験薬の危険性（ないしその可能性）を早期に把握することは，被験者の保護にとっても重要である。そのため，被験薬について発生した副作用等について報告義務を定めたものである。

　この副作用等は，治験中に発生したものに限定されていない。治験以外の臨床試験で発生したものや，海外で市販後に発生した副作用なども報告の対象となる。

(5) 治験中止等の指示権

　治験についての調査や副作用報告などを通じて，保健衛生上の危害の発生又は拡大を防止するため必要があると判断された場合には，厚生労働大臣は，治験の依頼の取消・変更，治験の中止・変更その他必要な指示を行うことができるとされている（薬事法80条の2第9項）。

3　GCP省令の内容

　以上のうち，治験の信頼性確保のための中心となる規制がGCP省令である。

　GCP省令は薬事法80条の2の委任を受けて治験の実施に関する基準を定めたものであるが，同条は，治験の基準に関して以下のような規定を置いている。

・治験の依頼をしようとする者は，治験を依頼するに当たっては，厚生労働省令で定める基準に従ってこれを行わなければならない（1項）
・治験の依頼を受けた者又は自ら治験を実施しようとする者は，厚生労働省令で定める基準に従って，治験をしなければならない（4項）

・治験の依頼をした者は，厚生労働省令で定める基準に従って，治験を管理しなければならない（5項）

　この薬事法の規定に則して，GCP省令には，①治験の準備に関する基準，②治験の管理に関する基準，③治験を行う基準の要素が含まれており，それぞれ以下のような内容の規定が置かれている。

ア　治験の準備に関する基準
■治験を依頼しようとする者の準備の基準
　① 治験の依頼及び管理に関する手順書を作成すること
　② 被験薬の品質，毒性，薬理作用に関する試験を終了していること
　③ 治験実施医療機関及び治験責任医師を選定すること
　④ 治験実施計画書を作成すること
　⑤ 治験薬概要書を作成すること
　⑥ 治験責任医師に，被験者に対する説明文書の作成を依頼すること
　⑦ 実施医療機関の長に治験実施計画書，治験薬概要書等の文書を提出すること
　⑧ 治験実施医療機関の長と，文書により治験の契約を結ぶこと
　⑨ 被験者に対する補償措置を講じておくこと

■自ら治験を実施する者の準備の基準
　① 治験の管理に関する手順書を作成すること
　② 被験薬の品質，毒性，薬理作用に関する試験を終了していること
　③ 治験実施計画書を作成すること
　④ 治験薬概要書を作成すること
　⑤ 被験者に対する説明文書を作成すること
　⑥ 実施医療機関の長に治験実施計画書，治験薬概要書等の文書を提出すること

イ 治験の管理に関する基準
① 治験薬の管理
  ・治験薬の表示（治験用である旨，製造番号，効能効果，用法用量等）を適切に行うこと
  ・治験薬の製造量，製造年月日，品質試験等の記録を作成しておくこと
  ・治験薬に実施医療機関への供給量，回収量等の記録を作成すること
  ・治験薬の管理手順書を作成し，実施医療機関の長に渡すこと
② 治験の継続，計画の変更等について審議するために「効果安全性評価委員会」を設置すること
③ 被験薬の有効性，副作用等に関する情報を収集し，実施医療機関に提供すること
④ 治験のモニタリングを行うこと
⑤ 治験が適正に行われなかった場合，治験を中止すること
⑥ 治験終了後，又は中止後，総括報告書を作成すること
⑦ 治験に関する記録，治験実施計画書等を，製造販売承認後，3年間保存すること

ウ 治験を行う基準
① 治験実施医療機関に治験審査委員会を設置し，治験の妥当性について審査すること。なお，治験審査委員会には，非専門家及び施設外の委員が加わっていること
② 治験業務を統括する治験責任医師を置くこと
③ 治験薬管理者を定めること
④ 治験の業務に関する手順書を作成すること
⑤ 治験業務を所管する治験事務担当者を選任すること
⑥ 治験に関する記録保存責任者を置き，製造販売承認を受ける日の後，3年間，治験に関する記録等を保存すること
⑦ 治験責任医師は，被験者に，文書によって治験に関する説明を行い，文書により，記名，捺印を得て，同意を得なければならない

4 製造販売承認

　個々の医薬品の品質・性能を国が審査し，一定の水準を充たすものだけ製造販売を認める製造販売承認制度は，医薬品の安全性を確保するための最も重要な規制手段である。これまで見てきた非臨床試験や治験に関する規制は，製造販売承認が正しく行われるための前提条件を整えるものといえる。

1　承認の要件

　薬事法14条2項は，次の①〜③のいずれかに該当するときは承認は与えないとしている。
① 申請者が製造販売業の許可（12条1項）を受けていないとき。
② 製造所が製造業の許可（13条1項）または外国製造業者の認定（13条の3第1項）を受けていないとき。
③ 申請に係る医薬品の名称，成分，分量，構造，用法，用量，使用方法，効能，効果，性能，副作用その他の品質，有効性及び安全性に関する事項の審査の結果，その物が次のイからハまでのいずれかに該当するとき。
　　イ　その申請に係る効能，効果又は性能を有すると認められないとき。
　　ロ　その効能，効果又は性能に比して著しく有害な作用を有することにより，医薬品として使用価値がないと認められるとき。
　　ハ　イ又はロに掲げる場合のほか，医薬品として不適当なものとして厚生労働省令で定める場合に該当するとき。
　このうち①製造販売業の許可制度，及び②の製造業の許可制度については前述した。
　③が製造販売承認の実質的要件というべき，医薬品の品質・性能に関する要件である。
　医薬品は，当然のことながら，疾病の治療に有効であること，す

なわち有効性が求められる（③イ）。しかし他方で，医薬品の使用によって一定の副作用が生じることは避けられない。そこで，有効性と副作用のリスクを比較衡量し，そのようなリスクを冒してもなお使用する価値があると認められる場合にのみ，医薬品としての存在意義を認めるという考え方がとられる。これを有用性という（③ロ）。

　有用性の判断にあたっては，原疾患の重篤性，それに対する有効性の程度，副作用の重篤性及びその発生頻度，代替できる治療手段の有無などが考慮される。

2　科学的根拠の必要性

　「次の各号のいずれかに該当するときは，前項の承認は，与えない。」という法14条2項の文言は，あたかも，承認が原則で，有効性や有用性が認められない場合などに例外的に承認を与えないものとするかのようである。しかし，前述のとおり，医薬品は，有効性及び有用性が認められてはじめてその存在意義が認められる。したがって，医薬品の承認申請がなされた場合，申請者である製薬企業がその有効性及び有用性を証明しない限り，製造販売承認は与えられない。その意味で，有効性または有用性の認められない場合には承認を与えないとする法14条2項の規定ぶりは不適切である。

　もっとも，そのような法の文言にかかわらず，承認審査の運用は，有効性及び有用性が申請者によって証明されない限り承認を与えないという考え方に基づいてなされている。すなわち，各都道府県知事あて厚生労働省医薬食品局長通知『医薬品の承認申請について』（平成17年3月31日薬食発第0331015号）は，「承認申請にあたっては，その時点における医学薬学等の学問水準に基づき，倫理性，科学性及び信頼性の確保された資料により，申請に係る医薬品の品質，有効性及び安全性を立証するための十分な根拠が示される必要がある。」としている。

　このように，医薬品の有効性及び有用性の立証にあたっては厳密な科学的根拠が求められる。それは，有効性ないし有用性のない医

薬品の使用はかえって人の生命・健康を害する危険性があるためであり，また他のより有効・有用な手段による治療の機会を奪うおそれもあるからである。

　そして，医薬品の有効性及び有用性の確認方法に関する科学的知見は時とともに進歩するものであるとともに，有効性及び安全性に関する情報も時とともに蓄積されるから，上記の科学的根拠はその時点における医学薬学等の最高の学問水準に基づくものであることが要求される。したがって，医薬品の有効性・有用性の評価は固定的なものではなく，科学的知見の変遷に伴って変化しうるものである。ひとたび有効性及び有用性ありとして承認された医薬品であっても，後に有効性または有用性が否定されるということがありうる。これが，後述する医薬品の再審査及び再評価制度が必要とされる理由の一つである。

3　承認申請の添付資料（14条3項）

(1) 薬事法14条3項

　医薬品の承認申請にあたっては，申請者である製薬企業は，承認の要件を充たすことを証明するための資料の提出が求められる。法14条3項は，申請者は「厚生労働省令で定めるところにより，申請書に臨床試験の試験成績に関する資料その他の資料を添付して申請しなければならない。」とし，当該申請に係る医薬品が既存の医薬品と有効成分または投与経路が異なる医薬品ないし医療用医薬品であるとき（施行規則42条1項）は，「当該資料は，厚生労働大臣の定める基準に従って収集され，かつ，作成されたものでなければならない。」としている。

(2) 薬事法施行規則

　法14条1項を受けて，施行規則40条1項は，医薬品（体外診断用医薬品を除く）の承認申請に添付すべき資料として以下の資料を要求している。

　　イ　起原又は発見の経緯及び外国における使用状況等に関する資料

ロ　製造方法並びに規格及び試験方法等に関する資料
　ハ　安定性に関する資料
　ニ　薬理作用に関する資料
　ホ　吸収，分布，代謝及び排泄に関する資料
　ヘ　急性毒性，亜急性毒性，慢性毒性，遺伝毒性，催奇形性その他の毒性に関する資料
　ト　臨床試験等の試験成績に関する資料

　また，施行規則43条は，これらの添付資料の収集及び作成について，「医薬品の安全性に関する非臨床試験の実施の基準に関する省令」(GLP省令)「医薬品の臨床試験の実施の基準に関する省令」(GCP省令) に従うことを求める（前述）とともに，以下の要件を充たすことを要求している。

一　当該資料は，これを作成することを目的として行われた調査又は試験において得られた結果に基づき正確に作成されたものであること。
二　前号の調査又は試験において，申請に係る医薬品又は医療機器についてその申請に係る品質，有効性又は安全性を有することを疑わせる調査結果，試験成績等が得られた場合には，当該調査結果，試験成績等についても検討及び評価が行われ，その結果は当該資料に記載されていること。
三　当該資料の根拠になった資料は，製造販売承認（14条）を与える又は与えない旨の処分の日まで保存されていること。（資料の性質上その保存が著しく困難であると認められるものを除く）

(3)『医薬品の承認申請について』

　さらに，承認申請に添付すべき資料については，各都道府県知事あて厚生労働省医薬食品局長通知『医薬品の承認申請について』（平成17年3月31日薬食発第0331015号）に細目が定められている。
　同通知は，「承認申請書に添付すべき資料を作成するための試験は，医薬品の安全性に関する非臨床試験の実施の基準（GLP），医薬品の臨床試験の実施の基準（GCP）及び申請資料の信頼性の基準を遵守

するとともに，十分な設備のある施設において，経験のある研究者により，その時点における医学薬学等の学問水準に基づき，適正に実施されたものでなければならない。」として，資料の信頼性が確保され，かつ当該時点における最高の学問水準に基づいて作成されるべきことを確認している。

そして，前述の第40条第1項第1号に列記されている資料の内容は，概ね**表2-1**の右欄に掲げる資料とするとしている。

表2-1　承認申請に必要な資料の範囲

左欄		右欄	
イ	起原又は発見の経緯及び外国における使用状況等に関する資料	1　起原又は発見の経緯 2　外国における使用状況 3　特性及び他の医薬品との比較検討等	に関する資料 〃 〃
ロ	製造方法並びに規格及び試験方法等に関する資料	1　構造決定及び物理的化学的性質等 2　製造方法 3　規格及び試験方法	〃 〃 〃
ハ	安定性に関する資料	1　長期保存試験 2　苛酷試験 3　加速試験	〃 〃 〃
ニ	薬理作用に関する資料	1　効力を裏付ける試験 2　副次的薬理・安全性薬理 3　その他の薬理	〃 〃 〃
ホ	吸収，分布，代謝，排泄に関する資料	1　吸収 2　分布 3　代謝 4　排泄 5　生物学的同等性 6　その他の薬物動態	〃 〃 〃 〃 〃 〃
ヘ	急性毒性，亜急性毒性，慢性毒性，催奇形性その他の毒性に関する資料	1　単回投与毒性 2　反復投与毒性 3　遺伝毒性 4　がん原性 5　生殖発生毒性 6　局所刺激性 7　その他の毒性	〃 〃 〃 〃 〃 〃 〃
ト	臨床試験の成績に関する資料	臨床試験成績	

『医薬品の承認申請について』別表1より

また，添付すべき資料の範囲は，原則として**表2-2左欄**の区分に従い，同表右欄に示す資料とするとしている。

さらに同通知は，これらの資料の編集方法及び当該資料を作成するための試験の指針は必要に応じ別途定めるものとするとしており，これを受けて各種のガイドラインが作成されている。そのうち，臨床試験に関するガイドラインとしては以下のものがある。

表2-2 申請される医療用医薬品の分類と申請に必要な資料

左欄	右欄						
	イ 1 2 3	ロ 1 2 3	ハ 1 2 3	ニ 1 2 3	ホ 1 2 3 4 5 6	ヘ 1 2 3 4 5 6 7	ト
1 新有効成分含有医薬品	○○○	○○○	○○○	○○△	○○○○×△	○○○○△○△△	○
2 新医療用配合剤	○○○	×○○	○○○	○△△	○○○○×△	○○×××△×	○
3 新投与経路医薬品	○○○	×○○	○○○	○△△	○○○○×△	○○×△○△△	○
4 新効能医薬品	○○○	×○×	×××	○××	△△△△×△	×××××××	○
5 新剤型医薬品	○○○	×○○	×××	○××	○○○○×△	×××××××	○
6 新用量医薬品	○○○	×○×	×××	○××	○○○○×△	×××××××	○
7 剤型追加に係る医薬品 （再審査期間中のもの） 7-2 剤型追加に係る医薬品 （再審査期間中でないもの）	○○○	×○○	△○△	×××	××××○×	×××××××	×
8 類似処方医療用配合剤 （再審査期間中のもの） 8-2 類似処方医療用配合剤 （再審査期間中でないもの）	○○○	×○○	○○○	△△×	××××××	○△×××△×	○
9 その他の医薬品 （再審査期間中のもの） 9-2 その他の医薬品 （9の場合あって，生物製剤等の製造方法の変更に係るもの） 9-3 その他の医薬品 （再審査期間中でないもの） 9-4 その他の医薬品 （9-3の場合あって，生物製剤等の製造方法の変更に係るもの）	×××	×△○	××○	×××	××××○×	×××××××	×

注）右欄の記号及び番号は別表1に規定する資料の記号及び番号を示し，原則として，○は添付を，×は添付の不要を，△は個々の医薬品により判断されることを意味するものとする。

『医薬品の承認申請について』別表2-(1) より

- 「高齢者に使用される医薬品の臨床評価法に関するガイドライン」
  （平成5年12月2日付薬新薬第104号）
- 「新医薬品の承認に必要な用量―反応関係の検討のための指針」
  （平成6年7月25日付薬審第494号）
- 「致命的でない疾患に対し長期間の投与が想定される新医薬品の治験段階において安全性を評価するために必要な症例数と投与期間」
  （平成7年5月24日付薬審第592号）
- 「治験の総括報告書の構成と内容に関するガイドライン」
  （平成8年5月1日付薬審第335号）
- 「臨床試験の一般指針」（平成10年4月21日付医薬審第380号）
- 「臨床試験のための統計的原則」
  （平成10年11月30日付医薬審第1047号）
- 「外国臨床データを受け入れる際に考慮すべき民族的要因」
  （平成10年8月11日付医薬審第672号）
- 「経口避妊薬の臨床評価方法に関するガイドライン」
  （昭和62年4月21日付薬審1第10号）
- 「脳血管障害に対する脳循環・代謝改善薬の臨床評価方法に関するガイドライン」（昭和62年10月31日付薬審1第22号）
- 「抗高脂血症薬の臨床評価方法に関するガイドライン」
  （昭和63年1月5日付薬審1第1号）
- 「抗不安薬の臨床評価方法に関するガイドライン」
  （昭和63年3月16日付薬審1 第7号）
- 「睡眠薬の臨床評価方法に関するガイドライン」
  （昭和63年7月18日付薬審1第18号）
- 「抗心不全薬の臨床評価方法に関するガイドライン」
  （昭和63年10月19日付薬審1第84号）
- 「抗悪性腫瘍薬の臨床評価方法に関するガイドライン」
  （平成17年11月1日付薬食審査発第1101001号）
- 「抗菌薬臨床評価のガイドライン」
  （平成10年8月25日付医薬審第743号）
- 「小児集団における医薬品の臨床試験に関するガイダンスについ

て」(平成12年12月15日付医薬審第1334号)
- 「臨床試験における対照群の選択とそれに関連する諸問題」
  (平成13年2月27日付医薬審発第136号)
- 「降圧薬の臨床評価に関する原則」
  (平成14年1月28日付医薬審発第0128001号)
- 「抗不整脈薬の臨床評価方法に関するガイドライン」
  (平成16年3月25日付薬食審査発第0325035号)
- 「抗狭心症薬の臨床評価方法に関するガイドライン」
  (平成16年5月12日付薬食審査発第0512001号)

4 PMDAによる審査

　医薬品の製造販売承認は，厚生労働大臣が行う（法14条1項）。しかし，承認のための審査・調査は独立行政法人医薬品医療機器総合機構（PMDA）に行わせることができるとされており（法14条の2第1項），PMDAが審査・調査を行う場合には，厚生労働大臣はこれを行わない（同条2項）。

　この規定に基づいて，現在，医薬品の承認審査はPMDAにおいて行われている。

(1) 審査・調査の範囲

　PMDAは，以下の事項について審査及び調査を行う。
  a 申請データに基づく承認審査
  b 承認された医薬品の承認事項の一部変更審査
  c 法14条5項の調査（資料のGLP，GCP適合性）
  d 法14条6項の調査（製造所の製造管理・品質管理のGMP適合性）

(2) 有効性・安全性の審査

　承認審査の中心となるのは，当該申請品目の有効性及び安全性の審査である。

　審査は，品質試験，非臨床試験，臨床試験，統計など各分野の専

門担当者で構成された審査チームによって行われる．必要に応じて，大学や研究所などの外部の専門家を専門委員として任命し，審査専門協議が行われる．審査において問題点や疑問点が生じた場合には，面接審査会を開催して申請者に問題点・疑問点を提示し，回答を受けて，さらに検討・協議を進める，といった手順を繰り返して審査を進めていく．

(3) 適合性調査

　申請資料のGLP適合性及びGCP適合性についての調査（法14条5項）は，PMDAの信頼性保証部門が行う．書面調査に加えて，必要に応じ実地調査が行われる．実地調査は，申請者の研究施設だけではなく，試験の委託を受けた外部の研究機関の施設や，治験を行った医療機関も対象となる．適合性が認められなかった資料は，審査の対象から除外される．

　また，申請品目を製造する製造所のGMP適合性の調査（法14条6項）も，PMDAが行っている．

(4) 審査結果の報告

　以上の審査を遂げた後，PMDAは，厚生労働省に審査報告書を提出する．

5　薬事・食品衛生審議会の審査

　薬事法は，申請に係る医薬品が，既に製造販売の承認を与えられている医薬品と，有効成分，分量，用法，用量，効能，効果等が明らかに異なるものである場合には，その承認についてあらかじめ薬事・食品衛生審議会（薬食審）の意見を聴かなければならないとしている（14条8項）．そのため，これらの申請医薬品については，PMDAから審査報告書の提出を受けると，厚生労働大臣から薬食審への諮問がなされる．

　薬食審は薬事を担当する薬事分科会と，食品衛生を担当する食品

衛生分科会に分かれており，薬事分科会の下に，承認審査を担当する部会として医薬品第一部会・同第二部会の2つの部会が置かれている。諮問を受けた医薬品についてはまずこれらの部会で審議され，さらに，申請医薬品の適用，毒性，副作用差からみて慎重な審査が必要であるとの部会の意見に基づき薬事分科会長が決定したものについては，薬事分科会においても審議を行う（「薬事分科会における確認事項」平成13年1月23日薬事分科会確認）。分科会審議の対象とされないものについては，部会審議の結果が分科会に報告される。

従来は，新有効成分含有医薬品（いわゆる新薬）はすべて部会－分科会という2段階審議の対象とされていたが，承認審査の迅速化の要請の下に，審議会の効率的運用をはかるとの目的で，2012年3月25日の「薬事分科会における確認事項」改正により，上記のように分科会審議の対象が縮減された。

審議の結果は答申として厚生労働大臣に提出される。

6 厚生労働大臣による承認

以上の審査結果及び薬食審答申に基づき，厚生労働大臣が承認を行う。

PMDAの審査結果や薬食審の答申は厚生労働大臣を法的に拘束するものではないが，実務上はこれに従った判断がなされている。

7 承認審査における添付文書の位置づけ

以上が製造販売承認制度の概要であるが，この承認制度において添付文書がどのように位置づけられているのか，あるいは位置づけるべきかは，重要な問題である。

(1) 現行薬事法の規定とその沿革

現行薬事法では，添付文書の記載事項のうち，用法・用量及び効

能・効果は別途承認事項となっているが，添付文書そのものについては，承認の対象とすることが明記されていない。

添付文書を承認の対象にすべきかどうかについては，薬害スモン事件の反省に基づいて行われた1979（昭和54）年薬事法改正の際に議論されたが，政府は，承認事項とした場合には，記載事項の変更をする場合にもいわば承認の取り直しとして煩瑣な手続きが必要となり，承認後に収集された情報によって時々刻々に変化する添付文書の性質になじまないとして，添付文書の記載の適正は行政指導によって確保するとの立場をとり（昭和59年5月9日衆議院社会労働委員会における厚生省薬務局長答弁参照），現在のような規定となった。

(2) 現在の運用

上記の通り，添付文書は承認事項とはされていないが，記載の適正を行政指導によって確保するとの立場から，承認審査の運用においては，添付文書も事実上審査の対象とされている。

すなわち，通知「新医薬品の製造又は輸入の承認申請に際し承認申請書に添付すべき資料の作成要領について」（平成13年6月21日医薬審第899号）によって，承認申請の添付資料として添付文書案を提出することが義務づけられている。提出された添付文書の記載内容については，記載要領を定めた通知に従って審査が行われ，記載が不十分であると判断された場合には修正するよう指導がなされ，必要な修正がなされた上で承認されているのが実情である。

(3) 解釈

薬事法は，添付文書について，「用法，用量その他使用及び取扱い上の必要な注意」を記載事項とし（52条1号），その記載については「読みやすく，理解しやすいような用語による正確な記載」を要求し（53条），また「当該医薬品に関し虚偽又は誤解を招くおそれのある事項」などの記載禁止事項を定めている（54条）。そして，これらの規定に反する医薬品の販売・授与等を禁止し（55条），この販売・

授与等の禁止に違反する医薬品については，廃棄，回収その他公衆衛生上の危険の発生を防止するに足りる措置を採るべきことを命ずることができるとしている（70条1項）。

薬事法が添付文書を承認事項と明記していないとしても，上記の各規定からすれば，薬事法は添付文書の記載が不適切な医薬品については市場から排除しようとしていることが明らかである。このような薬事法の立場に照らせば，承認申請においても，添付文書の記載が不十分で安全性に問題がある場合には，法14条2項3号ロにいう「申請に係る医薬品が，その効能，効果又は性能に比して著しく有害な作用を有することにより，医薬品として使用価値がないと認められるとき」に該当するものとして，承認してはならないと解される。医薬品は適切な添付文書によって適正使用が担保され，その安全性が確保されるからである。したがって，現行薬事法上も，承認審査において添付文書の内容を審査することが要求されることになると考える。

(4) 法改正の必要性

以上の通り，薬事法は国に対して添付文書が不適切な医薬品を排除する権限を与えていると解すべきであるが，薬害イレッサ訴訟大阪地裁判決（平成23年2月25日）は，肺がん用抗がん剤イレッサの初版添付文書に製造物責任法上の欠陥があるとして製薬企業の責任を認める一方で，添付文書が承認事項とされていないことを理由に添付文書の行政指導についてきわめて広い行政裁量を認めて，添付文書を是正させなかった国の国家賠償法上の責任を否定した。

本書の立場からは，国には，その権限に対応して，添付文書の記載の適正を確保すべき責務が課されていると解すべきであり，薬害イレッサ訴訟大阪地裁判決に与することはできない。同訴訟東京地裁判決（平成23年3月23日判時2124号202頁）は，本書と同様の立場から，「医薬品の安全性確保のために必要な記載が欠けているのに放置したり，一応の指導をしたのみで安全性確保を貫徹しないままにすることは，医薬品による国民の健康侵害を防止する観点からは

許されない」として，国の責任を認めている[1]。

　しかし，医薬品の安全性確保における添付文書の重要性に鑑みれば，上記大阪地裁判決のような解釈の余地を残す現行薬事法の規定は好ましくなく，薬事法改正により添付文書を承認事項として定めることによって，その記載の適正確保に関する国の責任を明確にすべきである。添付文書改訂の機動性の確保については，添付文書の改訂について現行の承認事項一部変更手続（法14条9項）によらない簡略な手続を設けることによって対応可能である。

　この点，「薬害肝炎事件の検証及び再発防止のための医薬品行政のあり方検討委員会」の最終提言（2010年4月）も，「欧米の制度も参考に，承認の対象とするなど承認時の位置付けを見直し，公的な文書として行政の責任を明確にするとともに，製薬企業に対する指導の在り方について検討すべきである。」として，添付文書の薬事法上の位置づけの見直しを求めているところである。

　脱稿後に成立した薬事法の改正法「医薬品，医療機器等の品質，有効性及び安全性等の確保に関する法律」（平成25年11月27日公布，同26年11月25日施行）は，添付文書について事前届出義務を課すにとどまる，きわめて不十分な改正となっている。

8　条件付き承認（79条）

　薬事法79条1項は，「この法律に規定する許可，認定又は承認には，条件又は期限を付し，及びこれを変更することができる。」としており，医薬品の製造販売承認についても条件を付することが可能とされている。そして，承認条件に違反したときは，承認を取り消すことができるとされている（74条の2第3項5号）。しかし，その運用に

[1) なお，薬害イレッサ訴訟は最高裁により製薬企業及び国の責任が否定され確定しているが（最判平成25年4月12日民集67巻第4号899頁，判タ1390号146頁，判時2189号53頁），添付文書の記載の不適切性そのものを否定したものであるため，地裁段階で判断が分かれた，添付文書の記載が不適切であった場合の国の責任のあり方については，最高裁の判断は示されていない。

は問題も多い。

　一般に，条件を履行する期限は定められていない。その場合でも，再審査までには履行する必要が生じるが，承認条件の履行期限としては再審査期間（新薬の場合通常8年）は長すぎる。

　また，条件そのものが曖昧であったり，それも相まって，なにが条件の違反となるのか不明確である場合がある。

　例えば，肺がん用抗がん剤イレッサは，腫瘍縮小効果という代理エンドポイントにより評価する第Ⅱ相臨床試験の結果をもって承認する一方で，「非小細胞肺癌（手術不能又は再発）に対する本薬の有効性及び安全性のさらなる明確化を目的とした十分なサンプルサイズを持つ無作為化比較試験を国内で実施すること」という承認条件が付された。これは，当時の「抗悪性腫瘍薬の臨床評価に関するガイドライン」（平成3年2月4日薬新薬第9号）に照らせば，日本人を対象に全生存期間をエンドポイントとする第Ⅲ相試験を行い，延命効果と有用性を証明することが条件とされたと考えられる。しかし，イレッサは，承認条件として行われた第Ⅲ相臨床試験で既存抗がん剤であるドセタキセルに対する非劣性を証明できず，したがって延命効果を証明できなかったにもかかわらず，イレッサの承認は維持された。あたかも，第Ⅲ相臨床試験を「行う」のみで条件を満たしたかのような扱いがなされてしまったのである。しかも，この第Ⅲ相臨床試験の結果が報告されるまでに，承認から4年以上もかかっている。この経過は，イレッサについて同じく承認条件付きの迅速承認（サブパートH）を行った米国において，承認条件とされた第Ⅲ相臨床試験での延命効果の証明の失敗を受けて，迅速承認から2年で新規患者への投与禁止の措置がとられたことと対照的である。

　イレッサの例は，むしろ承認条件が曲げて適用されてしまった例ともいえるが，このような問題を起こさないためにも，たとえば臨床試験によってどのような結果を求めるかといった点まで，承認条件をより明確に規定するとともに，履行期限を定めることによって，有効性・有用性の不明確なまま医薬品が使用される期間を可能な限り短くすることが必要である。

5 市販後安全対策

 以上見てきたように，医薬品が市販されるまでには，製造販売承認制度を中心として，医薬品の有効性・安全性を確保するための様々な規制措置が講じられている。しかし，承認取得のために行われる臨床試験（治験）による安全性評価には一定の限界が存在する。すなわち，治験の症例数は数百から千例程度と，市販後の使用者数と比較してはるかに少ないため，稀に発生する副作用は検出できない場合がある。また，厳密な有効性判定を目的とするため，対象症例が厳しく制限されており，高齢者，小児，妊産婦などは通常対象とされず，合併症を有する患者も除外されることが多い。併用薬にも制限が加えられる。さらに，試験期間が限られており，長期的な影響は評価されていない。これに対し，医薬品として承認され市販されると，上記のような制限はなく多様な症例・条件で使用されることから，治験では判明していなかった副作用が発生することがあり得る。そのため，医薬品の安全性については，市販後も不断に調査・情報収集を行い，得られた知見に基づいて適切な安全対策を講じることが不可欠である。

1 安全性情報の収集

(1) 副作用・感染症報告制度
① 意義
　　市販後の安全性情報の収集手段として最も重要な制度と言えるのが，医薬品の副作用・感染症報告制度（77条の4の2）である。
　　報告の対象となるのは，医薬品の副作用と「疑われる」疾病等の発生とされている。したがって，医薬品の副作用であることが確定されなくても，副作用の可能性のあるものは広く報告対象となる。これは，個々の症例について医薬品と疾病等との因果関係の科学的確定をすることは必ずしも容易ではなく，特に未知の副作用の場合には相当数の症例の集積と適切な調査を経なければ科学的確定は

できないのが通常であることから，もし報告対象に因果関係の確定を要求すると，真実は副作用でありながら報告されないものが生じ，危険性を過小評価してしまうことになるためである。

　一方で，副作用・感染症報告制度には、自発報告であるために，副作用の可能性があることが気付かれなかったり，報告が怠られたりすることによって，相当数の暗数が生じてしまうことが避けられないことや，発生症例数は分かっても，母数（投与例数）を把握するシステムがないために，その発生頻度が分からないといった限界が存在する。

　そのため，新薬において未知の副作用が発生した場合などには，前述のように，因果関係確定のため別途調査・研究が必要となることが多い。しかし，安全対策をなすにあたっては，因果関係の科学的確定を待つことなく，報告症例から予測される危険性の程度に応じ，予防原則の立場に立って，迅速に適切な措置をとることが求められる。

② **沿革**

　副作用報告制度は，サリドマイド事件を契機として，1960年代に世界各国で導入された。

　わが国では，まず，1967（昭和42）年3月に全国182施設をモニター病院とする副作用モニター制度が発足し，続いて，同年9月に発せられた通知「医薬品の製造承認等に関する基本方針について」によって，製薬企業に対し，新医薬品について承認後2年間の副作用報告が義務づけられた（もっとも，これは法律に基づく義務ではなく，法的性質としては行政指導であった）。

　副作用報告制度は，徐々にその期間や対象が拡大されていき，薬害スモン事件を契機として行われた1979（昭和54）年の薬事法改正によって薬事法上に制度化された。その後も数次にわたり，報告基準などが改正されている。また，薬害エイズ事件を受けて，1997年に生物由来製品の感染症報告制度が導入され，2003年には生物由来製品の感染症定期報告制度が導入されている。

　一方，副作用モニター制度もモニター施設数が増加されていっ

表2-3 製造販売業者の報告基準（15日報告及び30日報告）

報告対象			期限（※1）
副作用	当該医薬品の副作用によると疑われる死亡		15日
副作用	外国医薬品（※2）によると疑われる死亡	添付文書等から予測不能	15日
副作用	外国医薬品（※2）によると疑われる死亡	発生傾向（発生数，頻度，条件等）が添付文書等から予測不能	15日
副作用	外国医薬品（※2）によると疑われる死亡	発生傾向の変化が保健衛生上の危害の発生・拡大のおそれを示す	15日
副作用	当該医薬品または外国医薬品によると疑われる以下の症例 (1) 障害 (2) 死亡又は障害につながるおそれ (3) 入院又は入院期間の延長が必要 (4) 死亡又は(1)～(3)に準じて重篤 (5) 後世代における先天性の疾病又は異常	添付文書等から予測不能	15日
副作用	当該医薬品または外国医薬品によると疑われる以下の症例 (1) 障害 (2) 死亡又は障害につながるおそれ (3) 入院又は入院期間の延長が必要 (4) 死亡又は(1)～(3)に準じて重篤 (5) 後世代における先天性の疾病又は異常	発生傾向が添付文書等から予測不能	15日
副作用	当該医薬品または外国医薬品によると疑われる以下の症例 (1) 障害 (2) 死亡又は障害につながるおそれ (3) 入院又は入院期間の延長が必要 (4) 死亡又は(1)～(3)に準じて重篤 (5) 後世代における先天性の疾病又は異常	発生傾向の変化が保健衛生上の危害の発生・拡大のおそれを示す	15日
副作用	既承認医薬品と有効成分が異なる医薬品で承認後2年以内のものの副作用によると疑われる上記(1)～(5)の症例		15日
副作用	当該医薬品の副作用によると疑われる上記(1)～(5)の症例	市販直後調査により得られたもの	15日
副作用	当該医薬品の副作用によると疑われる上記(1)～(5)の症例	上記以外	30日
感染症	当該医薬品の使用によるものと疑われる感染症	添付文書等から予測不能	15日
感染症	当該医薬品又は外国医薬品の使用によるものと疑われる感染症による死亡又は上記(1)～(5)の症例		15日
共通	当該医薬品又は外国医薬品の副作用・感染症	がんその他の重大な疾病，障害若しくは死亡が発生するおそれ	30日
共通	当該医薬品又は外国医薬品の副作用・感染症	発生傾向の著しい変化	30日
その他	外国医薬品に係る製造，輸入又は販売の中止，回収，廃棄等		15日
その他	当該医薬品が効能・効果を有しないことを示す研究報告		30日

（※1）各事項を知ったときからの期間
（※2）外国医薬品…当該医薬品と成分が同一性を有すると認められる外国で使用されている医薬品

たが，1997年にすべての医療機関・薬局を対象とする医薬品等安全性情報報告制度が導入されるのに伴って，発展的に解消された。

③ 現行制度における製造販売業者等の義務

現行薬事法においては，77条の4の2に副作用・感染症報告制度が定められている。

医薬品の製造販売業者又は外国特例承認取得者は，その製造販売をし，又は承認を受けた医薬品について，副作用その他の事由によるものと疑われる疾病，障害又は死亡の発生，当該品目の使用によるものと疑われる感染症の発生その他の医薬品の有効性及び安全性に関する事項で厚生労働省令で定めるものを知つたときは，その旨を厚生労働省令で定めるところにより厚生労働大臣に報告しなければならない（77条の4の2第1項）。報告の基準は施行規則253条で定められており，報告事項の重要度に応じて報告期限に差異が設けられている。

④ 現行制度における医薬関係者の義務

薬局開設者，病院，診療所若しくは飼育動物診療施設の開設者又は医師，歯科医師，薬剤師，登録販売者，獣医師その他の医薬関係者は，医薬品の副作用その他の事由によるものと疑われる疾病，障害若しくは死亡の発生又は当該品目の使用によるものと疑われる感染症の発生に関する事項を知った場合において，保健衛生上の危害の発生又は拡大を防止するため必要があると認めるときは，その旨を厚生労働大臣に報告しなければならない（77条の4の2第2項）。

全医療機関を対象とする副作用報告は1997年に導入されたが，報告は努力義務にとどめられ，医療機関報告の件数は企業報告に比べて大幅に少なかった。そのため2002年薬事法改正により報告が義務化されたが，義務が発生するのは医薬関係者自身が保健衛生上の危害の発生又は拡大を防止するため必要があると認めた場合に限られており，結局，報告すべきかどうかは医薬関係者の判断に委ねられている。義務化直後を除いて医療機関報告の件数は

表2-4 医薬品の副作用等報告件数の年次推移

年度	企業報告（国内）	企業報告（国外）	医療機関報告	合計
1985	1,183		803	1,986
1986	1,562		890	2,452
1987	1,669		854	2,523
1988	1,672		1,025	2,697
1989	2,357		1,332	3,689
1990	2,523		1,374	3,897
1991	3,823		1,451	5,274
1992	6,540		1,667	8,207
1993	8,440		1,505	9,945
1994	12,980		1,615	14,595
1995	14,288		1,859	16,147
1996	16,831		1,914	18,745
1997	17,504		3,730	21,234
1998	18,466		4,882	23,348
1999	20,031		5,502	25,533
2000	22,326		5,297	27,623
2001	22,451		4,094	26,545
2002	24,221		4,195	28,416
2003	28,004		5,399	33,403
2004	25,448	54,423	4,594	84,465
2005	24,751	65,316	3,992	94,059
2006	26,560	77,346	3,669	107,575
2007	28,257	95,036	3,891	127,184
2008	32,306	11,622	3,816	47,744
2009	30,928	141,386	3,721	176,035
2010	34,677	170,021	3,656	208,354
2011	36,741	220,455	3,388	260,584
2012	41,413	261,862	3,304	306,579

※厚生労働省公表資料及びPMDA公表資料より作成
※医療機関報告は、1997年6月までは医薬品副作用モニター制度、同年7月以降は医薬品等安全性情報報告制度に基づく報告。
※2003年度以前の企業報告（国外）は集計されていない。

増えておらず，近年では，国内副作用症例の企業報告が年間3万件前後であるのに対し，医療機関報告は4千件前後となっている。

⑤ 患者からの副作用報告

さらに，副作用情報を収集するルートとして，副作用を受けた患者から直接報告を受けることが考えられる。

前記のような医療機関報告の報告数からも明らかなように，医療機関が副作用症例を把握しても，報告に係る事務の繁雑さなどもあって，積極的に副作用報告がなされているとは言い難いのが実情である。患者からの副作用報告を受け付けることによって，情報源を多様化しより多くの症例を把握するとともに，副作用を経験した患者からの「生の声」を聞くことによって，副作用被害の実態の把握に資することが期待される。

薬事法は患者からの副作用報告制度を採用していないが，薬害肝炎事件検証・再発防止委員会最終提言において同制度の創設が提言され，2012年3月から，PMDAによってウェブシステムによる患者からの副作用報告事業が試行されており[2]，試行期間中に収集した医薬品の副作用報告及びアンケート等をもとに，本格的な稼働に向けて，副作用報告システムのあり方についての検討を行うこととされている。

(2) 市販直後調査

前述した承認前の臨床試験の限界から，新薬が市販され，多様な条件の下に多数の患者に使用されると，臨床試験からは予期できなかった重篤な副作用が発生することがある。そこで，市販直後調査が行われる。

市販直後調査は，新薬の市販開始後6ヵ月間，診療において，当該医薬品の適正な使用を促し，重篤な副作用症例等の発生を迅速に

---

[2] http://www.info.pmda.go.jp/fukusayou_houkoku/fukusayou_houkoku_attention.html

把握するために行うもので，製造販売承認の際に承認条件として付される（GVP省令2条3項）。

対象となるのは新医薬品（法14条の4第1項1号）で，具体的な方法としては，納入前に製造販売業者のMRが医療機関を訪問して（訪問できない場合はDM，FAX，電子メール等で代替），当該新医薬品が市販直後調査の対象であり，その調査期間中であることを説明し，当該医薬品の適正な使用に努めるとともに，関係が疑われる重篤な副作用等が発現した場合には速やかに当該製造販売業者に報告されたい旨の協力依頼を行い，その後も期間中定期的に協力依頼を行って注意喚起する，というものである。

「調査」とされているが，安全性に関する特別な調査というよりも，通常の副作用報告制度の枠組みの中で，新医薬品の副作用を早期に把握するための重点的な取り組みというべき内容である。

(3) 文献・学会情報，外国措置情報

医薬品の安全性については，医学文献や学会報告等も情報源となる。製造販売業者はこれらの情報についても随時調査・検索を行い，以下のようなことを示す研究報告を知ったときは，30日以内に厚生労働大臣に報告しなければならない（施行規則253条1項2号ロ）。

・副作用・感染症によりがんその他の重大な疾病，障害若しくは死亡が発生するおそれがあること
・副作用・感染症の発生傾向が著しく変化したこと
・承認を受けた効能・効果を有しないこと

また，外国の規制庁によって安全対策のためとられた規制措置も重要な情報である。製造販売業者は，自社製品についてとられた規制措置については，当該国の関連企業（親会社・子会社，提携企業等）から情報が得られるのが通常であろうが，各国規制庁のウェブサイトでも規制措置情報は閲覧できる。製造販売業者は，外国医薬品に係る製造，輸入又は販売の中止，回収，廃棄その他保健衛生上の危害の発生又は拡大を防止するための措置の実施を知ったときは，15日以内に厚生労働大臣に報告しなければならない（施行規則253条1項1号チ）。

(4) 市販後調査
① 実施基準
　新医薬品の市販後には，主として安全性情報の収集を目的として，各種の調査・試験が実施される。これらの市販後調査の実施基準として，1991年に「新医薬品等の再審査の申請のための市販後調査の実施に関する基準」（GPMSP通知，1991年6月18日薬発646号）が定められた。

　GPMSPは，1997年に省令化され，薬事法において，再審査及び再評価の申請資料はこれに基づいて収集・作成することが求められるとともに（法14条の4第4項，14条の6第4項），再審査適合性調査（法14条の4第5項）及び再評価適合性調査（法14条の6第5項）によって遵守状況が確認されることとなった。

　その後，2002年の薬事法改正に伴って，GPMSP省令は「医薬品，医薬部外品，化粧品及び医療機器の製造販売後安全管理の基準に関する省令」（GVP省令）と「医薬品の製造販売後の調査及び試験の実施の基準に関する省令」（GPSP省令）に分離された。GVP省令は，製造販売業者の安全管理体制の基準として，これに適合していることが製造販売業の許可要件となり（法12条の2第2号），市販後調査の実施基準としてはGPSP省令の遵守が求められることとなった。

　製造販売業者は，製造販売後調査等業務手順書を作成し（GPSP省令3条），業務を統括する製造販売後調査等管理責任者に製造販売後調査等基本計画書を作成させる（GPSP省令4条。なお，RMP制度が施行される2014年6月1日以降，医薬品リスク管理計画書が作成されたときは，これが製造販売後調査等基本計画書に代替される）。調査・試験は，製造販売後業務手順書及び製造販売後調査等基本計画書に基づいて実施する。

　GPSP省令の定める調査・試験としては，使用成績調査（全例調査を含む），特定使用成績調査，製造販売後臨床試験がある。

② 使用成績調査
　使用成績調査とは，製造販売業者等が，診療において，医薬品

を使用する患者の条件を定めることなく,副作用による疾病等の種類別の発現状況並びに品質,有効性及び安全性に関する情報の検出又は確認を行う調査をいう(GPSP省令2条)。

　製造販売業者は,調査に適した医療機関と契約を結び,当該薬品を投与した症例を登録し,登録症例での有効性や副作用の発生状況を調査する。症例を登録するため,副作用の発生頻度を見ることができる点で,副作用報告制度の欠点を補う意味があるとされる。

　しかし,使用成績調査における副作用の発生頻度は,治験における発生頻度より低くなるのが通常のようである。いかに厳格に管理された治験での副作用捕捉率が高いとはいえ,患者や併用薬等に制限がなく,医薬品にとってより厳しい条件で投与されているはずの使用成績調査において,副作用の発生頻度が低くなるということは,多数の暗数の存在を推測させるものであり,むしろ調査の信頼性に疑問を生じさせる。

③ **全例調査**

　全例調査は,使用症例の全てを登録して行う使用成績調査であり,必要に応じて承認条件として実施が要求される。

　もともとは,ごく限られた症例での臨床試験に基づいて承認される希少疾病用医薬品について,その有効性・安全性の確認のために行われるようになったものであるが,その後,希少疾病用医薬品以外でも,承認内容の再確認や適正使用に必要な情報収集を早期に行うことが必要と判断された場合に適用されるようになり,現在では,新規抗がん剤には原則として全例調査の承認条件が付されている。

　全例調査を行うためには,調査に対応する能力のある医療機関のみに使用を限定せざるを得なくなることから,新医薬品の慎重な使用と適正使用の確保にも資するという利点もある。

④ **特定使用成績調査**

　製造販売業者等が,診療において,小児,高齢者,妊産婦,腎機能障害又は肝機能障害を有する患者,医薬品を長期使用する

患者その他医薬品を使用する条件が定められた患者における副作用による疾病等の種類別の発現状況並びに品質，有効性及び安全性に関する情報の検出又は確認を行う調査をいう（GPSP省令2条3項）。

　一般に治験では対象から除外されている患者群における安全性や，長期使用例における安全性を調査することにより，治験による安全性情報を補完するものである。

⑤ **製造販売後臨床試験**

　製造販売業者等が，治験若しくは使用成績調査の成績に関する検討を行った結果得られた推定等を検証し，又は診療においては得られない品質，有効性及び安全性に関する情報を収集するため，当該医薬品について法第14条又は法第19条の2の承認に係る用法，用量，効能及び効果に従い行う試験をいう（GPSP省令2条4項）。

　たとえば，重篤で治療法の乏しい疾患に対し早期に治療薬を提供する必要が高い，あるいは患者数が少ない等のため第Ⅲ相臨床試験の迅速な実施が困難であるなどの事情を考慮して，市販後に第Ⅲ相試験を実施することを条件に，第Ⅱ相試験などの限定された資料のみで承認される場合がある。前述のイレッサの例がこれにあたる。

　また，承認時点で予期していなかった副作用が市販後に報告され，その詳細な調査のために臨床試験を実施する場合なども考えられる。

　これに対し，製造販売業者が既に承認された薬の適応拡大のために行う臨床試験は，「承認に係る用法、用量、効能及び効果に従い」行われるものではないから，ここでいう製造販売後臨床試験には含まれず，拡大した適応についての承認取得を目的とした「治験」に該当することになる。

2　再審査制度

　再審査は，新医薬品について，市販後の一定期間を再審査期間とし，期間中に得られた有効性・安全性に関する情報に基づいて，承認にかかる有効性・有用性を再確認するものであり（法14条の4），1979（昭和54）年の薬事法改正により導入された。

　対象となるのは，新医薬品、すなわち既に製造販売の承認を与えられている医薬品と有効成分，分量，用法，用量，効能，効果等が明らかに異なる医薬品であり，厚生労働大臣が製造販売承認の際に指示する。

　製造販売業者は，使用成績調査と副作用症例報告を中心とした，再審査期間中に収集した有効性・安全性に関する情報から再審査申請資料を作成し，再審査期間満了後3ヵ月以内に再審査を申請する。審査はPMDAによって行われる。再審査結果は**表2-5**のとおりに区分され，対応する措置がとられる。もっとも，通常は，結果の内示に応じて製造販売業者が自ら承認整理（取り下げ）ないし承認事項の一部変更申請を行っており，厚生労働大臣による措置は行われていない。

表2-5　再審査結果の区分

区分	措置
カテゴリー1 薬事法14条2項各号（承認拒否事由）のいずれにも該当しない	なし
カテゴリー2 承認事項の一部を変更すれば薬事法14条2項各号のいずれにも該当しない	承認事項の一部変更命令
カテゴリー3 薬事法14条2項各号のいずれかに該当する	承認取り消し

　再審査期間について，薬事法は以下のように定めている（14条の4第1項1号）。

　イ　希少疾病用医薬品その他厚生労働省令で定める医薬品として厚生労働大臣が薬事・食品衛生審議会の意見を聴いて指定するものについては，その製造販売の承認のあつた日後6年を超え10

年を超えない範囲内において厚生労働大臣が指定する期間
ロ　既に製造販売の承認を与えられている医薬品と効能又は効果のみが明らかに異なる医薬品その他厚生労働省令で定める医薬品については，その製造販売の承認のあつた日後6年に満たない範囲内において厚生労働大臣が指定する期間
ハ　イ又はロに掲げる医薬品以外の医薬品については，その製造販売の承認のあつた日後6年

　この薬事法の規定に基づき，現在，再審査期間は以下のとおりとされている。

表2-6　主な再審査対象医薬品の再審査期間

期間	医薬品の種類	関連通知
10年	・希少疾病用医薬品 ・長期使用による効果の評価を薬剤疫学的手法を用いて行う必要のある医薬品	平成5年8月25日薬発第725号
8年	・新有効成分含有医薬品	平成19年4月1日薬食発第401001号
6年	・新医療用配合剤 ・新投与経路医薬品	平成5年8月25日薬発第725号
4年	・新効能　・効果医薬品 ・新用法　・新用量医薬品 （ただし，既承認薬が希少疾病用医薬品の場合は5年10か月）	平成5年8月25日薬発第725号 平成5年10月1日薬新薬第92号

　再審査制度の目的は，未だ有効性・安全性が確立していない新医薬品について，一定期間情報収集を強化し，有効性・安全性を再確認する，というのが建前である。しかし，この制度はもう一つの側面を持っている。

　医薬品の承認申請に添付すべき資料を定めた通知『医薬品の承認申請について』（平成17年3月31日薬食発第0331015号）は，「新医薬品とその成分・分量，用法・用量及び効能・効果が同一性を有すると認められる医薬品を当該再審査期間中に申請する場合にあっては，当該新医薬品と同等又はそれ以上の資料の添付を必要とする」と定める。

製造販売承認がなされた医薬品は，その承認の際に有効性・有用性の確認がなされているのであるから，これと成分・分量，用法・用量及び効能・効果が同一の医薬品（いわゆる後発医薬品：ジェネリック）は，重ねて治験を行わなくても，承認に必要な有効性・有用性を認めることができるはずである。そのため，後発医薬品の申請については，治験に関する資料をはじめとした，有効性・有用性を証明するための資料の添付は不要とされている。これが，後発医薬品が安価で販売できるゆえんである。

　しかし，上記の通知は，後発医薬品を新医薬品の再審査期間中に承認申請する場合には，当該新医薬品と同等以上の資料の添付が必要であるとしている。つまり，後発医薬品の製造販売業者は，自ら治験等を行うことが必要とされる。これは，実際上，再審査期間中は後発医薬品の承認申請はできないことを意味する。それ故に，再審査期間は，先発の新医薬品製造販売業者にとっては，実質上独占販売が保証される期間として機能している。

　上記通知については，再審査期間中は，医薬品としての有効性・安全性が確立していない，いわば『仮免許』の状態であるから，これとの同一性を示すだけでは不十分という考えによるものと説明されている。そのため，ごく限られた症例数の臨床試験で承認される希少疾病用医薬品は，有効性・安全性の再確認のためにより長期の調査が必要であるという建前から再審査期間が最長の10年とされているが，一方で，患者数が少なく収益を上げにくい希少疾病用医薬品について，より長い独占販売期間を保証するという意味を持っているのである。新医薬品の製造販売業者は，むしろ独占販売期間としての側面をより重視しており，本来は『仮免許』扱いをされる再審査期間は短い方が製造販売業者にとって好ましいはずであるのに，逆に製造販売業者が行政に対して再審査期間の延長を要求することとなり，このような要求を背景に，2007年には，2001年4月以降に承認された新有効成分含有医薬品の再審査期間が6年から8年に延長された。

　有効性・安全性が確立していないと扱われる期間が長くなればなるほど独占販売期間が長くなり，製造販売業者がより大きな利益を

得るというのは，あまりにもいびつである。

　開発に費用を投じている先発医薬品製造販売業者の利益の保護が必要であるとしても，その保護の方法については再審査制度と切り離し，それぞれの目的に純化した制度に改めるべきである。

3　再評価制度

(1)　意義

　医薬品の承認は，承認時点における知見に基づく有効性・有用性の評価をもって行われる。しかし，医薬品の有効性・安全性に関する知見は，承認後の臨床経験の積み重ねや，各種研究によって，時を経るごとに進展していくものである。そのため，承認時点の知見で有効性・有用性が認められたとしても，その後の知見の進展によって有効性ないし有用性が否定されるに至ることがあり得る。そこで，承認された医薬品について，現在の知見に基づいて，承認にかかる有効性・有用性を評価し直すのが再評価制度である（法14条の6）。

(2)　沿革

　米国では，サリドマイド事件の教訓をふまえて1962年にキーフォーバー＝ハリス修正法が成立し，医薬品の承認にあたり，有効性・安全性についての厳密なデータが要求されるようになった。これを受けて，キーフォーバー＝ハリス修正法以前の基準で審査された，1938年から1962年に承認された医薬品の再評価が開始された。

　日本では，1967年の薬務局長通知「医薬品の製造承認等に関する基本方針について」（昭和42年9月13日薬発第645号）をもって，医薬品の承認審査において有効性・安全性に関する客観的な資料の提出を要求するという方針が明確化された。そして，米国の再評価制度を参考として，1971年の薬務局長通知「医薬品再評価の実施について」（昭和46年12月16日薬発第1179号）により，基本方針通知の適用以前に承認された医薬品（すなわち，1967年10月1日以降に承

認された新開発医薬品以外の医薬品）についての再評価が開始された。この再評価については薬事法に根拠規定はなく，行政指導として行われたものである。この行政指導による再評価は，第一次再評価と呼ばれている。

その後，再評価制度は，スモン事件の解決を受けて行われた1979年の薬事法改正によって法制化された。この薬事法に基づく再評価は第二次再評価と呼ばれている。第二次再評価では基本方針通知に基づいて承認された医薬品も再評価の対象とされることとなり，1967年10月1日から1980年3月31日までに承認された新医薬品を対象に行われた（昭和60年1月7日薬発第4号薬務局長通知）。

(3) 現行制度

現行の再評価制度は，薬事法14条の6に基づき，昭和63年5月30日薬発第456号薬務局長通知「医療用医薬品再評価の実施について」により行われているもので，新再評価制度と呼ばれている。新再評価制度は，定期的再評価と臨時再評価からなる。

定期的再評価は，承認，再審査，再評価その他厚労省による何らかの評価が行われた時点から5年が経過した成分について見直しを行い，薬事・食品衛生審議会の意見を聴いて，再評価を行う必要がある成分を再評価の対象として指定するものである。見直しは文献スクリーニングによって行い，必要に応じて関係企業の意見や調査資料の提出を求める。もっとも，定期的再評価は現在は行われていない。

臨時再評価は，再評価の必要があると思われる医薬品について随時行われるもので，薬事・食品衛生審議会の意見を聴いて再評価の対象を指定する。定期的再評価が行われなくなったことにより，現在行われているのは臨時再評価のみとなっている。

再評価の結果は，再審査と同様に**表2-7**の3つのカテゴリーに区分され，必要な措置がとられることとなる。

表2-7 再評価結果の区分

区分	措置
カテゴリー1 薬事法14条2項各号（承認拒否事由）のいずれにも該当しない	なし
カテゴリー2 承認事項の一部を変更すれば薬事法14条2項各号のいずれにも該当しない	承認事項の一部変更命令
カテゴリー3 薬事法14条2項各号のいずれかに該当する	承認取り消し

（4）再評価結果

　第一次再評価，第二次再評価，新再評価のそれぞれの結果は，**表2-8**のとおりとなっている。

　第一次再評価に比べて，第二次再評価及び新再評価でカテゴリー2の比率が高く，より厳しい結果となっているが，これは，第二次再評価及び新再評価においては，再評価の必要性が高い品目に対象を絞って再評価指定がなされたことが影響していると考えられる。

表2-8 再評価結果通知（単味剤のみ。2004年9月30日まで）

	第一次再評価		第二次再評価		新再評価	
	品目数	構成比	品目数	構成比	品目数	構成比
カテゴリー1	10,470	57.0%	82	4.9%	466	11.1%
カテゴリー2	6,816	37.1%	1,452	87.1%	3,273	77.8%
カテゴリー3	915	5.0%	38	2.3%	64	1.5%
承認整理	164	0.9%	96	5.8%	405	9.6%
合計	18,365		1,668		4,208	

「医薬品の適正使用と安全対策－PMSの歴史」表2.18，表2.21，表2.22より作成

4　安全対策措置

　以上のような情報収集，及び再審査・再評価の結果などを踏まえ，安全対策のための措置が行われる。主な措置としては承認取消，承認事項の一部変更，廃棄・回収，緊急命令及び添付文書改訂があり，

それらの措置の実施を医療関係者や患者に伝達する手段として緊急安全性情報がある。

(1) 承認取消

① 厚生労働大臣は，製造販売承認を受けた医薬品が法14条2項3号イからハ（承認拒否事由）のいずれかに該当するに至ったと認めるときは，薬事・食品衛生審議会の意見を聴いて，その承認を取り消さなければならない（法74条の2）。

　ひとたび製造販売承認を得た医薬品であっても，その後の知見の進展等により，有効性または有用性を欠くなどの承認拒否事由に該当すると判断されるに至った場合には，その製造販売は，承認を受けていない医薬品を製造販売するのと同様の危険性をもたらすこととなるのであるから，決して許されてはならない。そのため，そのような場合には，製造販売の承認を取り消さなければならないとしたものである。この場合，厚生労働大臣には承認を取り消すかどうかについて裁量の余地はなく，承認取消が義務づけられる。

　承認取消については，かつては薬事法に明文の規定がなく，初期の薬害訴訟においては，厚生労働大臣が承認取消権限を有するかどうか（承認取消権限の不行使が国賠法上の違法を構成するか）が国によって争われたが，薬害スモン事件の各地裁判例を初めとする裁判例はいずれもこれを肯定してきた。そこで，薬害スモン事件の解決を受けてなされた昭和54年薬事法改正において，厚生労働大臣の承認取消権限が明文化された。

② 承認を取り消すべき場合として薬事法が第一に挙げているのは，有効性または有用性を欠くなどの承認拒否事由（法14条2項3号イからハ）に該当する場合である（法74条の2第1項）。

　ひとたび承認を受けた医薬品が有効性または有用性を欠くと判断されるに至るのは，再審査ないし再評価による場合が典型であるが，必ずしもそれに限られない。承認後に重大な副作用が多発するなどして有用性を欠くと判断された場合などには，再審査や

再評価の手続きを経ることなく，速やかに承認を取り消すことが求められる。
③ さらに，薬事法は，承認を取り消すことができる場合として以下の場合を挙げている。
　ア　製造販売業の許可の効力が失われ，または取り消された場合（法74条の2第3項）
　イ　製造管理・品質管理の方法についての法定の調査（法14条6項）を受けなかったとき（法74条の2第3項）
　ウ　再審査または再評価の資料を提出せず，または虚偽の資料もしくは基準に適合しない資料を提出したとき（法74条の2第3項）
　エ　製造管理もしくは品質管理の方法の改善命令または業務停止命令に従わなかったとき（法74条の2第3項）
　オ　承認条件（法79条1項）に違反したとき（法74条の2第3項）
　カ　正当な理由なく引き続く3年間製造販売をしていないとき（法74条の2第3項）

　以上のうち，アは，法14条1項の承認要件を事後的に欠くに至った場合である。イないしオは，医薬品の有効性・安全性を担保するため承認を受けた者に課されている義務に違反した場合といえる。カは，現実に製造販売を行う意思がない名目だけの承認があると，承認を受けて製造販売されている医薬品についての取締上必要な実態の把握が困難となり，ひいては回収等が必要な場合にその迅速確実な実施が妨げられる等の支障が生ずるためとされている。

④ もっとも，以上の承認取消事由に該当する場合でも，製造販売業者による承認整理の届出（昭和46年6月29日薬発第588号等）がなされた場合には，承認取消の処分はなされない。承認整理は，製造販売業者による承認の取り下げにあたるものである。

　わが国では，厚労省がある品目について承認取消事由に該当するとの判断に至った場合には，その旨を製造販売業者に内示し，それに応じて製造販売業者が承認整理の届出を行うのが通例であ

る。また，再評価指定を受けたが再評価資料を提出できない場合や，有効性・有用性を証明できないと考えた場合にも，製造販売業者が自ら承認整理を行う。そのため，わが国においては承認取消がなされることはほとんどない。

このように承認取消を回避するためになされる承認整理は，実質的承認取消と言うべきものである。

(2) 承認事項の一部変更命令

厚生労働大臣は，承認を与えた事項の一部について，保健衛生上の必要があると認めるに至ったときは，その変更を命ずることができる（法74条の2第2項）。

例としては，一部の効能・効果について有効性または有用性を欠くと判断された場合や，一定の用法・用量をもって使用したときに副作用が多発することが判明した場合などが挙げられる。

ここでは，「変更を命じることができる」とされ，同条第1項の承認取消の場合のように一義的な処分の義務づけはなされていないが，承認事項の一部について有効性・有用性を欠くに至った場合には，性質上，承認取消の場合と同様に，厚生労働大臣には承認事項一部変更命令をなすべき義務が生じると解すべきである。

なお，わが国の運用実態として，承認事項一部変更命令の要件を充たす場合にも，製造販売業者による自主的な承認事項一部変更申請（法14条9項）がなされるのが通例であり，一部変更命令が発せられることがほとんどない点は，承認取消の場合と同様である。

(3) 廃棄・回収

製造販売承認を取り消された医薬品については，厚生労働大臣または都道府県知事は，医薬品を業務上取り扱う者に対して，その廃棄，回収その他公衆衛生上の危険の発生を防止するに足りる措置を採るべきことを命ずることができる（法70条1項）。

有効性または有用性が認められないとして承認を取り消された医薬品を使用することは，患者に許容できない危険性をもたらすもの

であることから，これによる被害の発生を防止するために廃棄・回収等が要求される。

法70条1項は，承認を取り消された医薬品の他，検定違反（法43条），不正表示（法50〜54条ほか），品質不良（法56条）など，安全性の観点から販売が禁止されている医薬品を廃棄・回収命令の対象として列挙している。

(4) 緊急命令

厚生労働大臣は，医薬品による保健衛生上の危害の発生又は拡大を防止するため必要があると認めるときは，医薬品の製造販売業者等に対して，医薬品の販売若しくは授与を一時停止することその他保健衛生上の危害の発生又は拡大を防止するための応急の措置を採るべきことを命ずることができる（法69条の3）。

これは，製造販売承認がなされた医薬品について，未知の副作用の発生等によりその安全性に問題のあることが明らかとなった場合でも，その学問的評価が定まらず直ちに承認取消等の判断に至らない場合がある。そのような場合に，学問的評価を経て判断が確定するまでの間，被害の発生・拡大を防止するために，販売の一時停止等の措置をとることを認めた規定である。その後の評価・検討により判断が確定すれば，承認取消，承認事項の一部変更，廃棄・回収等必要な最終的処分がとられ，あるいは販売の一時停止等を解除されるに至ることとなる。

条文に例示されている販売の一時停止以外の応急の措置の例としては，ドクターレター等による医師等に対する緊急の情報伝達の指示，広報機関を利用した一般へのPRの指示が挙げられている（昭和55年4月10日薬発483号「薬事法の一部を改正する法律の施行について」）。

緊急命令権は，薬害スモン事件の解決を受けてなされた昭和54年薬事法改正において，薬害の再発防止を図る目的で導入された規定である。医薬品の危険性に関する科学的評価が確定していない時点でより安全性を重視して被害防止措置をとるという予防原則に立脚

する規定であるが，行政はこの規定の活用にはきわめて消極的なのが実情である。より積極的な権限行使が望まれる。

(5) 添付文書改訂

市販後に得られた安全性情報の提供手段としてきわめて重要であり，繁用されているのが，添付文書の改訂である。前述の承認事項の一部変更が行われた場合，それらの事項は添付文書の記載事項であるため添付文書の改訂も併せて行われることになるが，それ以外にも，副作用等安全性に関する指示・警告の内容をアップデートするため，「警告」欄の新設・改訂，「使用上の注意」欄の改訂などが行われる。

(6) 緊急安全性情報
① 意義

以上に述べた安全対策上の措置の実施を医療現場や患者に伝達する手段として，緊急安全性情報がある。

緊急安全性情報は，致死的または重篤な副作用の発生など安全性に関する重大な問題が発生した状況において，これに対して緊急かつ重要な安全対策上の措置を講ずるにあたって，その情報を医薬関係者及び患者に迅速かつ確実に伝達する目的で作成される文書であり，その作成指針である「緊急安全性情報等の提供に関する指針」が平成23年7月15日薬食安発0715第1号安全対策課長通知により示されている。

緊急安全性情報は，厚生労働省またはPMDAの指示により作成される場合と，製造販売業者が自主的に作成する場合があるが，いずれの場合も文書の作成主体は製造販売業者である。製造販売業者は，法77条の4により，医薬品等の使用による保健衛生上の危害の発生又は拡大するおそれを知った場合には，これを防止するため，情報の提供を含めた必要な措置を講じなければならないとされており，緊急安全性情報はそのような情報提供の一つと位置づけられる。

② 作成される場合

　作成指針においては，下記の（ア）に掲げるいずれかの状況からみて，国民（患者），医薬関係者に対して緊急かつ重大な注意喚起や使用制限に係る対策が必要な状況にある場合に，（イ）に掲げる措置を実施するに当たって作成するものとされている。

　また，作成様式として黄色系の紙に赤枠で囲んで記載することが定められていることから，「イエローレター」と呼ばれる。

（ア）
- 薬事法第77条の4の2に基づく副作用・不具合等の報告における死亡，障害若しくはこれらにつながるおそれのある症例又は治療の困難な症例の発生状況
- 未知重篤な副作用・不具合等の発現など安全性上の問題が有効性に比して顕著である等の新たな知見
- 外国における緊急かつ重大な安全性に関する行政措置の実施
- 緊急安全性情報又は安全性速報等による対策によってもなお効果が十分でないと評価された安全性上の問題

（イ）
- 警告欄の新設又は警告事項の追加
- 禁忌事項若しくは禁忌・禁止事項の新設又は追加
- 新たな安全対策の実施(検査の実施等)を伴う使用上の注意の改訂
- 安全性上の理由による効能効果，用法用量，使用方法の変更
- 安全性上の理由により，回収を伴った行政措置（販売中止，販売停止，承認取消し）
- その他，当該副作用の発現防止，早期発見等のための具体的な対策

③ 患者向け情報の作成

　従来，緊急安全性情報は医薬関係者への情報提供を主眼としたものであったが，患者や一般国民に対してもわかりやすい情報の提供が求められていることを踏まえて，平成23年の作成指針の改訂により，原則として国民（患者）向け情報も併せて作成するものとされた。

④ 伝達方法

　製造販売業者は，医療機関・薬局等に対して直接配布，ダイレクトメール，ファックス，電子メール等により緊急安全性情報を伝達するほか，製造販売業者及び厚生労働省による報道発表，PMDAの情報提供ホームページや製造販売業者のホームページへの掲載，PMDAの医薬品医療機器情報配信サービス（PMDAメディナビ）への配信等の様々の手段を活用して周知が図られる。

⑤ 安全性速報

　また，作成指針においては，緊急安全性情報によるほどの緊急性ないし重要性はないが，緊急安全性情報に準じ，一般的な使用上の注意の改訂情報よりも迅速な注意喚起や適正使用のための対応（注意の周知及び徹底，臨床検査の実施等）の注意喚起が必要な状況にある場合には，安全性速報（ブルーレター）を作成するものとしている。

5　医薬品リスク管理計画

　以上のように，市販後安全対策の手段として様々な制度が導入されているが，副作用被害の防止のためにはこれらの手段を効果的に組み合わせて行うことが必要となる。前述のとおり，承認前の治験等による安全性の確認には限界があることはたしかであるが，市販後に生じる副作用を完全に予測することは困難としても，その手がかりとなる情報は承認時点で得られていることが少なくない。しかし，わが国では，そのような危険性の手がかりとなる情報を市販後安全対策に十分生かすことができていなかった。たとえば，ソリブジン薬害事件におけるFU系抗がん剤との相互作用は承認時点で判明していたし，薬害イレッサ事件における間質性肺炎の副作用についても，承認前の時点で相当数の症例が発生していた。これらは，市販前に得られていた危険性情報が市販後安全対策に十分生かされなかった事例といえる。

　こうした反省から，薬害肝炎事件の検証及び再発防止のための医

薬品行政のあり方検討委員会最終提言は,「開発段階から,市販後に想定されるリスクを特定し,特別な懸念があれば市販後においてどのような安全性確保の措置や計画が必要かを検討する仕組みが必要」であるとし,欧米の制度を参考に,「リスク最小化計画実施制度」(仮称)を導入するとともに,これに加えて「医薬品安全性監視の方法」を取り入れた「医薬品リスク管理(リスクマネジメント)」を適切に実施すべきであるとした。これを受けて,わが国においても,2013年に「医薬品リスク管理計画」(RMP：Risk Management Plan)の制度が導入された。

医薬品リスク管理計画は,従来から行われてきたICH－E2Eに基づく安全性監視計画にリスク最小化計画を追加したもので,承認申請の時点で医薬品ごとの安全性検討事項を特定し,これを踏まえた「安全性監視計画」と「リスク最小化策」を策定し,市販後はこれらを適用しつつリスク・ベネフィットの評価を行いながら,これに応じて随時計画を見直していくものである。

制度の実施にあたり,厚労省より「医薬品リスク管理計画指針」が示され,平成25年4月1日以降製造販売承認申請をする新医薬品及びバイオ後続品から適用が開始されている(平成24年4月11日薬食安発0411第1号,薬食審査発0411第2号)。

参考文献

- 薬事法規研究会編．逐条解説 薬事法(五訂版)．ぎょうせい；2012．
- 薬事法規研究会編．やさしい薬事法：医薬品開発から新医薬品販売制度まで(第6版)．じほう；2009．
- 高橋春男．医薬品の適正使用と安全対策：PMSの歴史．じほう；2011．

第3章　基本的考え方
医薬品監視の4原則

水口真寿美　MINAGUCHI Masumi

1 はじめに

　第3章では，医薬品の安全性を確保するための監視はどうあるべきかという視点を基軸に，医薬品が総合的にみて，真に患者の利益にかなうものとなるようにするために必要な医薬品に関する規制のシステムのあり方とそれを支える人材の育成の問題について論じる。

2 医薬品監視が必要な理由

　そもそも医薬品について，安全性を確保する観点から監視が必要となるのは何故か。その理由は，以下のような医薬品の特性と医薬品をとりまく環境があるからである。

1 公共性

　医薬品は，疾病の治療や予防の目的で用いられ，人の生命健康に直接影響を与えるものであり，医療や公衆衛生と密接に関連し，公共性の高いものである。

2 安全性の検証が不十分なまま市場に出る

　にもかかわらず，医薬品について，市販前に得られる情報は限られている。

　各国は承認制度を設けて承認前に非臨床試験や臨床試験によっ

て，医薬品の有効性と安全性をチェックするシステムを採用しているが，臨床試験に参加する被験者には，合併症を有する者，他剤を服用している者，高齢者等は原則として含まれない。しかし，市販後は，このような者も使用する可能性がある。

また，臨床試験に参加する人数は数十人から数百人が通例で，多くても数千人程度であるが，市販後は何万人という人が使用する。統計学的に0.1%の確率で発生することを検出するには3000例が必要であるとされており（3倍の法則）[1]，希な副作用は，治験段階の被験者数では検出できない。また，臨床試験における観察期間は限られているが，市販後はそれを超えて長期にわたって使用することがある。つまり，医薬品は安全性確保という点では，不完全なまま市場に出るのである。

③ 評価に専門性を伴い，情報が偏在している

医薬品の品質，有効性や安全性は，外観等から判断することはできず，医薬品評価の専門家の関与のもと，専門的な方法によって評価せざるを得ない。

また，どの程度の有効性や安全性が求められるのかは，治療対象となる疾患の性質や重篤，他の治療方法の有無等によっても異なってくるから，医薬品そのものに関する情報だけではなく，治療対象疾患に関する適切な情報が必要となるが，この点についても医師などの専門家の援助が必要である。

しかも，医薬品に関する情報は，企業と国が独占している。

---

[1] Ernst Eypasch, Rolf Lefering,C K Kum, Hans Troid.Probability of adverse events that have not yet occurred: a statistical reminder.1995.BMJ 311:619

4 営利企業は投下資本の回収を優先させる

ほとんどの医薬品は，営利企業である製薬企業の経済活動の一貫として製造販売される。新薬の研究開発には時間と多額の投資を必要とするが，製薬企業は，この投資を特許期間内に回収しなければならない。そのため，臨床試験の結果，期待した有効性が認められなかったり，深刻な安全性問題が生じたりしても，製薬企業は，安全性の確保を最優先して上市を断念したり，市販後は，販売中止や緊急安全性情報を発出したりすることについて，消極的姿勢をとる傾向がある。

加えて，日本を含め世界の大手製薬企業は，世界を単一の市場とみなして，大型合併を繰り返すことで多額の研究費を捻出し，ブロックバスター（世界市場において，1剤で年商10億ドル，約1000億円を売り上げる商品）を創出するというビジネスモデルを追及してきた[2]。多くのブロックバスターが，2010年以降，特許切れを迎えるという状態に至り，このビジネスモデルは陰りを見せているが，医薬品という極めて公共性の高い商品が，前記のとおり，巨大な投下資本の特許期間中の回収という宿命を背負っているという事実に加え，投機性の高いビジネスモデルを追及してきたということが，安全性が軽視されやすい環境を醸成してきた。

さらに，既に基本的な医薬品は開発されており，画期的な新薬を開発することに要する研究開発費は高騰している。このことは，安全性を重視した対応をとることについて，さらに抑制的に作用するとともに，売り上げを増加させるためにマーケティングの比重を高め，その弊害として，利益相反などの問題を生み，医薬品評価の公正さを歪める事態となっている[3]。

---

[2] 木村廣道監修．東京大学大学院医学系・薬学系協力公開講座．医薬品産業日本の競争力：プロたちが語る「医療ビジネス」．かんき出版；2008.
[3] マーシャ・エンジェル．ビッグ・ファーマ：製薬会社の真実．篠原出版新社；2005.

5　国の経済政策の中に位置づけられている

　医薬品産業は，国の経済政策の中において位置づけられている。そのため，国策としての産業育成策や国際間の経済的・政治的な観点で締結される協定によって，医薬品をとりまくシステム変更が行われる。

　厚生労働省の「医薬品産業ビジョン2013」[4]は，医薬品産業について「医薬品産業は付加価値の高い製品を製造する産業であり，景気動向の影響を受けにくい産業であることから，我が国の経済成長への貢献が期待されている。」と述べているが，国際競争を勝ち抜き，経済成長に貢献するという観点からする政策は，安全性軽視に傾きがちである。

　医薬品産業ビジョンは，2002年，2007年，2013年と策定されてきたが，いずれも規制緩和を志向し，事前規制型から事後規制型に制度を変更している。

　また，日本が政治・経済の両面で親密な協力関係を築いている米国は，日本に対し，GATT，MOSS協議，日米構造協議等において規制緩和を一貫して求めてきており[5][6]，環太平洋戦略的経済連携協定（Trans-Pacific Partnership：TPP）[7]でも，薬害事件の教訓をもとに設けられた日本独自の規制システム（再審査，再評価，医薬品副作用救済制度）が，専ら自由貿易の促進という観点から，非関税障壁として位置づけられる可能性がある。

---

[4] 厚生労働省．医薬品産業ビジョン2013．2013.6.26．http://www.mhlw.go.jp/seisakunitsuite/bunya/kenkou_iryou/iryou/shinkou/vision_2013.html（2013.10.13アクセス）
[5] 米国通商代表部（USTR）．外国貿易障壁報告書（National Trade Estimate Report on Foreign Trade Barriers，通称「NTEレポート」）
[6] 経済産業省．通商白書2013．p.56-, p.78-．
http://www.meti.go.jp/report/tsuhaku2013/2013honbun_p/pdf/2013_02-01-03.pdf
[7] 外務省「環太平洋パートナーシップ（TPP）協定交渉」website．
http://www.mofa.go.jp/mofaj/gaiko/tpp/（2013.10.13アクセス）

3 繰り返される薬害と薬事行政改革

① 医薬品監視システムと繰り返される薬害

先進各国においては，医薬品の安全性を確保するための医薬品監視のシステムが構築されているが，このシステムは充分に機能せず，薬害事件が繰り返されてきた。

② 日本の薬害事件と薬事行政改革

わが国では，薬害が集団的に発生した事件について，集団訴訟が提起され，これを契機として，薬事行政の改革が行われてきた。

これはわが国の集団訴訟が，被害救済にとどまらず，薬害の防止や恒久対策を目的として提起され，訴訟の解決に当たって，この目的に沿った合意条項を国や企業との間の和解確認書や基本合意書に記載し，その履行を求めてきたことによる（日本の薬害集団訴訟の政策形成機能）[8]。

代表的な集団訴訟と薬事行政の改革の対応関係を整理すれば**表3-1**のとおりである。この表は厚生労働省が検討会資料として作成したものであり，わが国の薬事行政改革は薬害集団訴訟に突き動かされて行われてきたという歴史は，厚生労働省も認めるところなのである。

このうち，近年の大きな改革の契機は薬害肝炎訴訟であった。同訴訟では，原告団・弁護団と厚生労働省の間で締結した「基本合意書」に基づき，2008年に厚生労働省に「薬害肝炎事件の検証及び再発防止のための医薬品行政のあり方検討委員会」が設置され，2010年に薬事行政全般の抜本改革のための報告書（最終提言）[9]が公表

---

[8] 水口真寿美．薬害肝炎検証再発防止委員会提言のエッセンス．医薬品医療機器レギュラトリーサイエンス2010；41（9）．
[9] 薬害肝炎事件の検証及び再発防止のための医薬品行政のあり方検討委員会．薬害再発防止のための医薬品行政等の見直しについて（最終提言）．2010.4.28．
http://www.mhlw.go.jp/shingi/2010/04/dl/s0428-8a.pdf
（2013.9.1アクセス）

表3-1 代表的な集団訴訟と薬事行政改革の対応関係

	これまでの制度改正の経過	関係訴訟の経過	薬害肝炎事件の主な経過
昭和36年	薬事法施行		
		サリドマイド訴訟提訴（S38）	フィブリノゲン承認（S39）
昭和42年	医薬品の製造承認等に関する基本方針を通知	スモン訴訟提訴（S46）	コーナイン、PPSB承認（S47）
	医薬品副作用報告制度開始（行政指導による企業報告及びモニター医療機関による医薬品副作用モニター制度）	サリドマイド訴訟和解（S49）	フィブリノゲン、クリスマシン承認（S51） FDAが米国のフィブリノゲン承認取消（S52）
昭和54年	薬事法改正（再評価・再審査制度、企業の副作用報告義務化、緊急命令・回収命令規定を新設等）	スモン訴訟和解（S54）	ミドリ十字が製造工程を変更（S60） 青森県で肝炎の集団感染発生（S62） フィブリノゲン（加熱）承認（S62） 緊急安全性情報（S63）
	医薬品副作用被害救済基金法制定（医薬品副作用被害救済制度制定）	HIV訴訟提訴（H1）	
平成 5年	薬事法改正（審査事務改善化、研究開発促進の法制化等）		フィブリノゲン（加熱・SD処理）承認（H6）
	医薬品副作用被害救済・研究振興基金法改正		
平成 8年	薬事法改正（企業の感染症報告・海外措置報告等の義務化、GCP・GLP等の義務化）	HIV訴訟和解（H8） CJD訴訟提訴（H8）	フィブリノゲンを先天性に適応限定（H10）
平成14年	薬事法・血液法改正	CJD訴訟和解（H14）	
	独立行政法人医薬品医療機器総合機構法の制定（生物由来製品感染等被害救済制度制定）		
平成16年	独立行政法人医薬品医療機器総合機構の発足		
平成18年	薬事法改正		

された。現在，この提言に基づく薬事行政制度全般にわたる改革が実行の途上にある。

なお，次に述べるように，海外においても，薬害事件が契機となって制度改革が促されている。しかし，薬害集団訴訟を当初から被害救済に止まらない政策形成の一手段と位置づけて，世論を喚起し，また被害者運動や市民運動とも連帯して，全国的な規模で行う日本の集団訴訟のスタイルは，国際的にみてもユニークである。

これは，サリドマイド訴訟[10]やスモン訴訟[11]で基本的なスタイルが確立され，薬害エイズ[12]，薬害ヤコブ[13]，薬害肝炎[14]，薬害イレッサと各訴訟に引き継がれ，それぞれの事件に相応しい工夫を加えられてきたものであるが，さらに遡れば，1950年代から1970年代に生じた公害被害に関する四大公害訴訟（イタイイタイ病事件，水俣病事件，新潟水俣病事件，四日市喘息事件）の経験を受け継ぐものであり，その後も，薬害事件は公害事件と相互に影響を与え合っている[15]。

3　海外の薬害事件と薬事行政改革

日本において前記の「薬害肝炎事件の検証及び再発防止のための医薬品行政のあり方検討委員会」が設置された前年の2007年，米国では，薬事行政改革のためのFDA再生法（FDA Amendment Act）[16]が制定された。これは鎮痛消炎剤であるバイオックス（VIOX）によ

---

[10] 全国サリドマイド訴訟統一原告団，サリドマイド訴訟弁護団編，サリドマイド裁判（全4巻），サリドマイド裁判記録刊行委員会；1976.
[11] スモンの会全国連絡協議会編，薬害スモン全史（全4巻），労働旬報社（現・旬報社）；1981-1986.
[12] 東京HIV訴訟弁護団編，薬害エイズ裁判史（全5巻），日本評論社；2002.
[13] 薬害ヤコブ病被害者・弁護団全国連絡会議編，薬害ヤコブ病の軌跡（全2巻），日本評論社；2004.
[14] 薬害肝炎弁護団編，薬害肝炎裁判史，日本評論社；2012.
[15] 日本環境法律家連盟「日本公害訴訟の系譜 総集編」website.
http://www.jelf-justice.org/newsletter/contents/kougaisoshou.html （2013.10.13アクセス）
[16] Food and Drug Administration Amendments Act (FDAAA) of 2007. FDAwebsite.http://www.fda.gov/RegulatoryInformation/Legislation/FederalFoodDrugandCosmeticActFDCAct/SignificantAmendmentstotheFDCAct/FoodandDrugAdministrationAmendmentsActof2007/default.htm

る大規模な薬害事件を教訓にした改革であり，医薬品の安全性確保に関するFDAの権限を強化している[17]。

また，EUでもフランスにおいて，食欲抑制剤メディアトール（Mediator）による薬害事件を契機として，安全性を重視した大規模な制度改革が進んでいる[18]。

製薬企業は，国際的な市場を念頭に医薬品開発を行っており，これを支援するため，日本・米国・ヨーロッパの各医薬品規制当局と業界団体で構成されたICH (International Conference on Harmonization of Technical Requirements for Registration of Pharmaceuticals for Human Use：日米EU医薬品規制調和国際会議)[19] では，三極の規制当局による新薬承認審査基準を統一し，臨床試験の実施方法，承認申請書類のフォーマットを標準化するなどして，効率化を図っているが，各国において，時を同じくして，大規模な薬害事件によって規制当局の安全性監視のあり方が批判に晒され，改革を余儀なくされたということは，現在の医薬品の安全監視システムが大きな問題を抱えていることを示している。

4 医薬品監視に関する基本原則

1 基本原則

医薬品監視に関する基本原則は何か。

わが国の薬害事件の教訓と，1997年に薬害エイズ弁護団と全国市民オンブズマン連絡会議の呼びかけによって発足した薬害防止を目

---

[17] 米国科学アカデミー医学研究所，NPO法人日本医学ジャーナリスト協会監訳．医薬品の安全確保システム：FDA薬事規制改革への25の提言．じほう；2008.
[18] New drugs and indications in 2011. France is better focused on patients' interests afterthe Mediator° scandal, but stagnation elsewhere. Rev Prescrire February 2012; 32 (340): 134-140.
[19] 独立行政法人医薬品医療機器総合機構「日米EU医薬品規制調和国際会議」website. http://www.pmda.go.jp/ich/ich_index.html(2013.9.1アクセス)

的とするNGO薬害オンブズパースン会議[20]の実践を踏まえ，基本原則として「予防原則」と「透明性の確保」「市民参加」「法による規制」の4つを挙げておきたい（「医薬品監視の4原則」）。

予防原則はシステム全体を貫く考え方であり，透明性の確保，市民参加，法制化は手続的な担保であると同時に医薬品の公共性を体現した原則である。それぞれの意味は以下のとおりである。

2 予防原則

(1) 薬害肝炎検証再発防止委員会提言

医薬品監視に関する基本的原則の第1は，「予防原則」である。薬害肝炎事件の検証及び再発防止のための医薬品行政のあり方検討委員会の「最終提言」においても，次のように「予防原則」の重要性が指摘されている。

「医薬品行政（国，総合機構，地方自治体）に携わる者の本来の使命は国民の生命と健康を守ることであり，命の尊さを心に刻み，高い倫理観を持って，医薬品の安全性と有効性の確保に全力を尽くすとともに不確実なリスク等に対する予防原則に立脚した迅速な意思決定が欠かせないことを改めて認識する必要がある」「医学・薬学の進歩が知見の不確実性を伴うことから，患者が健康上の著しい不利益を被る危険性を予見した場合には，予防原則に立脚し，そのリスク発現に関する科学的仮説の検証を待つことなく，予想される最悪のケースを念頭において，直ちに，医薬品行政組織として責任のある迅速な意思決定に基づく安全対策の立案・実施に努めることが必要である。」

(2) 環境法分野における予防原則

「予防原則」は，科学的不確実性が存在する状況の下での政策決定のあり方に関する原則として，環境の分野において議論され発展

20）薬害オンブズパースン会議website．http://www.yakugai.gr.jp/

してきた。

　環境省の「環境政策における予防的方策・予防原則のあり方に関する研究会報告書」[21]は，予防原則について以下のように述べている。

　「環境影響の発生の仕組みや影響の程度などについて科学的な不確実性が存在する場合に環境政策決定者はどのように取り組むべきかという問題は従来から存在したが，科学技術の進展が著しく，また，人間活動が量的に拡大するとともに質的にも多様化し，それが地球環境全体にも影響を与えるおそれのある現代社会においては，特に重要な視点となってきている。このため，科学的不確実性が存在する状況のもとでの政策決定の考え方として，予防的取組方法（precautionary approach）ないし予防原則（precautionary principle）の考え方が1980年代以降国際的に議論されるとともに，国際協定や各国の国内法及び政策の中に取り入れられてきた。特に，1992年の環境と開発に関するリオ宣言において，予防的取組方法がその第15原則に規定されたことを契機として，『予防』に関する国際協定の規定は増加し続けている。」

　ここでいうリオ宣言とは，1992年の「環境と開発に関するリオ宣言[22]」第15原則であり，国際的に広く合意されている「予防」に関する考え方である。そこでは，「深刻な，あるいは不可逆的な被害のおそれがある場合」においては，「完全な科学的確実性の欠如」が，「費用対効果の大きな対策」を「延期する理由として使われてはならない。」とされている。

(3) 医薬品分野における予防原則

　環境分野においても医薬品分野においても，生命健康の安全の確保を最優先に考え，「不確実性」を，対策を先延ばしにする口実とし

---

[21] 環境政策における予防的方策・予防原則のあり方に関する研究会報告書．2004.10. http://www.env.go.jp/policy/report/h16-03/ （2013.10.4アクセス）

[22] 環境と開発に関するリオ宣言．1992. http://www.env.go.jp/council/21kankyo-k/y210-02/ref_05_1.pdf （2013.9.1アクセス）

ないという予防原則の基本的な考え方は同じである。

しかし，医薬品の安全対策においては，予防原則の適用を，深刻なあるいは不可逆な被害のおそれがある場合に限定する理由はないし，対象となる対策を費用対効果の高い対策に限定する理由もない。

また，環境の分野では，地球環境規模の問題であるが故に科学的な検証が実質上不可能で，時間をかけても検証できない性質の事項が少なくないのに対し，医薬品の分野においては，評価の対象，評価方法や考慮すべき要素はある程度定型化されており，薬剤疫学等の学問分野の発展もあって，労力と時間さえかければ検証はある程度可能である。

その意味では，環境分野の「予防原則」と医薬品分野のそれは，全く同一ではない。医薬品分野では，「予防原則」という言葉を，「不特定多数の患者が使用する医薬品において，安全性に関する疑いが生じた場合に，その疑いが科学的な確実性をもって証明できるまでには時間がかかるが，それを待っていては，安全対策が後手に回り，被害の発生と拡大を防止することができないため，科学的な不確実性を理由に安全対策を先延ばしにせず，むしろ積極的な安全対策を講じていかなければならない」という意味に重点をおいて理解するべきである。

(4) 薬事法の規定と予防原則

薬事法においても，「予防原則」の考え方に基づく規定が，以下のように設けられている。

① 副作用報告制度

1996年に，ソリブジン事件[23]を踏まえた医薬品の安全対策の強化を目的とした薬事法改正が行われ薬事法77条の4の2及び80条の2が新設された。

薬事法77条の4の2は，副作用報告について，製造販売業者や医師等に対し，医薬品又は医療機器について，「当該品目の副作

---

[23] 財団法人日本公定書協会編．知っておきたい薬害の知識：薬による健康被害を防ぐために．じほう；2011．

用その他の事由によるものと疑われる疾病，障害又は死亡の発生，当該品目の使用によるものと疑われる感染症の発生」等を知ったときに厚生労働大臣に報告することを求めている。

また，薬事法80条の2は，治験依頼者又は治験実施者に対し，当該治験の対象とされる薬物又は機械器具等について，「当該薬物又は機械器具等の副作用によるものと疑われる疾病，障害又は死亡の発生，当該薬物又は機械器具等の使用によるものと疑われる感染症の発生」等を知ったときに，厚生労働大臣に報告することを求めている。

この「副作用によるものと疑われる」とは，「因果関係が否定できるもの以外のものを指し，これには因果関係が不明のものも含まれる」と規定されている（平成8年改正法に関する通知「薬事法等の一部を改正する法律の施行について」平成9年薬発第421号）。

② 緊急安全性情報

薬事法69条の3に規定する「保健衛生上の危害の発生又は拡大を防止するための応急の措置」に基づく「応急の措置」のひとつと位置づけられる「緊急安全性情報」の発出について定めた「緊急安全性情報の配布等に関するガイドライン」（昭和61年11月27日付薬安第227号厚生省薬務局安全課長通知）では，緊急安全性情報が配布される場面を8つ挙げている。

その中で，例えば，使用上の注意の改訂に関して，「医薬品等による副作用であると疑われる死亡，障害若しくはこれらにつながるおそれのある症例又は治癒の困難な症例の発生に対応した緊急かつ重要な改訂」の措置を講じる必要があると判断された場合に，緊急安全性情報が配布されることを規定し，上記の副作用報告制度と相まって，疑いの段階で安全対策をとることを求めているのである。

(5) 薬害判例

わが国の薬害訴訟における判例においても繰り返し予防原則的な考え方が示されている。予防原則的な考え方を明確にし，これを過失の

抽象化という形で法律論に昇華させたといえるのが，スモン訴訟の各判決であり，クロロキン訴訟判決，大腿四頭筋訴訟等が続いている。

① **スモン事件東京地裁昭和53年8月3日判決**[24]

同判決は，民法709条の「過失」とは，「その終局において，結果回避義務の違反というのであり，かつ，具体的状況のもとにおいて，適正な回避措置を期待し得る前提として，予見義務に裏づけられた予見可能性の存在で必要とするものと解する」とした上で，「製薬会社は，予見義務の履行により当該医薬品に関する副作用の存在ないしはその存在を疑うに足りる相当な理由（以下，これを「強い疑惑」と呼ぶ）を把握したときは，可及的速やかに適切な結果回避措置を講じなければならない」と判示した。

また，「衡平の見地から，その内容をある程度抽象化し，予見の幅を緩やかに解するのが相当である」と判示した。

② **スモン事件広島地裁昭和54年2月22日判決**[25]

同判決は，「予見可能性の範囲は，結局，とるべき措置との関係で定められ，当該結果回避のためにとるべき措置を可能ならしめる程度に危険についての予見が可能であれば足る」として，「本件キノホルム剤についての予見可能性は，後記回避措置をとることを可能ならしめる程度に，その安全性について一応の合理性をもった疑いを生ぜしめるものであれば足る」と判示した。

③ **スモン事件京都地裁昭和54年7月2日判決**[26]

同判決は，予見義務の対象を「本件キ剤に期待されている薬効と比較して許容されない害作用をひき起こすかもしれない疑いがあること」と判示した。

④ **スモン事件静岡地裁昭和54年7月19日判決**[27]

同判決は，「当該医薬品によって，人体にとって無視し得ない障害が生ずるかも知れないという危惧感があることだけでは不十

---

24) スモン事件東京地裁昭和53年8月3日判決．判例時報899-48．
25) スモン事件広島地裁昭和54年2月22日判決．判例時報920-19．
26) スモン事件京都地裁昭和54年7月2日判決．判例時報950-87．
27) スモン事件前橋地裁昭和54年8月21日判決．判例時報950-199．

分であるが,さりとて現実に生じた障害の結果そのものを必ずしも予見し得る必要はなく,それと関連する障害を予見することが可能であれば足りる」と判示した。

⑤ **スモン事件前橋地裁昭和54年8月21日判決**[28]

同判決は,結果回避義務について,「医薬品を製造しようとする者が当該医薬品の製造を開始するに先立ち前記調査研究の結果当該医薬品について危険な副作用の存在を予見(危険な副作用の存在について合理的な疑いを持つ場合を含む。)したときは,当該医薬品の製造販売を開始しないか,あるいは有用性がある範囲に限定して当該医薬品の製造販売をするのであれば,適応症,用法,用量を有用性がある範囲に限定し危険な副作用について警告するなど当該医薬品が安全に使用されることを確保する適切な措置をとらなければならない。」と判示した。

⑥ **クロロキン東京地裁昭和57年2月1日判決**[29]

「販売後当初知られていなかった副作用情報を入手したときは,速やかにこれに対処すべく調査検討に着手し,副作用の発生を回避する可能な限りの措置を講ずべき義務を負うに至る」「右の副作用情報とは,当該医薬品によって特定の副作用が発生するという因果関係を疑わせる一応の理由があるものであれば足り」ると判示した。

⑦ **クロロキン東京高裁昭和63年3月11日判決**[30]

同判決も,製薬会社は副作用情報を入手したときは速やかに対処すべき義務を負うが,その「副作用情報とは,当該医薬品によって特定の副作用が発生するという因果関係を疑わせる一応の理由があるものであれば足り」ると判示した。

⑧ **大腿四頭筋・福島地裁白川支部昭和58年3月30日判決**[31]

「製薬会社は,医薬品を製造・販売するについては,その開始時ないしその後において,その時点の最高の知識と技術をもって,

---

28) スモン事件前橋地裁昭和54年8月21日判決.判例時報950-305.
29) クロロキン東京地裁昭和57年2月1日判決.判例時報1044-19.
30) クロロキン東京高裁昭和63年3月11日判決.
31) 大腿四頭筋訴訟・福島地裁白川支部昭和58年3月30日判決.判例時報1271-3.

医学・薬学その他関連諸科学の分野における文献・情報の収集調査，動物実験その他の試験及び各種の調査研究を行い，医薬品の安全性を確認すべく，また当該医薬品について副作用等の有害な作用の存在あるいはその存在について合理的な疑いが生じた場合は，製造・販売の中止，製品の回収，ないし有害性の公表，適応症，用法及び制限，医師及び一般使用者への使用上の指示・警告など適宜な措置を講ずべき義務がある」と判示した。

⑨ 薬害イレッサ訴訟判決の問題性

この点で，個々の副作用症例について因果関係が「否定できない」だけではなく「ある」とまで言えるか否かを問題として，「ある」とまで言えるものに基づいて安全対策をとったかどうかを問題とすればよいとした薬害イレッサ訴訟の東京高裁判決（2011年11月15日）[32]，及び同様の考え方に立って個々の副作用の因果関係の濃淡を問題とする大阪高裁判決（2012年5月23日）は，薬事法や過去の薬害判例によって確認されてきた予防原則に反する判決であるといえる。

なお，東京高裁判決に対する上告審である最高裁判決（2012年4月25日）[33]の法廷意見は，東京高裁判決の上記因果関係論の適否については言及していないが，補足意見は東京高裁の因果関係論を批判している。しかし，判決の結論は上告棄却であり，予防原則に反する結果となっている。

(6) 薬事法14条の解釈

以上のような薬事法の規定と薬害判例に示された予防原則の考え方からすれば，医薬品の安全監視の起点となる医薬品の承認に関する薬事法14条の解釈は，一考を要する。

薬事法14条は，1項において，医薬品や医療機器の製造販売には

---

[32] 薬害イレッサ東京高裁平成23年11月15日判決．判例時報2131-35．
[33] 薬害イレッサ最高裁第三小法廷平成25年4月12日判決．
http://www.courts.go.jp/search/jhsp0030?hanreiid=83185&hanreiKbn=02 （2013.10.5アクセス）

厚生労働大臣の承認が必要であることを定め，2項でどのような場合に承認が与えられるのかについて規定しているが，2項は「次の各号のいずれかに該当するときは，前項の承認は，与えない。」としたうえで，各号で医薬品の承認を与えない場合を列挙し，この中で，イとして「申請に係る効能，効果又は性能を有すると認められないとき。」，ロとして「効能，効果又は性能に比して著しく有害な作用を有することにより，医薬品，医薬部外品又は医療機器として使用価値がないと認められるとき。」としている。

この2項の規定を，厚労大臣は，有効性がない，あるいは有効性を上回る危険性があると証明されない限り，承認を与えなければならないという趣旨であると解釈すると，これは予防原則の考え方と根本的に相容れない。また，前記の市販後安全対策に関する薬事法の規定とも矛盾する。

そこで，この薬事法の規定は，有効性と安全性が証明されて初めて承認が与えられるということが明確になるように，改正されるべきであるが，それまでは，解釈によって，そのように読むことが必要である。

(7) 小括

「薬害肝炎事件の検証及び再発防止のための医薬品行政のあり方検討委員会」は「最終提言」で以下のようにも述べている。

「安全対策に関わる情報の評価と対策の実施に当たっては，①薬害は，最新知見が不足して起きたというより，既に製薬企業や行政が把握していたリスク情報の伝達が十分に行われてこなかった，あるいはリスク情報の不当な軽視により，適切な対応・対策がとられなかったことによって発生する場合があることや，②入手していた情報の評価を誤り，行政が規制するという意思決定を行わなかったことに本質的な問題がある場合があることに留意して，業務を遂行すべきである。」

予防原則は薬害監視における重要な基本原則である。しかし，実は，多くの薬害事件が，「予防原則」以前の問題として，危険性を不当に過小評価し，規制の意思決定をしなかったことなどによって生じていることも忘れてはならない。

3 透明性の確保

(1) 透明性の確保の必要性

医薬品監視に関する基本原則の第2は，透明性の確保である。

透明性の確保は，単に保有情報の公開という点に止まらず，過程が分かりやすく示されているという手続的な面でも求められている。多くの批判の目にさらされているということ自体が，不正な対応等を抑止する役割を果たす。また，透明性確保は，医薬品監視の不可欠な前提である。

透明性は，医薬品の開発から市販後に至まであらゆる場面で確保されなければならないが，以下の3点が基本的なものである。

(2) 医薬品の有効性やリスク情報

第1は，医薬品の有効性やリスクにかかわる情報である。

具体的には，医学研究や動物実験，臨床試験に関するデータ，市販後の副作用報告情報などである。特に，人を対象とした医学研究や臨床試験において徹底した情報の公開が必要である。その理由は，公正さを担保するために必要というだけではなく，情報そのものが人が公共の目的のために自らの身体を提供した実験から得られており，高い公共性を有しているからである。

しかし，現実には，情報の秘匿や不正が後を絶たない。そこで，臨床研究データの登録制度なども構築されているが，企業の知的財産権を理由にした情報の非開示も少なくなく，問題である。

(3) 政策と政策決定過程

第2は，医薬品にかかわる政策とその決定過程である。

医薬品の安全性を確保するうえでは，それにふさわしい制度が設計され，適切な政策決定がなされることが必要であるが，その内容及び過程には十分に透明性が確保されていなければならない。

日本では，検討すべき政策課題について，厚生労働大臣が審議会や検討会に諮問し，その報告をもとに政策が決定されることが多く，審議会や検討会を公開することによって，政策決定過程の公開を担

保するしくみとなっている。

しかし，現実には，審議会等の結論は，委員の人選等によって決まるといっても過言ではない現状があるにもかかわらず，委員の人選過程には透明性がない。

また，既に述べたように，国際間の経済的・政治的な協定の中で，日本薬事行政に重要な影響を与える決定がなされることがあるが，その過程は極めて不透明である。

(4) 利益相反関係

第3は，製薬企業と専門家（研究者）の利益相反関係である。

製薬企業と専門家との経済的な関係は，専門家の私的な利益（金銭・地位・利権など）と，公正な臨床試験・臨床研究を行うという目的との衝突（conflict of interest）を生み，公正さを損なうことがある。特に国策として産学連携が推進される中，利益相反がもたらす弊害をいかにして小さくするのかは重要な課題である。

医薬品の承認や安全対策にかかわる厚生労働省の審議会・検討会，臨床研究等を行う大学を初めとする研究機関，治療ガイドラインを作成する学会等が，それぞれに利益相反管理に関するルールを策定し，金銭等を受け取る専門家に利益相反関係を開示して行動することを求めている。

一方，企業の側にも透明性の確保が求められている。米国では，「患者保護及び医療費負担適正化法」（Patient Protection and Affordable Care Act）[34]に通称サンシャイン条項が設けられ，2013年夏から，利益を与える方の製薬企業の側に対し，金銭の支払いまたは何らかの価値の提供で，1件あたり10ドル以上の，ごく小さい支払であっても全て政府の保健社会福祉省（Department of Health and

---

[34] The Department of Health and Human Services (HHS)website.The Affordable Care Act 6002. Transparency reports and reporting of physician ownership or investment interests.
http://www.hhs.gov/healthcare/rights/law/patient-protection.pdf (p.1513)（2013.9.17アクセス）

Human Services）に報告することを義務づけ，インターネットで公開することとなった。違反には罰金が科される。

　日本でも，日本製薬工業協会が策定した自主基準である「企業活動と医療機関等の関係の透明性ガイドライン」[35]に基づく情報の公表が2013年4月から開始された。しかし，企業の研究費開発費，企業の医療関係者に対する医学・薬学に関する情報等を提供するための講演会，説明会等の費用，接待費等が年間の総額でしか示されず，労務提供や医学雑誌への支払が公開対象に含まれていないなど公表範囲が限定的であるうえ，医師会の反対で医師に支払う講演料や原稿執筆料等についての公開が，1年遅れとなった[36][37]。

　透明性ガイドラインについては，公開対象を拡大したうえで、米国にならい、法的義務とするべきである。徹底した公開が必要である。また、厚生労働省の審議会委員の利益相反開示についても、具体的な金額の開示とするべきである。

　しかし，公開はあくまで最低限の基本的な対策であって万能ではない。利益相反の程度・内容によっては，倫理的観点から，臨床試験への関与それ自体，あるいは，厚生労働省の審議会等の審議や議決への参加それ自体も制限される必要があり，実際，このような観点からする規制のルールも，不十分ながら設けられている[38]。

　また，利益相反の管理は，利益相反を管理するためのルールによる規制だけでは，十分ではない。非臨床試験や臨床研究に関するデー

---

[35] 日本製薬工業協会．企業活動と医療機関等の関係の透明性ガイドライン．2011.1.19策定，2013.3.21改定．
http://www.jpma.or.jp/about/basis/tomeisei（2013/09/17アクセス）
[36] 毎日新聞．2013年4月3日報道（夕刊3版）．特集ワイド：製薬企業からの資金提供公開．http://www.yakugai.gr.jp/topics/file/toumeisei_guideline_ikensho.pdf（2013.10. 6アクセス）
[37] 薬害オンブズパースン会議．「企業活動と医療機関等の関係の透明性ガイドライン」に関する意見書．2013.2.19．
http://www.yakugai.gr.jp/topics/file/toumeisei_guideline_ikensho.pdf（2013.10. 6アクセス）
[38] 薬害オンブズパースン会議．厚生労働省の審議会の利益相反管理ルールの見直しを求める要望書：HPVワクチンに関する審議会委員の利益相反を踏まえて．2014.4.28．
http://www.yakugai.gr.jp/topics/file/riekisouhan_kanriminaoshi_youbousho.pdf（2014.5.10アクセス）

タや副作用情報に関する徹底した情報公開，臨床研究登録の義務付とプロトコールを含めた登録と公開の範囲の拡充，そして企業資金にのみ頼らなくても研究ができる公的資金による臨床試験の支援，これらを管理する臨床研究基本法の制定など，利益相反問題の解決には多角的な制度設計が必要である。

4 市民参加

(1) 市民参加の必要性

医薬品監視に関する原則の第3は，市民参加である。

既に述べたように，医薬品の評価は専門性を伴う。それ故に医師や薬剤師，薬剤疫学の研究者など医薬品評価の専門家の関与が必要である。

しかし，わが国の繰り返された薬害の歴史は，専門家に委ねるだけでは，薬害を防止できないということを示している。

医薬品の有効性，危険性の評価方法の専門家は，有効性と危険性，予防や治療の必要性についての医学・薬学の専門的知識を有していても，これを総合的に評価して規制の意思決定を行うことについての専門家ではない。

エイズ事件において，血友病の専門医が，濃縮血液製剤によって自己注射も可能になり，患者の治療とQOLの向上をもたらした血友病治療が後退することを畏れ，一方ではエイズの危険性を過小評価して，リスク・ベネフィットの総合判断を誤り，汚染血液製剤の使用を継続する決断をした。この例が示すように，専門性が視野を歪め，リスク・ベネフィットの総合的な判断を誤らせる場合もある。

また，製薬企業と専門家との間の利益相反関係が判断にバイアスをもたらすことも少なくない。バイアスをもたらすものは，経済的な関係だけではなく，名誉欲や，地位や立場の維持，自説を正当化したいという心情などもある。そこで，医薬品の安全監視には，健全な市民・患者の参加が不可欠なのである。

(2) 市民参加の形態と課題

　市民参加の機会を確保するうえでは，医薬品に関する規制の意思決定や政策の決定のための厚生労働省の審議会や検討の審議が公開され，また，その委員に市民・患者が委員や参考人として参加すること，パブリックコメントなど，市民・患者に意見表明の機会が確保されていることなどは最低限必要なことであり，これは現在形式的には実施されている。

　しかし，審議会や検討会の委員としての参加については，選任過程が不明確であるために，真に患者や市民の代弁者と言えるのか疑問を感じるような委員が「常連」として，いわば市民の声を聞いたというアリバイづくりのために，厚生労働省の審議会や検討会の委員に選任されているケースもある。

　また，パブリックコメント[39]は，形式的には行われているが，意見を述べる上で必要な資料となる審議議事録のウェブサイトでの公開が遅れたり，また，審議会等の傍聴案内が開催期日直前に行われるために傍聴が困難であったりして，市民や市民団体が意見を述べる前提となる実質的な情報提供が行われていない。

　また，市民や患者が十分に力量を発揮するうえでの課題も多い。例えば，審議会に市民委員が参加しても，ある程度専門性のある問題について，市民感覚を生かした適確な意見を述べるには，その前提として，問題点の理解や情報の収集を助ける専門家の協力や援助が必要な場合がある。しかし，多くの市民団体はそうした専門家の援助の確保に苦労を強いられている。これには，市民とともに活動する専門家を育成するような教育が行われていないということや，専門家集団の閉鎖性，市民団体の経済的基盤の脆弱さ等，文化的な背景がある。

　特に，市民団体の活動を支える経済的な基盤の確立については，多くの市民団体が苦労している。これを補うために企業から資金提

---

[39] 厚生労働省「パブリックコメント（意見公募）」website. http://www.mhlw.go.jp/houdou_kouhou/sanka/public/

供を受ければ，利益相反関係が生まれ，市民団体の独立性が失われる危険性があり，市民団体の利益相反の管理も重要な課題である。

ヘルスケアと医薬品の合理的使用を促進する活動を行っている国際ネットワークHAI（ヘルスアクション・インターナショナル）欧州は，欧州医薬品庁（EMA）が認定している患者・消費者団体についての調査を行った。その結果は，医療用医薬品の消費者直接広告（DTC広告）について，企業から資金提供を受けている市民団体はすべて賛成，受けていない市民団体はすべて反対という結果となり，患者・消費者団体によって表明された意見と，それらの団体が製薬企業から受けている資金援助との間に相関関係がみられた[40) 41)]。

海外では，2007年に欧州団体製薬連合会が，「製薬業界と患者団体との関係に関する行動規範」を採択したが[42)]，日本製薬工業協会も2012年3月14日に「企業活動と患者団体の関係の透明性ガイドライン」[43)]を策定して，関係の開示を基本にした自主基準を設けている。

しかし，関係開示だけでは根本的な解決にはならない。製薬企業からの直接の寄付ではなく，公的ファンドを経由した支援の形態などが検討されるべきである。

---

40) 製薬企業と患者団体：資金援助の影響．レスクリール・インターナショナル 2011年12月号．
http://english.prescrire.org/en/81/168/47390/0/NewsDetails.aspx
（2013.10.6アクセス）
41) 薬害オンブズパースン会議「注目情報」website.
http://www.yakugai.gr.jp/attention/attention.php?id=346
42) The European Federation of Pharmaceutical Industries and Associations (EFPIA), the EFPIA Code of Practice on Relationships between the Pharmaceutical Industry and Patient Organisations.
http://www.efpia.eu/uploads/Modules/Documents/po_code_-_sga_14_june_2011-20110627-004-en-v1_0.pdf（2013.10.4アクセス）
43) 日本製薬工業協会．企業活動と患者団体の関係の透明性ガイドライン．2012.3.14
http://www.jpma.or.jp/about/basis/tomeisei02/pdf/tomeisei02_gl.pdf
（2013.10.4アクセス）

5　法による規制

　わが国における薬害防止のための規制の多くは，省令，行政通達やガイドラインによって行われているが，法律の根拠が必ずしも明確でない場合がある。

　薬害防止のためには，保護される市民・患者・被験者の権利を明確に定めた法律を制定し，その一方で，規制される側の業者の営業活動の自由を制限することを正当化するための法律の根拠を設けるという形式でよって行われるべきなのである。

　省令や行政通達，ガイドラインは，環境の変化に応じた弾力的な策定が可能であり，また，詳細を定めることに適しているが，本来は，その特性は，法律の根拠があって，それを具体化する過程において生かされるべきなのである。

　また，法による規制が，専門家集団の自律性や自主性を尊重するとか，時期尚早といった理由で見送られることも少なくないが，これは，規制の実効性を失わせる。

　例えば，薬害防止の基本となる薬事法を改正して，添付文書を承認事項とすること，米国のサンシャイン条項と同様に利益相反関係の開示を義務づけること，被験者の権利を保護し，臨床試験の公正さを担保するために臨床研究基本法を制定するとともに，臨床試験登録を義務化すること等が必要である[44)][45)]。

---

44) 薬害オンブズパースン会議，意見書，2009.2.25.
http://www.yakugai.gr.jp/topics/file/090225kanenkenshoukaigiikensho.pdf (2013.10.4アクセス)
45) 薬害オンブズパースン会議．ディオバン事件に関する意見書．2013.9.11.
http://www.yakugai.gr.jp/topics/file/diovan_jiken_nikansuru_ikensho.pdf (2013.10.4アクセス)

第4章　企業のマーケティング戦略と監視

後藤真紀子　GOTO Makiko

1　製薬企業による医療用医薬品のマーケティング戦略概観

　医薬品は本来，疾病を有する人々の治療に使われるものであるが，製薬企業にとって医薬品の販売はビジネスであり，いかに多くの人々に医薬品を販売するかという観点でマーケティング戦略が練られてきた。

　このような製薬企業の視点は，レイ・モイニハン他著「怖くて飲めない！薬を売るために病気は作られる　Selling sickness」のプロローグの一節に体現されている。「30年ほど前，世界有数の製薬会社メルクの最高経営責任者であったヘンリー・ガズデンの夢は，チューインガムを売るように，健康な人々に薬を売ることだった。そんな時代がくれば，メルク社は『あらゆるヒトに薬を売ることができる』ようになるだろう。それから30年の月日が流れ，故ガズデンの夢は実現した」[1]。

　こうした製薬企業のマーケティング戦略は，①専門家の抱き込み，②メディカリゼーション（病気づくり），③宣伝広告によって構成され，これらはいずれも医薬品の安全性を軽視する方向に働く。

　医薬品の製造販売は科学的根拠に基づいた医療に依拠していると言われ，実際に科学の外観を有しているように見えるのであるが，実際には，巧みな製薬企業のマーケティング戦略に操られていると

---

[1] レイ・モイニハン，アラン・カッセルズ著，古川奈々子訳．怖くて飲めない！：薬を売るために病気は作られる．ヴィレッジブックス；2006．p.13．

言わざるを得ない。カーディフ大学教授で英国精神薬理学会の元事務局長のデーヴィッド・ヒーリー氏は，その著書の中で，「臨床試験を行うか否かの決定や，市場でどの適応症を目指すか，どの雑誌に結果を載せるか，論文著者にどのオピニオンリーダーをするかといったことがみな，同じ会社の営業部で決定がなされていることをわれわれは認識していない。われわれはこうした巧妙な販売方法を見て危惧している一方で，マーケティングの戦略は見落としている。日本は伝統的に欧米に比べてこうした販売方法に対して厳格であったが，今後もマーケティング部門の戦略にだまされないでいられるであろうか。また『エビデンスすなわち科学的根拠』にだまされないでいられるであろうか。」との問題意識を呈している[2]。

2 利益相反

製薬企業医薬品のマーケティング戦略の1点目が専門家の抱き込みであり，その帰結として利益相反問題が生じる。製薬企業と関係のある研究者は，製薬企業に都合のよい結果を出しやすい。ネガティブな結果の臨床試験の多くが報告されず，良い結果のみが公表されやすいこと（パブリケーション・バイアス）等にも利益相反が影響している。製薬企業による専門家の抱き込み，それによって専門家が製薬企業と経済的関係を有することは，まさに医薬品のマーケティング戦略の一態様というべきである。

日本においては1990年代後半から産官学連携への取り組みが政府主導で推進されている。産官学連携に経済的関係を伴う場合には，産官学の「連携」の名の下に，「官・学」による「産」の販売戦略への寄与が行われることになる。

---

[2] デーヴィッド・ヒーリー著，林建郎，田島治訳．抗うつ薬の時代：うつ病治療薬の光と影．星和書店；2004．p. v．

1 利益相反の意義

利益相反（conflict of interest：COI）とは，外部との経済的な利益関係等によって，研究等で必要とされる公正かつ適正な判断が損なわれる，又は損なわれるのではないかと第三者から懸念が表明されかねない状態[3]をいう（注）。

「経済的な利益関係等」とは，研究者が，自らが所属し研究を実施する機関以外の機関との間で給与等の何らかの金銭的価値を持つものを受け取るなどの関係を持つことのみならず，産学連携に伴い地位，名誉及び利権を生じることを含む。具体的な例としては，サービス対価（コンサルタント料，謝金等），産学連携活動に係る受け入れ（受託研究，技術研修，客員研究員・ポストドクトラルフェローの受け入れ，研究助成金受け入れ，依頼試験・分析，機器の提供等），株式等（株式，ストックオプション等），及び知的所有権（特許，著作権及び当該権利からのロイヤリティ等）が挙げられる。

(注) この定義は「狭義の利益相反」であり，広義には責務相反を含む。責務相反とは，兼業活動により複数の職務遂行責任が存在することにより，本務における判断が損なわれたり，本務を怠った状態になっている，又はそのような状態にあると第三者から懸念が表明されかねない状態をいう。責務相反の具体的な例としては，治療を行う医師が臨床試験を実施すること，大学の教職員が外部機関との共同研究等の業務を兼業すること等が挙げられる。

2 金銭的利益相反が議論されるきっかけとなった事件

(1) ゲルシンガー事件[4]

米国における医師の金銭的利益相反が議論される契機となった事

---

[3] 厚生労働省．厚生労働科学研究における利益相反（Conflict of Interest：COI）の管理に関する指針（平成20年3月31日科発第0331001号厚生科学課長決定）．
http://www.mhlw.go.jp/general/seido/kousei/i-kenkyu/rieki/txt/sisin.txt
[4] ロバート・M・ヴィーチ著，品川哲彦監訳．生命倫理学の基礎．メディカ出版；2003．p.225．

件として,ゲルシンガー事件がある。1999年9月,ペンシルバニア大学遺伝子治療機構(University of Pennsylvania's Institute for Gene Therapy)で実施されていた臨床研究に参加していた当時18歳のゲルシンガーが死亡した事件である。ゲルシンガーは,オルチニン・トランス・カルバモイラーゼ(OTC)欠損症という遺伝性疾患を有しており,新しい遺伝子治療の臨床試験に参加したところ,新しい遺伝物質を注入するために用いられたウイルスが引き起こした多臓器不全により死亡した。

この件に関するFDAの調査報告書においては,ゲルシンガーの肝機能は臨床試験計画書が要求する最低レベルを下回っておりそもそも被験者とするべきではなかったこと,ゲルシンガーを被験者とする前に生じていた複数の被験者における重篤な副作用をFDAに報告していなかったこと,インフォームド・コンセントの手続きに欠陥があったこと等が明らかとなった。そして,その背景として,研究担当の中心であったウィルソン医師が当該研究のスポンサー企業である「ジェノボ社」の設立者であり,かつ当該企業の株式の30%を保有していたこと,同医師は後に株式交換により1350万ドルの利益を得る予定であったこと,大学も当該企業の株式を5%保有していたこと等が問題とされた。すなわち,臨床試験に関与する医師が臨床試験の実施において企業の利益を追及するという動機付けが,研究活動に大きな影響を与えていたのではないかという指摘である。そうであれば,患者への責務を負う医師が,自分自身の利益を優先するという利益相反状況に身を置いていたということになる。その結果,適格とすべきでない被験者に不十分なインフォームド・コンセントにより臨床試験を実施してしまったのである。

この事件は多くの報道機関により報道され,米国においては,これを契機に医学研究における金銭的な利益相反の問題についての取り組みが始まった。

(2) 大阪大学事件

日本においては,2004年6月,大阪大学医学部附属病院で遺伝子

治療薬の臨床試験を実施した教授ら5人が，2000年12月この治療薬を開発したベンチャー企業「アンジェスMG」から未公開株を取得していたことが判明し，新聞で報道された。同社の株式は2002年9月上場され，取得株は当時の株価で数億円にのぼるといわれた。

かかる行為については違法行為ではないとしつつも，製薬会社の株式保有者による臨床試験は，データの信頼性が損なわれるおそれがあること，米国では学会等が禁じていることなどが指摘され，大阪大学は学内にガイドラインづくりに向けた委員会を設置した。

この事件を契機に，日本においても各大学における利益相反に対する取り組みが開始されるようになった。

3 規制の必要性

日本においては1990年代後半から，産官学連携への取り組みが政府主導で促進され[5]，後述の通り，1998年には大学等技術移転措置法（通称TLO法）[6]，1999年に産業活力再生特別措置法[7]，2000年には産業技術力強化法[8]が制定され，大学からの技術移転や産学連携，及びその一形態としての大学発ベンチャーを促進する法政策が実行されている[9]。このような流れの中で，医薬品に関連する分野においても，産官学連携が推奨されるようになっているが，特に医師が患者に対する義務と抵触する可能性のある自らの利益を有している場合には，その公正さが特に問題となる。

例えば，大学等の職員でもある医師が民間企業からの依頼や資金提供を受けて研究を行ったり，自らが起業して研究成果の知的財産か

---

[5] 産学連携施策の現状については，産業構造審議会産業技術分科会産学連携推進小委員会資料3「産学連携のこれまでの取り組みと今後の方向性（これまでの議論の中間整理）（案）」参照．
http://www.meti.go.jp/policy/innovation_corp/shoiinkai/digokai/0003.pdf
[6] 大学等における技術に関する研究成果の民間事業者への移転の促進に関する法律（平成10年5月6日法律第52号，最終改正：平成17年7月26日法律第87号）．
[7] 産業活力再生特別措置法（平成11年法律第131号，最終改正：平成17年11月2日法律第106号）．
[8] 産業技術力強化法（平成12年法律第44号，最終改正：平成15年7月16日）．
[9] 三瀬朋子．医学と利益相反：アメリカから学ぶ．弘文堂；2007．p.44．

ら利益を得たりする場合，研究成果が医師個人の経済的利益に直結する。当該企業の業績を上げたいという動機から，期待された研究成果を上げるために，研究結果の正確性を欠いたり，被験者の安全が疎かにされる危険性がある。前述のゲルシンガー事件がこれにあたる。

　また，医薬品評価についても，医薬品評価を行う者が，当該医薬品の製造企業と利益相反を有することによって，その評価が歪められるおそれがある。米国においては，2004年，関節炎などに広く用いられていたメルク社のCox-2阻害剤バイオックス（ロフェコキシブ）が，心血管イベントなどの有害副作用問題で，自主的に市場から回収された。ところが，2005年2月，米国FDAの関節炎薬・安全性リスク管理合同諮問委員会が，バイオックスの販売再開を勧告した。この諮問委員会には，当該企業と金銭的関係のある委員が10名含まれており，そのうち9名がバイオックスの市場残存に賛成し，採決結果に決定的な影響を与えたことが報道された。すなわち，企業と関係のある委員のうち9名が残存に賛成し，撤去に賛成したのは1名に過ぎなかった。他方で，企業と関係のない委員については，残存に賛成したのは8名であったのに対し，撤去に賛成したのは14名であった。その結果，市場撤去15名対市場残存17名との結果となり，僅差でバイオックスの販売再開が勧告されることになった[10]。仮に諮問委員会の委員と当該企業との間に利益相反がなければ，バイオックスの販売再開はなかったものというべきである。

　このように，医師及び研究者の利益が衝突する医学研究や治療ガイドラインの作成，医薬品の承認や安全対策に関与する医療関係者が，利益相反を有することによって，科学の本来の使命である公正さを失わせ，医薬品評価を歪め，ひいては国民の生命と健康を損なうおそれがあることから，研究・開発の公正さを確保するため，利益相反を規制する必要がある。

---

[10] 薬害オンブズパースン会議「注目情報：米国FDA合同諮問委員会のバイオックス販売再開勧告と諮問委員の『利害の衝突』」website.
http://www.yakugai.gr.jp/attention/attention.php?id=71

日本国内においても，抗がん剤ゲフィチニブに関する日本肺癌学会ガイドライン作成委員の利益相反問題（2005年），インフルエンザに関する厚生労働省研究班主任研究員の講座にタミフルを販売する製薬企業から多額の寄付がおこなわれていた問題（2006年），高血圧治療薬（降圧剤）バルサルタンに関する医師主導臨床試験において，製薬企業から臨床研究を行う5大学に総額11億3290万円の奨学寄付金が提供されており，製薬企業の社員が統計解析の責任者となっていた問題（2002～2013年）などが生じている。

4　規制の現状と課題

(1) 海外における規制の現状

　米国では，公的資金による研究成果は公共の知的財産とされていたが，それ故に，研究成果を利用した商品開発につながらず，価値のある研究成果が活用されないという指摘がなされていた。すなわち，ある企業が新しい商品を開発するために投資しても，ライバル会社が公共の知的財産たる同じ研究成果にアクセスし商品開発した結果，市場で負けて投資が無駄になる可能性があるため，商品開発を控えるということである。

　そこで，科学研究の成果の商業活動への利用を促進することを目的として，1980年に産学連携を促進するバイ・ドール法（Bayh-Dole Act, Public Law 96-517, Patent and Trademark Act Amendments of 1980）が制定された。これにより，政府資金による研究開発から生じた特許等の発明にかかる権利について，その活用と民間による事業化を促進するため，国に帰属させることなく，民間や大学等の発明者にそのまま帰属させることができるようになり，大学や研究者による特許出願が増加すると共に，研究機関に技術移転部門が設置されるようになった。また，研究者や研究機関が自らの研究成果から商業的利益を得る目的で設立する企業形態が現れた。前述のゲルシンガー事件のジェノボ社がその一例である。

　これを契機に，企業から研究機関やその所属医師に対し，株式の

所有，被験者斡旋料，企業の顧問料，研究費の提供などの金銭的インセンティブが与えられるようになり，利益相反の弊害と規制の必要性が高まった。

米国，欧州及び世界医師会における利益相反の規制の経過及び現状は以下の通りである。

① 米国

（ア）利益相反の自律的規制[11]

バイ・ドール法制定後，米国議会は，利益相反の実態を追及するようになり，議会による規制に警戒感を持った大学は，自主的なガイドラインの作成を行った。

まず，1990年，アメリカ医科大学協会 (Association of American Medical colleges, AAMC) は，利益相反と責務相反に関するガイドライン (Guidelines for Dealing with Faculty Conflicts of Commitment and Conflicts of Interest in Research) を出した。

1993年には，全米大学協会 (Association of American Universities (AAU)) は，「金銭的利益相反に関する枠組み文書」(Association of American Universities Framework Document on Managing Financial Conflicts of Interest) を発行した。

同年，NIH再生法 (National Institutes of Health Revitalization Act) が成立し，アメリカ国立衛生研究所 (National Institutes of Health, NIH) から資金を受ける研究者等の利益相反に関する規制を設けることが定められた。これを受けてNIHは大学向けの規制を行い，NIH資金を受ける研究者は，研究結果が影響を与える可能性のある企業と重大な利益関係があれば勤務している大学に届け出ることとされた。これをきっかけに，大学は研究全般についての利益相反ポリシーを設けるようになった。

さらに，米国食品医薬品局 (FDA) は，1999年，企業が新薬の認可申請を行う際には，臨床試験を担当した研究者や医師の金

---

11) 宮田由紀夫. アメリカの産学連携と学問的誠実性. 玉川大学出版部；2013. p.141.

銭的利益関係を届け出ることを義務づけた[12]。

　前述の1999年のゲルシンガー事件を受け、保険福祉省が被験者保護のためのガイドラインを提案したが、大学側の反対が強く、政府による規制が行われる前に、大学側が被験者保護のための臨床試験の自主的なガイドラインを作った。すなわち、2001年、AAUは、再び各大学の利益相反ポリシー制定のための提言をまとめた[13]。また、AAMCは、2001年には個人的利益相反について[14]、2002年には組織的利益相反について[15]ガイドラインを作成し公表した。更に、AAUとAAMCは、共同でガイドラインを作成し[16]、各大学にポリシーの制定を働きかけた。ガイドラインでは、臨床試験ではいかなる金額の利益関係も届出対象とすること、利益関係の開示について論文開示等のみならず被験者にも知らせること、余人をもって代え難い場合の運用基準と参加を許した後の監視についても記載されている。各大学は、このガイドラインをひな形に利益相反ポリシーを整備した。

（イ）サンシャイン条項

　2010年、米国では医療保険制度改革法（ヘルスケア改革法）

---

12) CFR - Code of Federal Regulations Title 21 §54 (2002) (Revised as of April 1, 2006)
http://www.accessdata.fda.gov/scripts/cdrh/cfdocs/cfcfr/CFRSearch.cfm
13) AAU Report on Individual and Institutional Conflict of Interest (AAU, 2001) http://www.aau.edu/WorkArea/DownloadAsset.aspx?id=2678
14) Protecting Subjects, Preserving Trust, Promoting Progress: Policy and Guidelines for the Oversight of Individual Financial Interests in Human Subjects Research (AAMC, 2001)
https://www.aamc.org/download/75302/data/firstreport.pdf
15) Protecting Subjects, Preserving Trust, Promoting Progress II: Principles and Recommendations for Oversight of an Institution's Financial Interests in Human Subjects Research (AAMC, 2002)
https://members.aamc.org/eweb/DynamicPage.aspx?Action=Add&ObjectKeyFrom=1A83491A-9853-4C87-86A4-F7D95601C2E2&WebCode=PubDetailAdd&DoNotSave=yes&ParentObject=CentralizedOrderEntry&ParentDataObject=Invoice Detail&ivd_formkey=69202792-63d7-4ba2-bf4e-a0da41270555&ivd_prc_prd_key=71EB35F4-E93A-47B6-87A3-8C65A13A8DEE
16) Protecting Patients, Preserving Integrity, Advancing Health: Accelerating the Implementation of COI Policies in Human Subjects Research (AAMC-AAU, 2008)
http://www.aau.edu/WorkArea/DownloadAsset.aspx?id=6822

が成立した。この連邦法には，製薬企業から医師への金品提供を情報開示する義務を課す条項が盛り込まれており，「サンシャイン条項」と呼ばれる[17]。製薬企業による医師や研修病院に対する10ドル相当以上の金品提供が行われた場合，製薬企業は政府に報告し，政府がホームページ上で一般公開をすることが規定されている。これに反した場合の罰則規定も設けられており，利益相反の規制が強化されたものとなっている。この規定に基づくデータの収集作業は，2013年8月に開始された。

(ウ) FDAに関与する専門家の利益相反

医学研究の中には医薬品の認可申請を目的とする研究も多い。これらの申請を受けて審査を行う行政機関（米国の場合はFDA）には中立性が求められるため，このような行政機関に関与する専門家の利益相反を排除し，適切な医薬品評価を行う必要がある。そのため，一般の医学研究における利益相反とは別個の規定が置かれ，より厳しい規制がなされている。

FDAは2000年，FDA Waiver Criteria 2000ガイダンスで，諮問委員会委員，コンサルタント，専門委員の利益相反の管理に関する方針と手続に関する一応のルールを定め，2002年から実施したが，具体的な金額の記載がなく複雑であったこと，その後，前述の通り，2005年に諮問委員会において，大規模な薬害を起こし販売停止となっていたバイオックスの販売再開を許可する結論を出した際，当該製薬企業から金銭を受け取っていたメンバーが10名いたことが判明したことから，諮問委員の利益相反スクリーニングについて，国民にわかりやすいルールを作ることが求められた。

2007年，FDAは諮問委員の利益相反についての新しいガイダ

---

[17] The Patient Protection and Affordable Care Act, Pub.L.NO.111-148, 124 State.119. Sec. 6002. Transparency reports and reporting of physician ownership or investment interests.
http://www.gpo.gov/fdsys/pkg/BILLS-111hr3590enr/pdf/BILLS-111hr3590enr.pdf

ンス試案を公表し[18]，2008年にガイダンスが改正された[19]。このガイダンスでは，過去1年以内に5万ドルを超える不適切な利益を受けている場合には，その重要性にかかわらず委員に加えないこととされた。5万ドル以下の利益を受けている場合は，「余人をもって代え難い」という特別な場合に免責して委員会に参加できるとし，その判断は慎重に行うこととされた。2012年，このガイダンスは，届け出を行いやすくする別表などが整備され，透明性をより高めるよう改訂された[20]。

② 欧州

（ア）EMAに関与する患者・消費者団体の利益相反

患者・消費者団体の意見が医療政策に反映されるようになってきているが，行政がそれらの団体を選ぶためのものとして，欧州医薬品庁（European Agency for the Evaluation of Medicinal Products：EMEA，現在のEuropean Medicines Agency：EMA）は，2005年，患者・消費者団体がEMAの活動に参加する場合の規準（資格）を示した[21]。

この「満たすべき基準」の7番目は「透明性」で，以下のように書かれている。

「一般則として，団体は，定期刊行やwebsite，活動報告書などによって，できるかぎり透明性がなければならない。活動資金が

---

[18] Draft Guidance for the Public, FDA Advisory Committee Members, and FDA Staff on Procedures for Determining Conflict of Interest and Eligibility for Participation in FDA Advisory Committees (2007)
http://www.fda.gov/oc/advisory/waiver/COIguidedft.html

[19] Guidance for the Public, FDA Advisory Committee Members, and FDA Staff on Procedures for Determining Conflict of Interest and Eligibility for Participation in FDA Advisory Committees (2008)
http://www.fda.gov/downloads/RegulatoryInformation/Guidances/UCM125646.pdf

[20] Guidance for the Public, FDA Advisory Committee Members, and FDA Staff: Public Availability of Advisory Committee Members' Financial Interest Information and Waivers -FINAL GUIDANCE (2012)
http://www.fda.gov/downloads/RegulatoryInformation/Guidances/UCM295372.pdf

[21] Criteria to be fulfilled by Patients' and consumers' Organization involved in European Medicines Agency (EMA) Activities. 2005.2.7
http://www.ema.europa.eu/docs/en_GB/document_library/Regulatory_and_procedural_guideline/2009/12/WC500018099.pdf

個人や公的な寄付を受けている場合に，寄付者あるいは団体の名称と，予算に占める寄付の割合を公表すること。企業の後援はどのような形であれ，明らかにしていなければならない。どのような利益相反もEMEAに公開しなければならない。」

（イ）患者団体との関係の倫理規定

欧州製薬団体連合会（EFPIA）は，2007年，加盟団体における患者団体との関係についての倫理規定を初めて発表した。製薬企業は，患者団体の唯一の資金援助者になることを求めてはならず，患者団体には複数の企業からの多様な資金援助が必要とし，加盟企業は財政的援助ないし重要な非財政的間接的援助を行った患者団体の名称を公表することとなった[22]。

③ 世界医師会による利益相反の規制

（ア）「ヘルシンキ宣言」（2000年エジンバラ改訂）

臨床研究の倫理原則である世界医師会の「ヘルシンキ宣言」は，2000年10月にスコットランドのエジンバラで行われた世界医師会総会での修正において，被験者への開示事項として，研究の資金源，起こりうる利害の衝突，研究者の関連組織との関わりが含まれることとなった[23) 24)]。

（イ）世界医師会声明

世界医師会は，2004年10月に東京で行われた総会において，利益相反に関し，情報公開ならびに明らかな利害対立の回避についての重要な諸原則を定めるガイドラインとして，「医師と企業の関係に関する世界医師会声明」を採択した（2009年改訂）[25]。

---

22) 薬害オンブズパースン会議「注目情報：欧州製薬団体連合会（EFPIA）が『患者団体との関係の倫理規定』をはじめて制定」website．2008．
http://www.yakugai.gr.jp/attention/attention.php?id=192
23) WMA Declaration of Helsinki - Ethical Principles for Medical Research Involving Human Subjects
http://www.wma.net/en/30publications/10policies/b3/index.html
24) ヘルシンキ宣言（和文）（日本医師会website）．
http://www.med.or.jp/wma/helsinki08_j.html
25) WMA Statement concerning the Relationship between Physicians and Commercial Enterprises
http://www.wma.net/en/30publications/10policies/r2/index.html

2009年にインドのニューデリーで行われた総会では,「利益相反に関する世界医師会声明」が採択されている[26]。

(2) 国内における規制の現状

前述の通り,日本においては1990年代後半から,産官学連携への取り組みが政府主導で促進されるようになった。

1998年,大学等移転技術措置法が制定された。大学や国の試験研究機関等における技術に関する研究成果の効率的な技術移転を促進することにより,新たな事業分野の開拓,産業技術の向上,大学等の研究活動の活性化を図り,我が国の産業構造の転換の円滑化,国民経済の健全な発展,学術の進展に寄与することを目的とする法律であり,通称TLO法と呼ばれる。大学等における技術の外部への移転・活用を担う技術移転機関(Technology Licensing Office)の整備促進がなされた。

翌1999年には,産業活力再生特別措置法が制定された。この法律の一部(同法30条)は,米国で1980年に制定されたバイ・ドール法とその趣旨が似ていることから,「日本版バイ・ドール条項」と呼ばれている。すなわち,国の資金でなされた研究成果に係る特許等について,国ではなく研究実施組織に帰属する余地を認めたものである。

更に,2000年には,産業技術力強化法が制定された。認定されたTLOの国立大学施設の無償使用を認めるなど,大学からの技術移転や産学連携,及びその一形態としての大学発ベンチャーを促進する法政策となっている。

しかし,日本においては,利益相反についての国レベルでの取り組みは遅れており,1993年に日本製薬工業協会(製薬協)が自主規制として,製薬企業が社会から求められている医療用医薬品のプロモーションのあり方と行動基準を示した「医療用医薬品プロモーションコード」を策定していたにすぎなかった(その後8回改定がなされている)。

---

[26] WMA Statement on Conflict of Interest
http://www.wma.net/en/30publications/10policies/i3/index.html

プロモーションコードにおいては，物品の提供及び金銭類の提供に関し，会員会社は，医薬品の適正使用に影響を与えるおそれのある物品や金銭類を医療関係者・医療機関等に提供しない旨定められている。

上記の通り，産学連携を促進する法整備がなされる中で，2004年6月の大阪大学事件の報道により利益相反問題が表面化し，利益相反について一定のルールを定める必要性が高まった。

我が国における利益相反の規制の経過及び現状は以下の通りである。

① 文部科学省「臨床研究の利益相反ポリシー策定に関するガイドライン」（2006年）

2006年3月，文部科学省の臨床研究の倫理と利益相反に関する検討班において，「臨床研究の利益相反ポリシー策定に関するガイドライン」が策定された。このガイドラインは，経済的な利益等に関して利益相反状態にある研究者がヒト対象の臨床研究を行う場合の一定のルールを，各大学，研究機関，病院，学術団体等において定めるべきことに言及しているが，その内容は抽象的で，具体的なルール設定は各大学等に委ねられている。

② タミフル問題と厚生労働省における2つの検討会

2007年，インフルエンザ治療薬であるタミフル（リン酸オセルタミビル）の副作用に関し，厚生労働省「インフルエンザに伴う随伴症状の発現状況に関する調査研究」研究班の主任研究者及び分担研究者の大学の講座に，タミフルの輸入販売元の製薬企業から「奨学寄付金」名目で寄付金が渡っていた問題が発覚し，これを契機に，厚生労働省は利益相反に関する2つの検討会を設置した。

2007年，「厚生労働科学研究における利益相反に関する検討委員会」が設置され，2008年，「厚生労働科学研究における利益相反（conflict of interest：COI）の管理に関する指針」（2008年3月31日科発第0331001号厚生科学課長決定）[27]が策定された。この指針では，2010年度以降の厚生労働科学研究補助金の交付申請書提出前に利益相反委員会を設置していない施設や，外部の利

---

27) 前掲3)

益相反委員会にマネージメントが委託されていない施設の研究者に，補助金の交付を行わないことが明言された。このことにより各大学における利益相反委員会の設置は促進されることとなったが，どのような規定を定めるかは各大学等が決めてよいとしている点で問題がある。

また，2008年，「厚生科学審議会薬事食品審議会の審議参加と寄付金等に関する基準策定ワーキンググループ」が設置され，薬事・食品衛生審議会の委員任命及び審議にあたっては，審議の中立性・公平性を確保するため，申請者等から寄附金・契約金等を受け取っていた場合の審議参加について，「審議参加に関する遵守事項」(2008年3月24日)[28] を策定し，審議参加が認められるための要件を定めた。具体的には，①当該医薬品の臨床試験への関与者，当該企業の顧問，特許保有等は受領金額のいかんにかかわらず審議に参加できないこと，②個別企業からの受取額が年間500万円を超える場合には審議に参加できず，50万円を超え500万円以下の場合には，審議に参加できるが議決に参加できないこと，③申告対象期間は過去3年分であること，④申告書の厚生労働省ホームページ上での公開，⑤実態を把握して継続的に見直していくための委員会の設置等が定められた。これにより，一応の審議参加の基準が示されたが，金額水準の設定や開示が具体的でない点等の問題は残された。

2008年7月から厚生労働省に「審議参加に関する遵守事項の検証・検討委員会」が設置され，2008年12月にとりまとめられた報告書において，国民への説明責任を果たすという観点からより規範性の高いものとして位置づけることが適当であるとされたこと等を踏まえ，上記「審議参加に関する遵守事項」は，「薬事分科会審議参加規程」に改められ，これに伴い「審議参加に関する遵守事項」は廃止された[29]。

---

28) 薬事・食品衛生審議会薬事分科会. 審議参加に関する遵守事項. 2008.3.24. http://www.mhlw.go.jp/shingi/2008/03/dl/s0324-9f_0001.pdf
29) 薬事・食品衛生審議会薬事分科会. 薬事分科会審議参加規程. 2008.12.19. http://www.mhlw.go.jp/shingi/2008/12/dl/s1219-9i.pdf

③ 厚生労働省の「臨床研究に関する倫理指針」

　2007年7月に定められた「臨床研究に関する倫理指針」(2003年厚生労働省告示第255号)は、2008年12月に全部改定された(2004年厚生労働省告示第459号)。インフォームド・コンセントに関する細則には、被験者又は代諾者に対する説明事項として、「当該臨床研究に係る資金源、起こり得る利害の衝突及び研究者等の関連組織との関わり」が含まれている。

④ 学会における利益相反マネージメント

　(ア) 日本癌治療学会・日本臨床腫瘍学会
　　　「がん臨床研究の利益相反に関する指針」

　一般社団法人日本癌治療学会(JSCO)および特定非営利活動法人日本臨床腫瘍学会(JSMO)は、2008年、「がん臨床研究の利益相反に関する指針」を策定し、日本の学会として初めて利益相反マネージメントを開始し、2013年、基礎研究における利益相反も含めた内容である「がん研究の利益相反に関する指針」[30]に改訂した。

　本指針は、JSCO／JSMOが関わるすべての事業における活動に対し適用され、特に、JSCO／JSMOの学術集会、シンポジウム及び講演会での発表、および、JSCO／JSMOの機関誌、論文、図書などでの発表を行う研究者には、がんの予防・診断・治療に関する研究のすべてに、本指針が遵守されていることが求められるとされている。対象者は、規則に従って利益相反状態の有無を明らかにしなければならない[31]。

　(イ) 内科系関連学会
　　　「臨床研究の利益相反(COI)に関する共通指針」

　2010年、内科系関連学会(日本内科学会、日本肝臓学会、日本循環器学会、日本内分泌学会、日本糖尿病学会、日本血液学会、

---

30) 一般社団法人日本癌治療学会，特定非営利活動法人日本臨床腫瘍学会．がん研究の利益相反に関する指針．2013．
　http://www.jsco.or.jp/jpn/index/page/id/139
31) 一般社団法人日本癌治療学会．定款施行細則第4号（がん臨床研究の利益相反に関する指針運用規則）．
　http://www.jsco.or.jp/jpn/index/page/id/116#saisoku4

日本アレルギー学会，日本感染症学会，日本老年医学会）は，「臨床研究の利益相反（COI）に関する共通指針」を発表した[32]。

本指針は，上記学会が行う全ての事業に適用され，学術講演会などでの発表，学会機関誌などの刊行物での発表，診療ガイドライン，マニュアルなどの策定，臨時に設置される調査委員会，諮問委員会などでの作業の活動を行う場合には，特段の指針遵守が求められると規定されている。対象者は，過去1年間を申告対象期間として，細則に定める基準に従って利益相反状態を自己申告しなければならない[33]。

なお，2010年3月に米国でサンシャイン条項を含むヘルスケア改革法が制定されたこと，後述の通り，2011年1月，日本製薬工業協会も米国での動きを受けて同様の趣旨の「企業活動と医療機関等の関係の透明性ガイドライン」を公表したことを受け，同指針は2011年12月に改訂されている。

（ウ）日本医学会
「医学研究のCOIマネージメントに関するガイドライン」

日本医学会は，2011年2月，「医学研究のCOIマネージメントに関するガイドライン」[34]を発表した。

同ガイドラインは，分科会の事業活動に参加するすべての参加者（役員，学術集会発表者，雑誌著者）に適用され，過去1年間を申告対象期間として自己申告書の提出を義務づけるものであるが，その自己申告書の基準額は，前述の文部科学省「臨床研究の利益相反ポリシー策定に関するガイドライン」や厚生労働省「厚生労働科学研究における利益相反の管理に関する指針」並びに諸外国の基

---

32) 内科系関連学会（日本内科学会，日本肝臓学会，日本循環器学会，日本内分泌学会，日本糖尿病学会，日本血液学会，日本アレルギー学会，日本感染症学会，日本老年医学会）．医学研究の利益相反（COI）に関する共通指針．2010（2011改訂）．
http://www.naika.or.jp/coi/shishin.html
33) 一例として社団法人日本内科学会「医学研究の利益相反に関する共通指針」の細則．
http://www.naika.or.jp/coi/saisoku.html
34) 日本医学会．医学研究のCOIマネージメントに関するガイドライン．2008．
http://jams.med.or.jp/guideline/index.html

準を参考に基準を設定しているとしつつも，各分科会が基準額を設定するものとしており，画一的な基準を設けているわけではない[35]。

⑤ 日本製薬工業協会（製薬協）
「企業活動と医療機関等の関係の透明性ガイドライン（GL）」[36]

製薬協は，2011年3月，「企業活動と医療機関等の関係の透明性ガイドライン（GL）」を発表した。

前述の通り，2010年3月，米国でヘルスケア改革法が制定され，サンシャイン条項において製薬企業から医師への金品提供を情報開示する義務を課している。これを受け，同ガイドラインでは，研究費開発費等，学術研究助成費，原稿執筆料等，情報提供関連費の過去1年分が公開の対象とされており，2013年度から会員企業が各社のホームページに前年度分の医師個人への提供金額を公開することとされた。

同ガイドラインを警戒した日本医師会は，同ガイドラインが発表された後の2012年8月，「COI（利益相反）指針策定検討委員会」を立ち上げた。医師と製薬企業との関係について，社会からの疑惑を助長し，医師会員がいわれのない誹謗・中傷を受けないよう指針を策定したいとするものであり，同委員会ではガイドラインに対する反対意見が相次いだ。本来であれば，日本医師会は，金銭を受領する側として，透明性確保のための積極的な取り組みをすべき立場にあるはずであるが，透明性確保の方向性には一応の理解を見せつつも，同ガイドラインが医師らに十分に理解・浸透していないとの指摘や，プロモーションと関係の無い学術的な講演等についても情報公開を求められることを疑問視する見解を示し，実施について反対もしくは消極意見が出された。

これを受け，2013年3月21日，製薬協は，同ガイドラインのう

---

[35] 日本医学会．医学研究のCOIマネージメントに関するガイドラインQ&A．2011．
http://jams.med.or.jp/guideline/coi-management_qa03.html
[36] 日本製薬工業協会．企業活動と医療機関等の関係の透明性ガイドライン．2011.1.19策定（2013.3.21改定）．
http://www.jpma.or.jp/about/basis/tomeisei/tomeiseigl.html

ち，講演料やコンサルティング業務依頼料を含む，医師個人に支払われた原稿執筆料等に限り，完全な公開を1年先送りする旨の変更を行うことを発表した。製薬各社は「原稿執筆料等」に関し，2013年度は社全体の支払総額と支払先の医師の名前・所属の公開にとどめ，医師に支払った個別金額は2014年度から公開することとなった。

(3) 今後の課題

英国で医療消費者運動を展開したNPOソーシャル・オーディットの代表であるチャールズ・メダワー氏は，医薬品規制の透明性と説明責任について，「今から約2400年の昔，人類が作りあげた2つの知的財産－『民主主義』と『医学』という優れた知恵が，ともにギリシャという共通の土地にその源を発したことはけっして偶然の結果ではなかった。どちらも，人々が真実を共有することによってのみ育ちうるものであり，秘密主義こそがその存続を危うくするからである」と述べている[37]。利益相反問題の本質は正にこの秘密主義であって，秘密主義の排除こそが医薬品の安全性確保に資するものというべきである。

前述の通り，利益相反問題は，産官学連携を推進する国策の中で捉えられてきたが，そもそも，この産官学連携が本当に患者に利益をもたらしているのか非常に疑問である。すなわち，利益相反は，我が国において繰り返されてきた薬害史においてその原因として指摘されてきた産官学の癒着構造の現れであって，製薬会社が積極的に展開するマーケティング戦略の一環としての問題と捉えるべきであるからである。

米国やEUにおいては，FDAやEMEAにおける規制が存在するが，整備された利益相反ルールのもとに開示をするだけでは不十分であ

---

[37] チャールズ・メダワー，アニタ・ハードン著，吉田篤夫，浜六郎，別府宏圀訳．暴走するクスリ？：抗うつ剤と善意の陰謀．医薬ビジランスセンター；2005．p.397．

り，利益相反を正しく管理できなければ，利益相反による害の防止手段とはならないことが指摘されている。我が国においても利益相反ルールの策定に向けて検討が進められるようになってきているが，米国とEUの教訓から，単にルールを定めるというのではなく，いかに管理すべきかという観点で規制のあり方を検討すべきである。

また，利益相反問題の解決には多角的な制度設計が必要である。非臨床試験や臨床試験に関するデータや副作用情報に関する徹底した情報公開を行うこと，プロトコールや第Ⅰ相試験も含めた臨床試験登録制度の整備，公的資金による臨床試験制度の導入などの制度設計が求められるというべきである。

3 メディカリゼーション 「薬を売るなら病気を売れ」

製薬企業のマーケティング戦略の2点目はメディカリゼーションである。メディカリゼーション（medicalisation）とは，健康な人を病人に仕立て上げ，検査や治療の対象として取り込む一連の動きの総称をいう。「病気づくり」「薬漬け」とも言われる。医薬品の投与対象を拡大するのがその手法である。以下に例を挙げる。

(1) スタチン剤[38]

医薬品の投与対象拡大の例として，コレステロール低下剤であるスタチン剤がある。1990年にメバロチン（プラバスタチン）が承認されてから，コレステロール低下剤の使用は急速に増加した。日本においては，メバロチンのほか，リポバス（シンバスタチン），リピトール（アトルバスタチン），リバロ（ピタバスタチン），ローコール（フルバスタチン），クレストール（ロスバスタチン）が販売されている。

---

[38] 薬害オンブズパースン会議.「『動脈硬化性疾患診療ガイドライン2002年版』に関する公開質問書提出（コレステロール低下剤関連）」website. http://www.yakugai.gr.jp/topics/topic.php?id=438

日本動脈硬化学会は，「動脈硬化性疾患診療ガイドライン2002年版」を発表した。このガイドラインでは，総コレステロール（TC）値220mg/dL以上を高脂血症とし，脂質管理目標値を，危険因子がない場合にはTC240mg/dL以下，冠危険因子が1つの場合にはTC220mg/dL以下，などと定めた。

　日本人においては，血清脂質値を低下させることで総死亡，脳血管疾患及び心疾患等が低下するということを疫学的研究により示したデータはない。冠動脈疾患の割合が欧米の4分の1ないし5分の1である日本人において，冠動脈疾患のみに着目して基準を定める必要性は乏しいというべきである。他方で，日本人において，TC値上昇に伴って，総死亡率や癌死亡率は低下するとのデータが存在し，TC値240〜260mg/dLの人が総死亡の危険が最も低い。したがって，TC値240mg/dL未満を脂質管理目標値とするのは低すぎるというべきであったにもかかわらず，このガイドラインにおける基準は，冠動脈疾患既往のない人や，高血圧，糖尿病などの危険因子を持たない人も含めて全ての人に適用された。そのため，健康診査の現場ではTC220mg/dLという値だけで「要指導」あるいは「要医療」とされ，これらの健康な人々がコレステロール低下剤による薬物治療の対象とされた。

　なお，2007年7月，日本動脈硬化学会は，高脂血症を脂質異常症とし，動脈硬化性疾患リスクの高い集団スクリーニングの診断基準として，LDLコレステロール値140mg/dLを採用し，総コレステロール値を診断基準から除去しており[39]，上記基準自体が根拠のないものであることが明らかとなった。

　また，スタチン剤は脳卒中や心筋梗塞の予防のために服用する医薬品であるから，長期服用を前提とするものである。しかしながら，スタチン剤は必ずしも安全性が確立した医薬品とはいえず，バイコール（セリバスタチン）が副作用のため2001年に市場から撤退し，

---

[39] 日本動脈硬化学会．動脈硬化性疾患予防ガイドライン2007年版．
http://www.j-athero.org/publications/pdf/guideline_summary.pdf

クレストール(ロスバスタチン)の副作用問題がFDAで取り上げられ,英国でも処方勧告が出されるなど,その安全性には疑問が持たれている。更に,最近では,コレステロールを下げても動脈硬化が減らない旨の試験結果から,スタチン剤による心筋梗塞の予防効果についても疑問が持たれている[40]。

このような中でスタチン剤の投与対象を拡大してきたことは,非常に危険なものと言わざるを得ない。

(2) マイリス(プラステロン硫酸ナトリウム)

子宮頸管熟化促進剤マイリス(プラステロン硫酸ナトリウム)は,1980年の承認以来(但し,膣坐剤は1997年)産科臨床の場で子宮頸管熟化不全に対して使用されてきた。1999年当時のマイリス販売高は年間約26億円であり,初産婦の3分の1にあたる約20万人に投与されていると推定された。同剤の治験論文の投与対象は,注射剤で妊娠38週0〜4日のビショップスコア4点以下,膣坐剤で妊娠37週0〜2日のビショップスコア2点以下の初産婦とされていた。

しかしながら,前者は全初産婦の約60%,後者は全初産婦45%を占めるものであり,この投与対象基準によれば,初産婦の約半数が子宮頸管熟化不全にあたり,投与対象ということになってしまう。妊娠末期から分娩までの自然経過は,個人差はあるものの39週以降に急激に進行するのが一般的であり,上記の初産婦を全て治療対象とすることの必要性は乏しい。すなわち,「病気」として医薬品の投与対象とされている子宮頸管熟化不全が,本当に「病気」であるのか,極めて疑問である。

なお,治験論文では,妊婦,胎児,新生児への最終的アウトカムとしてはプラセボとの間に統計的有意差が出ておらず,難産防止の効果のエビデンスは得られていないばかりか,胎児切迫仮死は本剤投与群の方が多く,安全性を危惧させるデータが示された。その後

---

40) 浜六郎.コレステロールが低いのは不健康.薬のチェックは命のチェック 2012 ; 48 : 22.

2000年3月22日,厚生省医薬安全局は,医薬品安全性情報を発表し,妊婦のアナフィラキシー様症状,胎児徐脈,過強陣痛が重大な副作用として注意喚起された[41]。

(3) ビスホスホネート

ビスホスホネートは,骨吸収抑制作用により,骨量を増加させ一部の骨折(脊椎骨の骨折)を有意に減らすことから,国内外のガイドラインで骨粗鬆症治療薬の第一選択となっている薬剤である。日本国内では,ビスホスホネート経口剤として,フォサマック・ボナロン(アレンドロン酸ナトリム),ベネット・アクトネル(リセドロン酸ナトリウム),リカルボン・ボノテオ(ミノドロン酸水和物),ダイドロネル(エチドロン酸二ナトリウム)が販売されている。

しかしながら,ビスホスホネートは,破骨細胞の活動を抑制し骨吸収を抑制するものの,骨形成促進作用はない。したがって,ビスホスホネートの服用により骨量が増加し当面の骨折は減少するものの,骨の正常な新陳代謝は阻害されることとなる。このため,長期間服用を継続すると,残った骨は古い骨で占められ,もろくなり骨折しやすくなると考えられる。

骨粗鬆症は,数百万人の健康な女性への市場拡大のために大がかりなプロモーションが行われた疾患である。ビスホスホネートは,骨折リスクを問わず全ての骨粗鬆症患者の治療に使用することができ,事実上全ての閉経後の女性に処方することが可能となっている。しかしながら,骨粗鬆症に対するビスホスホネートについてのすべてのランダム化試験で明らかになったのは,代理マーカーである骨密度の改善だけであり,唯一の関連した臨床エンドポイントである骨折リスクの改善ではなかった[42]。すなわち,骨折リスクの改善についての有効性が確認できないまま,広くプロモーションされた骨

---

[41] 医薬品・医療機器等安全性情報2000;159.
[42] 薬害オンブズパースン会議「注目情報:米国パブリックシティズンがFDA諮問委員会でビスホスホネートに2つの使用制限を求める証言」website. 2012. http://www.yakugai.gr.jp/attention/attention.php?id=347

粗鬆症という「病気」に使われることになったのである。

　また，ビスホスホネートによる疲労骨折（大腿骨の非定型骨折など）や顎骨壊死が多数生じており，米国FDAの諮問委員会では，2011年9月，かかるリスクについて，使用年数の制限や一時的な使用中断の推奨について検討を行った。FDAはビスホスホネートと非定型大腿骨骨折の強い関連性を指摘していたが，パブリックシチズンのメンバーの証言によれば，両者の関連性を示す3つの研究が報告されており，また，顎骨壊死についてもビスホスホネートを経口投与された952人のうち1人の割合で起こる特異で危険な副反応であることが明らかにされている[43]。

　ビスホスホネートについては，上記の議論に基づき，長期使用の注意喚起等が行われているが，広く骨粗鬆症患者に投与を認めることにより，不必要な患者を重大なリスクに晒す結果となっている。

　これらの例に見られるように，実際には病気ではないにもかかわらずその適応が認められる，有効性がないにもかかわらず適応が認められる，といったメディカリゼーションによって，投与対象患者を増やし販売が拡大されてきたが，これにより医薬品の安全性がないがしろにされていると言わざるを得ない。

4　宣伝広告

　製薬企業のマーケティング戦略の3点目が宣伝広告である。日本においては，医師の処方箋を必要とする医療用医薬品の一般消費者に対する広告は，特定の場合を除き薬事法上規制されていないが，行政指導によって事実上規制され，製薬企業はこれを遵守してきた。

　ところが，2000年頃から人々に病気を認識させるための疾病啓発型広告を中心とするDTC広告が増加している。「人々に病気を知って

---

[43] Public Citizen, "Testimony Regarding Bisphosphonates", 2011 http://www.citizen.org/hrg1970

もらう」という目的は一見正当化されやすいが，実際には，製薬企業が人々に治療をしないリスクを印象づけ恐怖心を抱かせることによって，治療に出向かせるというマーケティング手法にほかならない。

1 日本における医療用医薬品の広告の現状

(1) 広告市場の拡大

　日本においては，医師の処方箋を必要とする医療用医薬品の一般消費者に対する広告（DTC広告）は，以下に述べる通り，特定の場合を除き薬事法上規制されておらず，行政指導によって事実上規制され，製薬企業はこれを遵守してきた。ところが，2000年頃からDTC広告，とりわけ疾病啓発型広告が実施されるようになり，近年その数は増加している[44]。

(2) DTC広告の定義及び種類

　DTCとは，Direct to Consumer（顧客直結）の略で，製薬企業が医薬関係者以外の一般人（薬事法67条参照，ここでは便宜的に「一般消費者」と呼ぶ。）に直接働きかけるマーケティング活動を指す。DTC広告とは，DTCマーケティングの中で，マス媒体（新聞，雑誌，テレビ，ラジオなど）上で一般消費者向けに打つ広告のことであり，DTCマーケティングの中の重要なコミュニケーション手段である。

　DTC広告には次の3つのタイプがある[45]。

① **リマインダー広告**

　病名には言及せず，薬剤名と製薬会社名に言及する広告

② **受診推奨広告**

　薬剤名には言及せず，病名と製薬会社名に言及し，病気の治療の

---

[44] 2010年における日本の疾病啓発広告の市場規模は約198億円であり，2000年の約60億円と比較しても3.3倍に拡大している．日経産業新聞，2011年11月26日報道．

[45] Peter Lurie, M.D., M.P.H. DTC Advertising Harms Patients and Should Be Tightly Regulated. JOURNAL OF LAW, MEDICINE & ETHICS fall 2009: 444-450

ための受診を推奨する広告
③ **疾病啓発型広告**
一定の症状を挙げ，それが病気であるということを示すことによって病識を持たせ，それを治療できる医薬品があるということを示す広告

(3) 世界の潮流

製薬企業によるDTC広告は営利目的であり，偏った情報提供となる危険性が高く，かかる広告から情報を得た一般消費者の行動は，医薬品の適正使用を阻害するおそれがある[46]。そのため，一般消費者保護の観点から，医薬品のDTC広告は認められないとするのが世界の潮流である。しかし，上記の通り，日本においてはDTC広告の利用は年々拡大傾向にある。

2 日本の広告規制の現状と問題点

(1) 薬事法上の規制

日本では，医薬品の広告は，がんその他の特定疾病に使用される医薬品につき一般消費者を対象とする広告が禁止されている（薬事法67条）ほかは，誇大広告でない限り（薬事法66条），法律上広告規制はなされていない。

薬事法67条

1項　政令で定めるがんその他の特殊疾病に使用されることが目的とされている医薬品であつて，医師又は歯科医師の指導のもとに使用されるのでなければ危害を生ずるおそれが特に大きいものについては，政令で，医薬品を指定し，その医薬品に関する広告につき，医薬関係者以外の一般人を対象とする広告方法を制限する

---

[46] 薬害肝炎事件の検証及び再発防止のための医薬品行政のあり方検討会，薬害再発防止のための医薬品行政等の見直しについて（最終提言），2010.4.28. http://www.mhlw.go.jp/shingi/2010/04/dl/s0428-8a.pdf

等，当該医薬品の適正な使用の確保のために必要な措置を定めることができる。

2項　厚生労働大臣は，前項に規定する特殊疾病を定める政令について，その制定又は改廃に関する閣議を求めるには，あらかじめ，薬事・食品衛生審議会の意見を聴かなければならない。ただし，薬事・食品衛生審議会が軽微な事項と認めるものについては，この限りでない。

薬事法66条（誇大広告の禁止）

1項　何人も，医薬品，医薬部外品，化粧品又は医療機器の名称，製造方法，効能，効果又は性能に関して，明示的であると暗示的であるとを問わず，虚偽又は誇大な記事を広告し，記述し，又は流布してはならない。

2項　医薬品，医薬部外品，化粧品又は医療機器の効能，効果又は性能について，医師その他の者がこれを保証したものと誤解されるおそれがある記事を広告し，記述し，又は流布することは，前項に該当するものとする。

　また，薬事法上承認を得ていない場合には，医薬品の広告をしてはならないことが規定されている（薬事法68条）。一般の商品であれば，発売前に広告による宣伝を行った上で売り出すことにより，販売効果を上げる手法が取られることが多い。これに対し，医薬品の場合は，保健衛生上の危害を防止するため，医薬品の効能効果について，それを立証する医学的・薬学的データがなければ承認されず，そもそも医薬品たり得ないのであるから，事前に広告をしてはならないこととされているのである。

薬事法68条（承認前広告の禁止）

　　　何人も，第14条第1項又は第23条の2第1項に規定する医薬品又は医療機器であって，まだ第14条第1項若しくは第19条の2第1項の規定による承認又は第23条の2第1項の規定による認証を受けていないものについて，その名称，製造方法，効能，効果又は性能に関する広告をしてはならない。

(2) 行政指導

上記のとおり，医薬品等の広告については，法律上は，誇大広告が禁止されているのみであるが，医薬品による保健衛生上の危害を防止するため，医薬品等適正広告基準（1980年10月9日薬発第1339号厚生省薬務局長通知）が通知され[47]，一般消費者に対する医薬品の広告は，行政指導によって制限されている。

医薬品等適正広告基準は，医薬品等による保健衛生上の危害を防止するため，医薬品等の広告は，虚偽，誇大にわたらないようにするという薬事法の規定に加え，不適正な広告を排除し，一般消費者が医薬品等に対し，誤った認識をもつことのないよう広告の適正化を図るために定められたものである。

このように，日本においては，行政指導によって，医薬品の一般消費者に対する直接広告を実施することはできないこととなっている。

医薬品等適正広告基準　第3（基準）
 5 医療用医薬品等の広告の制限
 (1) 医師若しくは歯科医師が自ら使用し，又はこれらの者の処方せん若しくは　指示によって使用することを目的として供給される医薬品については，医薬関係者以外の一般人を対象とする広告は行わないものとする。
 (2) 医師，歯科医師，はり師等医療関係者が自ら使用することを目的として供給される医療用具で，一般人が使用するおそれのないものを除き，一般人が使用した場合に保健衛生上の危害が発生するおそれのあるものについても（1）と同様にするものとする。

---

47) 医薬品等適正広告基準（昭和55年10月9日薬発第1339号各都道府県知事あて厚生省薬務局長通知）．
http://www.fukushihoken.metro.tokyo.jp/kenkou/iyaku/sonota/koukoku/iya_cos_ki/kijun/index.html

3 日本の広告規制の問題点

(1) 広告の定義

日本における広告の定義は,以下の通知によって行われている。

すなわち,薬事法における医薬品等の広告の該当性については,下記のいずれの要件も満たす場合,これを広告に該当すると判断している（1998年9月29日医薬監第148号都道府県衛生主管部（局）長あて厚生省医薬安全局監視指導課長通知,以下,「医薬品広告の3要件」という）[48]。

ア 顧客を誘引する（顧客の購入意欲を昂進させる）意図が明確であること（誘因意図）
イ 特定医薬品等の商品名が明らかにされていること（商品名の明示）
ウ 一般人が認知できる状態であること（認知性）

(2) 広告規制とDTC広告

前述の通り,医薬品のDTC広告は行政指導によって制限されている。他方で,一般消費者への直接広告が禁止される「広告」の範囲は,上記の医薬品広告の3要件をいずれも満たすものに限られる。

したがって,現状では,医薬品の名称を登場させない受診推奨広告や疾病啓発型広告については,商品名の明示という要件が欠けるために「広告」には該当せず,規制の対象とはならない。そのため,日本では,事実上DTC広告を自由に行うことができる状況となっている。

(3) 医療用医薬品のDTC広告の問題点

医療用医薬品のDTC広告を事実上自由に行える日本の広告規制の現状には,以下のような問題がある。

---

[48] 薬事法における医薬品等の広告の該当性について（平成10年9月29日医薬監第148号都道府県衛生主管部（局）長あて厚生省医薬安全局監視指導課長通知）. http://www.fukushihoken.metro.tokyo.jp/kenkou/iyaku/sonota/koukoku/iya_cos_ki/tuuchi/files/15-100929.pdf

① 医師の処方への影響

　医療用医薬品については，医師が処方権を有すると同時に，症状に応じた適切な処方をする責務を負っているが，DTC広告によって，消費者需要を作り出すことにより，医師の処方に影響を与えることになりかねない。

　すなわち，DTC広告は，未だ医療機関を受診していない一般消費者に，医療機関を受診させて，処方を依頼させるという効果を持つ。医師は，本来，治療選択肢の範囲について，患者に信頼できるアドバイスを提供することができるものであるが，DTC広告の影響で，患者が特定の薬剤の処方を望んだ結果，患者の要望に合わせた過剰な処方を生み出すことになる。

　アメリカで行われた研究では，DTC広告を見たとして特定の医薬品（抗うつ剤パキシル）について語った患者の55パーセントに対し，抗うつ剤が処方された（そのうちパキシルは67パーセント）との結果が報告されている[49]。このように，DTC広告は，必要のない薬物を処方することに拍車をかけ，さらに特定された薬の広告はこの傾向をさらに強化するものと考えられる[50]。また，ニュージーランドでも同様の報告がなされている[51]。

　さらに，オランダで行われた報告では，ノバルティス社が爪水虫のテレビコマーシャルを実施したところ，他社製のイトラコナゾールの処方量はほぼ横ばいであったのに対し，爪甲真菌症のための初診を受けた患者数とノバルティス社のテルビナフィンの処方をうけた患者数はほぼ比例して増加する結果となった。このように，病気を自覚させるDTC広告が，医薬品の売上げを上昇させ

---

[49] R. L. Kravitz, R. M. Epstein, and M. D. Feldman et al., "Influence of Patients' Requests for Direct-to-Consumer Advertised Antidepressants: A Randomized Controlled Trial," Journal of the American Medical Association 293, no. 16 (2005): 1995-2002.
[50] 前掲45
[51] Toop, L. J., Richards, D. A., Dowell, A. C., Tilyard, M., Fraser, T., & Arroll, B. (2003). Direct to consumer advertising of prescription drugs in New Zealand: For health or for profit? Report to the Minister of Health supporting the case for a ban on DTCA. (pp. 1-61).

ていることは明らかである[52]。
② 疾病啓発型広告と患者の自己決定権

　DTC広告の3つの類型のうち，最も本質的なDTC広告は疾病啓発型広告である[53]。医療用医薬品については，処方権は医師が有しているのであるから，特定の医薬品の効果を宣伝するための広告であれば，医師に対する広告の方が効率がよいはずであるところ，あえて一般消費者に対して広告する意味があるのは，未だ医療機関を受診していない一般消費者に，医療機関を受診させてニーズを掘り起こす点にあると言えるからである。

　疾病啓発型広告は，患者の自己決定権の観点からも問題がある。医療における患者の自己決定権の実現のためには，自らの疾病について治療法等を知る必要性は高く，公衆衛生目的の疾病啓発が重要であることは論を待たない。

　しかしながら，疾病啓発広告は，製薬企業が経済的な動機に基づき実施するものであり，その本質は公衆衛生目的ではなく，あくまで医薬品の販売にある。そのため，疾病啓発広告の中には，科学的な公開データに基づかないものや，リスクについての言及がないものも散見され，患者への情報提供としては極めて偏ったものであると言わざるを得ず，患者の自己決定に寄与するものとはいえない。

4　海外の広告規制の現状

(1)　WHO倫理規定における宣伝・広告の定義

　WHOは，医薬品の宣伝に関するWHO倫理規定において，宣伝及び広告について，以下の通り定義している[54]。

---

[52] Teresa Leonardo Alves, Health Action International "Promotion to the public: European Disease Awareness Campaigns"Selling Sickness Conference, 7 October 2010
http://www.slideshare.net/Gezondescepsis/teresa-alves-selling-sickness-2010
[53] 前掲45)
[54] Ethical Criteria for Medicinal Drug Promotion
http://apps.who.int/medicinedocs/en/d/Jwhozip08e/

宣伝（promotion）とは，医薬品製造業者及び販売業者による，医薬品の処方，供給，売買および／または使用を促す全ての情報通知や説得行為と定義され（第6項），科学的及び教育的活動を故意に宣伝目的に利用してはならないとされている（第9項）。

　また，宣伝方法としての一般大衆に対する広告（advertisements）については，法的に処方箋なしで利用できるように決定された医薬品の使用に関し，合理的な決断ができるよう大衆の助けとなるものでなければならないとし，人々の健康に対する関心を不当に利用するものであってはならないとされる。そして，一般大衆に対する処方箋薬のための広告や資格を有する医師によってのみ治療されるべき重大な疾患のための医薬品の宣伝のための広告は認められないとされている（第14項）。

　したがって，WHO倫理規定に照らせば，DTC広告は宣伝の一態様であり，処方箋薬の一般消費者に対する直接広告は認められていない。

(2) EUにおける広告の定義

　EUでは，広告（advertising）とは，医薬品の処方，供給，販売や消費を促すために作られた全ての戸別の情報，販売活動または勧誘と定義されている（EU Directive 2001/83/EC Article86）[55]。

　そして，処方箋薬の市民への広告は禁じられており（EU Directive 2004/27/EC, Article 88(a)），疾患についての情報提供は，特定の製品と直接的ないし間接的に関連性がない限りにおいて認められている（同Article 86(2)）[56]。

(3) DTC広告容認とその弊害

　上記の通り，WHO倫理規定においても，現行のEU指令において

---

[55] EU Directive 2001/83/EC
http://eur-lex.europa.eu/LexUriServ/LexUriServ.do?uri=OJ:L:2001:311:0067:0128:EN:PDF
[56] EU Directive 2004/27/EC
http://ec.europa.eu/health/files/eudralex/vol-1/dir_2004_27/dir_2004_27_en.pdf

も，一般消費者に対する医薬品の直接広告は認められていない。

　このように，一般消費者保護の観点から，医薬品のDTC広告は認められないとするのが世界の潮流であり，現在，DTC広告が認められているのは米国及びニュージーランドの2国のみである。

　例えば，DTC広告発祥の地と言われる米国では，マーケティングの手法としてDTC広告が広く使われていたが，1997年までは，疾病啓発型広告には，概要（詳細にわたる作用の評価，適応症，副作用など）を呈示しなければならなかったため，リマインダー広告や受診推奨広告が多く用いられていた。ところが，1997年にFDAは，DTC広告を流す製薬企業に対し，一般消費者をウェブサイトにアクセスさせたり，概要を入手するためのフリーダイヤルを設置することを許可したりするなど，規制緩和を行ったため，以後，疾病啓発型広告が増大していった。

　また，パキシル（抗うつ剤），バイオックス（Cox-2阻害剤），クレストール（高脂血症治療剤）など，重大な副作用問題を起こした製品の多くがDTC広告を積極的に実施していたことから，DTC広告の功罪が問われることとなった。2004年11月にFDAの執行局長クロウフォード氏がDTC広告への法規制を示唆したことから，2005年8月，PhRMA（米国研究製薬工業協会）は，DTC広告に関するガイドライン（自主規制）をまとめ，2006年1月より施行することを決定した。このPhRMAによる自主規制により，リマインダー広告ができなくなったため，疾病啓発型DTC広告がより推奨されるようになっていった。なお，上記ガイドラインは，2008年12月10日改訂され，2009年3月より実施されている[57]。

　このように，米国ではDTC広告は企業の自主規制に任せられている状況であるが，多数の重大な副作用問題にも発展したDTC広告の弊害は大きく，米国連邦議会では，2007年のFDA修正案における初

---

57) PhRMA Guiding Principles Direct to Consumer Advertisements About Prescription Medicines
http://www.roche.com/dtcguidingprinciples.pdf

期見解においてDTC広告の制限化に向けての議論がなされるなど，法規制の必要性について指摘されているところである。

　また，ニュージーランドにおいては，薬事法及び医薬品規則によってDTC広告にある程度の法的規制が加えられていると同時に，製薬企業の自主規制も働いており，米国ほど大規模なDTC広告は行われていないが，米国と同様の問題点が指摘されてきているところである。2002年に多数の一般開業医がDTC広告の実施に反対する意見を出し[58]，またオーストラリア政府と治療用医薬品の規制に関する共同計画実現のための協定を結んだことから，2006年，ニュージーランド政府は，DTC広告の規制について見直しを行うための検討を開始し[59]，2011年12月，集められたパブリックコメントの内容をまとめたものを公表した[60]。これによれば，パブリックコメントにおける69％の意見がDTC広告に反対ないし懸念を示すものであった。この報告書では，今後の方向性として，①治療用医薬品広告自主規制コード下で強い規制を継続してDTC広告を認める，②治療用医薬品広告自主規制コードによって規定されるよりさらに厳しい要件を設定しDTC広告を認める，③DTC広告及び疾病啓発広告を禁止する等の選択肢があり得ることが指摘されているが，その後具体的な結論は出ていない状況である。

---

[58] Les Toop, Professor and Head of Department, and Dee Mangin, Senior Lecturer, Department of Public Health and General Practice, Christchurch School of Medicine and Health Sciences, University of Otago, Christchurch, New Zealand, "The impact of advertising prescription medicines directly to consumers in New Zealand: lessons for Australia" Aust Prescr 2006;29:30-2
http://www.australianprescriber.com/magazine/29/2/30/2/#

[59] 薬害オンブズパースン会議，DTCA（医療用医薬品の消費者に対する直接広告）に関する意見．2006.4.28．
http://www.yakugai.gr.jp/inve/fileview.php?id=92

[60] Minstry of Health, "Direct-to-Consumer　Advertising of Prescription Medicines in New Zealand: Summary of submissions" December 2011
http://www.health.govt.nz/publication/direct-consumer-advertising-prescription-medicines-new-zealand

5 広告規制のあり方
　　薬事法上の広告規制の必要性

　現状では，日本では事実上自由に医薬品のDTC広告を行うことができる状況にあるが，医薬品による保健衛生上の危害を防止するという医薬品の広告規制の趣旨に鑑みれば，疾病啓発型広告が広告規制の対象とならない日本の広告の現状は，かかる趣旨を没却するものである。

　前述の通り，医薬品のDTC広告を制限するのが世界の潮流であり，たとえばEUにおいては，営業の自由等の観点から制限撤廃の議論がなされたこともあったが，一般消費者保護の観点から，広告の制限を維持するに至っている。また，DTC広告を認めている米国やニュージーランドにおいても，その制限について検討がなされてきたところである。日本の現状は，このような世界の動きとは明らかに対立するものである。

　日本においてDTC広告が事実上自由に行われている状況は，現行の厚生省医薬安全局監視指導課長通知による「広告」の定義が非常に狭いことによるものであるが，根本的には，日本の広告規制が行政指導によるものであって，薬事法上，一般消費者に対する直接広告が規制されていないために生じているものである。

　この点，前述の通り，WHO倫理規定においては，医薬品のプロモーションについて定義がなされ，医療用医薬品の一般消費者への直接広告が明確に禁じられている。日本においてもこれに倣い，行政指導ではなく，薬事法上の広告規制を設けることが期待される。

5 むすび

　以上の通り，製薬企業によるマーケティング戦略としての利益相反，メディカリゼーション及び宣伝広告につき検討した。これらのマーケティング戦略は製薬企業の利潤追求のためのものであり，これにより医薬品の安全性がないがしろにされかねない事態となっている。スモン訴訟昭和53年11月14日福岡地裁判決においては，「医薬品は効果があり，かつ，安全であるということが究極の存在意義であ

り，消費者も医薬品にはそれを期待していること，換言すれば人のための医薬品であつて，医薬品のための人であつてはならない」と述べられているが，まさに「人のための医薬品」であるために，いかにこれらの戦略を規制していくかということが今後の課題である。

第5章 臨床研究の法と倫理
被験者保護と医薬品評価

水口真寿美　MINAGUCHI Masumi

1 はじめに

　臨床研究は，医学研究のうち，人を対象とする研究である（人を対象としない医学研究には，基礎研究等がある）。

　人を対象とする研究のうち，医薬品の候補物質や医療機器を試す実験が臨床試験であり，臨床試験のうち，薬事法に基づき，厚生労働大臣の製造・販売のための承認を得る目的で行うものが治験である。

　治療方法や医薬品の開発などのために，臨床研究は必要である。しかし，臨床研究は，研究に参加する被験者から他の有効な治療を受ける機会を失わせ，被験者を未知の危険にさらす可能性がある。また，人を研究目的のために用いるのであるから，人を道具視して被験者の尊厳を害する危険性がある。

　実際，歴史を振り返ると，医学の進歩の名のもとで，非人道的な臨床研究が行われてきた事実があり，このことへの反省が，臨床研究に関する国際倫理指針や法制度を発展させてきた。

　最近では，かつてのようなあからさまな非人道的な臨床研究が行われることはなくなった。しかし，巨大な資本をもつ製薬企業の強い影響力が，新たな倫理的問題を生じさせ，被験者の権利を脅かしている。この事実を十分に考慮に入れなければ，真の被験者保護をはかることはできない。

　そこで，本項では，臨床研究と被験者保護に関する基本的知識を確認するとともに，上記のような問題意識を踏まえ，臨床研究をめぐる諸問題を論じることとする。

2 「臨床研究」と「診療」

1 なぜ区別が必要か[1]

　臨床研究は人を対象とする研究であると述べたが,「研究」とはそもそも何か。臨床研究に関する倫理指針や法の適用対象を画すという観点から,「診療」との区別を明らかにすることが必要となる。特に区別が問題となるのは,医師が患者に対し治療の目的で,同僚集団や規制当局に認められていない治療法や医薬品を用いる場合(「革新的治療」もしくは「治療的研究」)である。診療でなく,臨床研究であれば,臨床研究に関する倫理指針や法の適用を受け,倫理委員会の審査や診療の場合とは異なった被験者保護のためのインフォームド・コンセントなどが必要となる。

2 ヘルシンキ宣言とベルモント・レポート[2]

(1) ヘルシンキ宣言

　臨床研究と診療との区別について,世界医師会によるヘルシンキ宣言(1964年)では,「本質的な目的」がどこにあるのかをメルクマールとして,「目的が本質的には患者の治療にある」治療的研究,「その本質的な目的が純粋に科学的なものであり,研究を受ける人間にとって治療価値のない」非治療的研究を区別し,後者については,原則として同意を書面で得なければならないとしていた。

　しかし,この基準では,治療目的であると位置づけることによって,被験者が未知の危険にさらされる場合であっても,被験者保護のためのさまざまな規制が適用されない可能性が生じる。

---

1) 田代志門. 研究倫理とは何か:臨床医学研究と生命倫理. 勁草書房;2011.
2) 笹栗俊之他. 臨床研究のための倫理審査ハンドブック. 丸善出版;2011.

(2) ベルモント・レポート

　これに対し，米国の国家研究法(National Research Act, 1974年)[3]に基づいて設置された「生物医学・行動学研究における被験者保護のための国家委員会」が策定したベルモント・レポート（「被験者保護のための倫理原則およびガイドライン」，1979年）[4]は，研究と診療の区別は容易ではないとしながらも，研究を「仮説を検証し，想定された結論を導き，そこから一般化された知識を発展させたり，貢献したりするように考案された活動」と定義し，「研究は目的を設定し，目的を達成するための一連の手順を定めた公式の計画書において基準される記載される」としている。そして，「ある行為の中に，研究の要素が少しでもあるならば，その行為は被験者保護のための審査を受けるべきである。」とした。また，実験的な方法が自動的に研究の範疇に入るわけではないとしつつ，画期的に新しい方法は，早い段階で正式な研究の対象とされるべきであるとしている。

　このベルモント・レポートの考え方は，被験者にとって，臨床研究と診療を区別する意義が，臨床研究を規制する倫理指針や法制度の適用を受け，臨床研究がもつさまざまな危険から保護されるという点にあるということに合致したものであるといえる。

3　治療上の利益と臨床研究

　ところで，臨床研究は，被験者となる当該患者の診療上の利益を図るというよりは，被験者を未知の危険にさらしてでも，将来の患者に利益をもたらすために実験を行うという本質をもっている。

　しかし，対象となった治療方法や医薬品が，有効で安全性であっ

---

[3] National Research Act
http://history.nih.gov/research/downloads/PL93-348.pdf
（2013.9.16アクセス）

[4] National Commission for the Protection of Human Subjects of Biomedical and Behavioral Research. The Belmont Report;1979
http://www.hhs.gov/ohrp/humansubjects/guidance/belmont.html
（2013.9.16アクセス）

た場合には，結果として参加した被験者に利益をもたらし，実際にも，被験者は将来の患者の利益のための人体実験に自己の人体を提供するというより，自己に治療上の利益があることを期待して参加する場合がある。

特に，治療法や有効な医薬品がない重篤な疾患に関する臨床研究においてはこの側面が強く表れる。米国では，1980年代に登場した当時未知のウイルス感染症であったエイズに関する初の治療薬の臨床試験にアクセスする利益を求めた患者運動を発端として，臨床研究への参加や，臨床研究段階にある被験薬に対するアクセスを保障するための制度が整備されてきた。

日本でもエイズ治療に関して初めて「拡大治験」という形で未承認薬が提供された（厚生省保健医療局国立病院部政策医療課長通知：平成8年9月13日政医第286号）。ただ，その後の展開は米国とは異なり，臨床研究へのアクセスを保障するための制度の整備へと進展したわけではない。しかし，例えば，難病に対して厚生労働省が実施している「特定疾患治療研究事業」[5]などは，研究を目的としつつ，症例数の確保のため，医療保険の自己負担分を公費で負担することとしており，参加する患者にとっては，治療機会の提供と経済的負担の軽減という機能を果たし，患者もこの利益に期待して参加している。また，2010年に厚生労働省の「薬害肝炎事件の検証及び再発防止のための医薬品行政のあり方検討委員会」が公表した「最終提言」[6]は，慎重な条件を付しながら「コンパッショネート・ユース」の導入について提案している（第9章「医薬品の開発と未承認薬」参照）。

しかし，このような流れは，臨床研究や新しい治療薬に対する患者のアクセス権を保障する一方で，研究と診療の境界線をあいまいにして，有効性でないかもしれないのに未知の危険に人体をさら

---

[5] 難病情報センターwebsite.
http://www.nanbyou.or.jp/entry/512 （2013.9.16アクセス）
[6] 薬害肝炎事件の検証及び再発防止のための医薬品行政のあり方検討委員会. 最終提言. 2010.
http://www.mhlw.go.jp/shingi/2010/04/s0428-8.html
（2013.9.16アクセス）

すという臨床試験がもつ本質的な危険性を見失わせるという側面を伴っていることに充分に注意を払わなければならない。特に，これが製薬企業によるマーケティング戦略と結びついたときには，その問題性は大きくなる。

4 承認後の人体実験と被験者の権利

(1) 条件付承認等

　さらに，承認制度そのものが変化して，有効性と安全性の検証が十分になされないままに医薬品が承認を得て市販され，本来であれば，「研究」として行われるべきことが承認薬による市販後の「診療」として行われるという問題がある。

　2000年頃より，医薬品が海外で最初に市販されてから，日本で市販されるまでが遅いという「ドラッグ・ラグ」問題が注目されるようになり，海外で標準的に使用されている抗がん剤が日本で使えないという患者の訴えなどを受け，審査期間を短縮して，迅速に承認することが規制当局の目標のひとつとされるようになった[7]（但し，ラグの原因のうち，審査に時間がかかることよってもたらされるラグ，つまり「審査ラグ」は元々大きくはなく，製薬企業が医薬品の販売戦略の観点から米国での販売を優先させて日本での申請をしない，もしくは遅らせることによって生じる「開発ラグ」の方が大きい。従って，ラグの解消策として審査期間を月単位で短縮することが，実際にラグ解消に果たす役割は大きくはなく[8]，それも2013年現在はほぼ解消している[9] ことに留意すべきである。）。

　また，例えば，抗がん剤において，延命効果という真のエンドポ

---

[7] 独立行政法人医薬品医療機器総合機構．平成24事業年度業務報告．P.55. http://www.pmda.go.jp/guide/outline/report/file/24-07gyomuhokoku.pdf（2013.9.16アクセス）

[8] 辻香織．日本におけるドラッグラグの現状と要因：新有効成分含有医薬品398薬剤を対象とした米国・EUとの比較.薬理と治療（JPT）2009；37(6)．

[9] 厚生労働省．医薬品産業ビジョン2013．http://www.mhlw.go.jp/seisakunitsuite/bunya/kenkou_iryou/iryou/shinkou/vision_2013.html（2013.10.12最終アクセス）

イントではなく，腫瘍縮小や無増悪生存期間など代理のエンドポイントを用いて有効性を評価し，優越性の試験ではなく，同等性試験や非劣性試験を用いることを認め，延命効果は市販後第Ⅲ相臨床試験で証明することを承認条件とするなど，有効性と安全性の検証が不十分なままに，条件付承認という手法等によって医薬品を早期に市場に出すという方法もとられている。

　その結果，承認された医薬品について有効性と安全性の検証のための市販後臨床試験が実施されるのと平行して，有効性と安全性の検証が不十分な同じ医薬品による「診療」が行われるという状態が発生する。この「診療」における使用は，必ずしも臨床研究の場合のように倫理委員会で第三者によるチェックが求められるわけではなく，あくまで「診療」として，個々の医師と患者との関係において，医師の裁量の元で対応され，有効性と安全性に関わる情報が収集されることは保障されていない。

(2) 抗がん剤イレッサの例

　このようなあり方がもたらす問題を示したのが抗がん剤イレッサ[10]である。イレッサは，2002年7月，世界で初めて日本で承認された手術不能または再発の非小細胞肺がんを適応とする抗がん剤であり，承認申請から5ヵ月余という異例のスピードで承認されたが，市販直後から副作用である間質性肺炎による死亡報告が相次ぎ，承認から3ヵ月で緊急安全性情報の発出と添付文書改訂が行われた（この3ヵ月の間質性肺炎による死亡報告は162人）。この薬の承認は，代替エンドポイントである腫瘍縮小効果に基づくものであり，市販後第Ⅲ相試験で延命効果を証明することが承認条件とされたが，承認条件とされた第Ⅲ相試験に着手するまで承認から1年以上を要し，第Ⅲ相試験の結果が公表されたのは2007年となったうえ，承認条件とされた試

---

10) 水口真寿美．薬害イレッサの真実．MERS（Medical Care and Human Rights Network）ニュースレターNo.27．2012.9.4.
http://mers.jp/pass_new/news27/27_02.htm（2013.9.16アクセス）

験で延命効果を証明できなかった。これに先だって行われた複数の大規模な国際的な第Ⅲ相臨床試験でも延命効果は証明できず,日本に遅れて2003年にイレッサを承認していた米国は,2005年6月に新規患者への投与を禁じる措置をとり(2011年10月には承認申請が取り下げられた),EUでも,2005年に承認申請が取り下げられた(2008年に再申請に対し承認が与えられたが,適応は,「成人のEGFR遺伝子変異陽性の局所進行または転移を有する非小細胞肺がん」に限定されている)。日本は適応を限定せずに使用し続け,2011年11月の再審査でEUと同様の限定が付された(EGFR遺伝子変異陽性者は,全体の約3割と言われている)。承認条件とされた臨床試験の結果が出せないままに日本肺癌学会が策定した使用ガイドライン[11]に従えばよいとして市販を継続し,承認から8年を経て適応が限定された経過は,市場において診療の名の下に行われた人体実験と評すべきものである。

(3) 臨床試験に準じた扱いを

　この例が示すことは,有効性の検証を市販後臨床試験に委ねる条件付承認が行われる場合,被験者保護のルールをいかに精緻に組み立てても,それは市販後臨床試験に参加する極めて限られた患者を保護するに過ぎないということである。

　抗がん剤を例にとれば,有効性の真のエンドポイントである延命効果があるのか否か,またどの範囲の患者にあるのか等は本来,承認前の臨床試験で確認されるべき事柄である。予後の悪い疾患に苦しむ患者のためであるとしても,本来承認前に臨床研究として行うべきことを,市販後に行うことを承認条件として医薬品を承認するという制度を採用する以上は,市販後の「診療」において,臨床研究における被験者保護に準じた慎重な扱いがあってしかるべきである。

---

11) 日本肺癌学会. ゲフィチニブ使用に関するガイドライン. 2005.3.15 (2005.7.25改訂).
http://www.info.pmda.go.jp/happyou/file/PMDSI_050727_2.pdf
(2013.10.12最終アクセス)

具体的には，全例の登録調査，医療機関もしくは医師の限定，インフォームド・コンセントの徹底，治験審査委員会の関与等である。また，規制当局が企業に対し，市販後臨床試験の具体的な計画を事前に提出させて早期の試験着手と結果の公表を確保することも重要である。

　条件付承認は，伝統的な研究と診療の区別や被験者保護のシステムのあり方に新たな問題を提起している。

3　人権侵害の歴史と倫理指針

1　人権侵害事件の教訓と倫理指針

　臨床研究に適用される国際倫理指針は，人権侵害事件を契機として形づくられてきたという側面がある。特に以下の2つの事件は被験者の権利保護に関する重要な原則の策定を促した。

2　ナチスドイツの人体実験とヘルシンキ宣言

　被験者保護の必要性を最も強く人類に認識させた事件と言ってよいのが，第二次世界大戦下でナチスがユダヤ人等に対して行った細菌感染実験，移植実験等を初めとする非人道的な人体実験である。

　この人体実験に対する反省から，1947年，人体実験に関する最初の国際的な倫理指針である「ニュルンベルク綱領」が定められた。ニュルンベルク綱領は，人体実験が許される10項の条件を既定している。世界医師会は，翌1948年に「ジュネーブ宣言」を採択し，この流れは，1964年の世界医師会第18回総会において採択された「ヘルシンキ宣言」に結実した。

　ヘルシンキ宣言は，医学の進歩のためには，人を対象とする実験が必要であることを認めたうえで，「被験者の福利に関する配慮が科学的及び社会的利益よりも優先されなければならない」ことを明記

し，インフォームド・コンセントや，倫理性を確保するための手続の必要性にも触れている（ヘルシンキ宣言は，その後5回にわたる改訂がなされている）[12) 13)]。

3　タスキギー事件とベルモント・レポート

(1) タスキギー事件

　タスキギー事件は，米国アラバマ州のタスキギーにおいて行われた長期にわたる非人道的な人体実験である。米国公衆衛生局（NHS）は，梅毒の自然経過を調べる目的で，梅毒に罹患した黒人住民を，1932年から1972年の間，無治療のまま観察し，被験者に感染を告知せず，ペニシリンによる治療が可能になった後も同剤による治療をしなかった。

　米国では，この事件に先立つ1966年に，ヘンリー・ビーチャーは，『ニューイングランド医学雑誌』（NEJM）に「倫理と臨床研究」[14)]と題する論文を発表して1950年代から60年代に米国で行われた22の非人道的な人体実験を告発し，国立衛生研究所（NIH）は倫理指針を公表していたが，タダスキー事件によって，1974年の国家研究法（National Research Act）の制定が促された。そして，同法に基づいて「生物医学・行動学研究における被験者保護のための国家委員会」を設置がされ，この委員会により1979年ベルモント・レポート（「被験者保護のための倫理原則およびガイドライン」）が発表されるに至る。

---

12) WMA. Declaration of Helsinki
　http://www.wma.net/en/30publications/10policies/b3/（2013.9.16アクセス）
13) ヘルシンキ宣言（日本医師会website）．
　http://www.med.or.jp/wma/helsinki08_j.html（2013.9.16アクセス）
14) Henry K. Beecher,Ethics and Clinical Research.The New England Journal of Medicine 274:1354-1360；1966

(2) ベルモント・レポート

① ベルモント・レポートは,「A 研究と診療の境界」について述べたうえで,「B 基本倫理原則」として,「人格の尊重」「善行」「正義」の3つについて述べている。そのうえで,「C 適用」として,「インフォームド・コンセント」「リスク・ベネフィット評価」「対象者の選択」について述べるという構成となっている。

② 3つの基本的倫理原則の内容は以下のとおりである。

「人格の尊重」については,少なくとも2つの倫理的な信念を含んでいると記載されている。個人は自律的に扱われるべきであること,自律性が減弱した人は保護される権利があることである。自己決定権の尊重とともに,自己決定の能力が未熟な人や能力を欠く人を保護することの必要性を指摘しているのである。この「人格の尊重」の原則は,「適用」においては,臨床研究に求められる要件としてのインフォームド・コンセントを導く。

「善行」(恩恵) では,人々を倫理的に扱うには,福利を確保する努力をしなければならないとしたうえで,危害を加えてはならないということと,予想される利益を最大化し危害を最小化することを求めている。この善行の原則の適用として,臨床研究においては,リスク・ベネフィット評価が求められる。

「正義」では,研究の利益を享受し,負担を担う者についての正義が論じられ,この適用の結果,臨床研究に求められる要件として,研究対象者の選択において方法と結果が公正であることとしている。

③ 連邦の各機関は,このベルモント・レポートの基本的倫理原則に基づいて,臨床研究に関する諸規則を作成したが,その後,保健福祉省 (DHHS:Department of Health & Human Services) の連邦行政規則第45編第46部 (45CFR46) の一部が「コモン・ルール」(共通の規則) となった[15]。

---

[15] The Department of Health and Human Services (HHS) Website. What is the historical basis for the current human research regulations, 45 CFR part 46?
http://answers.hhs.gov/ohrp/questions/7184 (2013.9.16アクセス)

2011年7月，保健福祉省は，コモン・ルールの全般的改訂に向けた規則制定事前通知を出し改訂手続に入っている[16)][17)]。

④ なお，ビーチャムとチルドレスは，このベルモント・レポートをもとに，倫理原則を，「自律尊重」「無危害」「恩恵」「正義」という4原則に整理しており（「生命医学倫理の諸原則」1979），これは「生命倫理4原則」と言われている[18)]。

4 日本の倫理指針

(1) 被害者の権利保護の体系

普遍性をもった倫理指針は，上記のヘルシンキ宣言やベルモント・レポートに限られるものではなく，1982年に，国際医科学団体協議会 (The Council for International Organizations of Medical Sciences：CIOMS) が定めた「人を対象とする生物医学研究の国際倫理指針」[19)][20)]等，他にも重要なものがある。被験者の権利は，これら国際的な倫理指針や国際人権規約や，各国の国内法や国内倫理指針によって保護される体系となっている。

---

16) HHS, Human Subjects Research Protections: Enhancing Protections for Research Subjects and Reducing Burden, Delay, and Ambiguity for Investigators, 76 Fed. Reg. 44,512, Jul. 26, 2011
17) 丸山英二．アメリカ被験者保護制度改革の行方：米国コモン・ルール改訂に関する規則制定事前通知（日本生命倫理学会第24回年次大会公募シンポジウムⅦ）．2012.10.28.
http://www2.kobe-u.ac.jp/~emaruyam/medical/Lecture/slides/121028JAB.pdf（2013.9.16アクセス）
18) トム・L・ビーチャム，ジェイムズ・F・チルドレス著，立木教夫，足立智孝監訳．生命医学倫理（原著5版2001年）．麗澤大学出版会；2007.
19) Council for International Organizations of Medical Sciences(CIOMS). International Ethical Guidelines for Biomedical Research Involving Human Subjects.
http://www.cioms.ch/publications/guidelines/guidelines_nov_2002_blurb.htm（2013.9.16アクセス）
20) 国際医学団体協議会作成，世界保健機関協力，光石忠敬訳・監訳，栗原千絵子，内山雄一，齊尾武郎訳．人を対象とする生物医学研究の国際的倫理指針．臨床評価2007；34(1).

(2) 日本ではどうか

　まず、被験者の権利に関して日本国憲法上の根拠規定を求めれば、個人の尊厳と生命・自由・幸福追求権を規定した憲法13条、法の下の平等を規定した憲法14条等を挙げることができる。

　しかし、ベルモント・レポートのような明快な基本的倫理原則は策定されていない。

　第二次世界大戦中、日本の731部隊によって中国人等外国人捕虜に対する人体実験が行われたが、731部隊に関与した医師は責任を追及されることなく戦後も医学界に残って影響力を持ち続け、事実が検証されることも、教訓から研究倫理原則や指針を導くこともされなかったばかりか、同部隊の内藤良一医師が設立した日本ブラッドバンクは、後にミドリ十字社となり、薬害エイズ事件を引き起こすに至っている。この点で、ドイツにおいて、ナチスの人体実験について関与した医師の責任が追及され、その反省がニュルンベルグ綱領を生んだのとは大きく異なる。また、戦後も九大生体解剖事件などが発生したが、研究倫理の進展につながることはなかった。

　そして、1990年に厚生省通知としての旧GCP、1997年にGCP省令が定められた後、2001年に「ヒトゲノム・遺伝子解析研究に関する倫理指針」が定められ、以後、遺伝子治療臨床研究に関する指針（2002年）、疫学研究に関する倫理指針（2002年）、臨床研究に関する倫理指針（2003年、2008年改正）といった具合に、各種倫理指針が濫立している[21]（但し、疫学研究指針と臨床研究指針は「人を対象とする医学系研究に関する倫理指針」として統合される見通しである）。

　また、規制の形式についても、法的規制を受けているのはクローン技術、治験と承認を得た医薬品の製造販売後の調査・試験のみという状態にある。すなわち、クローン技術は法律により法的規制を受け、治験は、医薬品の臨床試験の実施の基準に関する省令（GCP

---

[21] 厚生労働省「研究に関する指針について」website. http://www.mhlw.go.jp/seisakunitsuite/bunya/hokabunya/kenkyujigyou/i-kenkyu/index.html （2013.9.16アクセス）

省令），医薬品の製造販売後の調査及び試験の実施の基準に関する省令，医療機器の臨床試験の実施の基準に関する省令，医療機器の製造販売後の調査及び試験の実施の基準に関する省令等，省令によって規律されるが，上記以外の人対象研究は，臨床研究に関する倫理指針，疫学研究に関する倫理指針，ヒトゲノム・遺伝子解析研究に関する倫理指針，遺伝子治療臨床研究に関する指針，ヒトES細胞の樹立及び使用に関する指針，ヒト幹細胞を用いる臨床研究に関する指針等の倫理指針（ガイドライン）によって規律されているに過ぎないのである。

EUや米国では治験と治験以外の臨床試験・研究をともに法によって管理しているのと対象的である。これを今後どのようにするべきかについては，次に述べる製薬企業が臨床試験に及ぼす影響力に関する検討を踏まえて後述する。

4 製薬企業の影響力と臨床研究

1 製薬企業の影響力

冒頭において述べたように，臨床研究を脅かす現代的な脅威は製薬企業の影響力である。

製薬産業は，先進各国において，1980年代以降順調に成長し，例えば，世界の医薬品市場は，2000年から2010年までの10年間で，約2.4倍の規模となっている。日本の2012年の医薬品生産額は6兆9873億に達しており，市場規模は米国について世界2位である[22]。

先進各国において，巨大な産業に成長した製薬産業は，政府や医学会や，臨床研究を実施する大学や研究機関，医師，患者会等に対する影響力を増し，利益相反を生み，臨床研究に多くのバイアスを

---

22) 日本製薬工業協会「日本の製薬産業―その規模と研究開発力―」website. http://www.jpma.or.jp/about/issue/gratis/guide/guide12/12guide_08.html（2013.10.13アクセス）

持ち込んでいる（第4章2節を参照）。

　2004年頃から，「ビッグ・ファーマ[23]」「暴走するクスリ[24]」「抗うつ剤の功罪[25]」など製薬企業の影響力がもたらしている問題を告発する本が相次いで刊行され，その後，現在に至るまでこの問題に関する論文や医学雑誌における記事は絶えることがない。

　問題は，具体的には以下のような形で現れている。

2　製薬企業の影響力と臨床研究における諸問題

(1) 設計・評価をめぐる問題

① 　まず，臨床試験の設計や臨床試験で得られたデータの評価にかかわる問題がある。具体的には，プラセボ比較試験の過剰使用，代替評価指標の過剰使用，非劣性試験や同等性試験の過剰使用，副作用の過小評価であるが，詳細は第6章「承認審査」に譲り，以下要点のみを述べる。

② 　第1は，プラセボの過剰使用である。

　医薬品の有効性については，無作為化比較試験をして確かめることが望ましいが，そもそも標準的な治療薬がある場合には，新薬に標準的治療薬を上回る有用性が示されなければ，新薬を開発する意味は乏しい。従って，比較試験における対象群には，標準的な治療薬を用いることが適切である。また，プラセボ（偽薬）対象の試験は，プラセボを割付けられた被験者から標準的治療薬による治療の機会を奪うという倫理的問題もある。

---

[23] マーシャ・エンジェル．ビッグ・ファーマ：製薬会社の真実．篠原出版新社；2005．

[24] チャールズ・メダワー，アニタ・ハードン著，吉田篤夫，浜六郎，別府宏圀訳．暴走するクスリ？：抗うつ剤と善意の陰謀．医薬ビジランスセンター；2005．
Medawar C, Hardon A. Medicines out of Control? : Antidepressants and the Conspiracy of Goodwill.
Amsterdam Aksant Academic Publishers；2004

[25] デイヴィッド・ヒーリー著，田島治監修．抗うつ薬の功罪：SSRI論争と訴訟．みすず書房；2005．

しかし，実際には，既存薬と比較するより，プラセボと比較する方が有効という結果が出やすいことから，プラセボが過剰に使用されている。

③　第2は，同等性試験，非劣性試験の多用である。

比較臨床試験において，試験薬の効果が対象薬より有意に優れていることを検証する優越性試験ではなく，同等性試験，非劣性試験の結果をもって有効性ありとすることが行われるようになっている。優越性よりは，同等性，非劣性の方が証明しやすいが，これらの試験は恣意性が入りやすく，真の効果を保証しているものではない。

④　第3は，有効性に関する代替指標の過剰使用の問題である。

確かに代替指標は早期に結果を出せ，医薬品等を早く患者に提供でき，治療の過程において，治療効果を判断する指標として役立つ場合がある。しかし，それは真の評価指標に代わるものではない。にもかかわらず抗がん剤や糖尿病治療薬では，真の評価指標による臨床試験が先延ばしにされ，代替評価指標が真の評価指標のように扱われている。先に紹介した抗がん剤イレッサがその典型例であるが，こうした指標の問題点はコレステロール低下剤等でも指摘することができる。

⑤　第4は，副作用の過小評価である。

試験薬・試験機器による副作用であると評価すべき症例を原疾患の悪化によるものと評価して試験薬等のリスクを過小に評価することもしばしば問題となる。

これは試験中止等の判断も誤らせる危険がある。副作用を過小評価することは，被験者の保護はもとより，市販後の被害の発生拡大を防ぐという観点からも問題である。市販後に副作用が問題となった薬剤の承認前の臨床試験データをみると，問題点は既に示されているのに，リスクの過小評価がある例が少なくない。

この点について，薬害肝炎事件を契機として厚生労働省に設置された「薬害肝炎事件の検証および再発防止のための医薬品行政のあり方検討委員会」の「最終提言」は，「薬害は最新知見が不

足しておきたというより，既に製薬企業や行政が把握していたリスク情報の情報伝達が十分に行われてこなかった，あるいはリスク情報等の不当な軽視により，適切な対応・対策がとられてこなかったことによって発生する場合があることや，入手していた情報の評価を誤り，行政が規制するという意思決定を行わなかったことに本質的な問題がある場合があることに留意して，業務を遂行すべきである」と述べている。
⑥ 以上は，臨床研究のリスク・ベネフィットの評価を歪め，臨床上の真の利益につながらない医薬品を市場に送り出す結果をもたらしている。

(2) 公表をめぐる問題
① パブリケーション・バイアス

臨床研究に関する情報の公表をめぐる問題も深刻である。有効性を肯定する臨床研究の結果のみを公表し，否定的な結果は公表しない（「パブリケーション・バイアス」）問題である。

② 抗うつ剤に関するパブリケーション・バイアス

例えば，2003年のBMJは，抗うつ剤，SSRIの論文42本の論文のうち，21本がプラセボとより試験薬が優れ，21本がネガティブであったが，論文として公表されているのは，前者は19本であるのに対し，後者については6本のみであると指摘している[26]。

2004年には，米国において,抗うつ剤パキシルについて，グラクソ・スミスクライン社が18歳未満の思春期・小児での有効性が認められず，かえって自殺企図のリスクが増加することを示す臨床試験の存在を隠蔽したことが発覚し，ニューヨーク州が同社を提訴した。

抗うつ剤については，レボキセチンをプラセボまたはSSRIする

---

[26] Melander H, Ahlqvist-Rastad J, Meijer G, Beermann B. Evidence b(i)ased medicine-selective reporting from studies sponsored by pharmaceutical industry: review of studies in new drug applications. BMJ. 2003 May 31;326(7400):1171-3.

と比較する試験において，出版されたデータはレボキセチンが有効であることを示しているが，出版されていないデータを合わせると結果は逆転し，無効という結論となった[27]。

③ タミフルに関するパブリケーション・バイアス

以上は，抗うつ剤をめぐる問題であるが，タミフルについても深刻な問題が生じている。「コクラン共同計画」(Cochrane Collaboration) は，2009年12月8日号の英国医学雑誌（BMJ）において，タミフルについてのシステマティック・レビューの結果を報告し「タミフルがインフルエンザの合併症の予防に有効であることは示されていない」とした[28]。これは，タミフルが重篤な合併症を減らすとした2006年の結論を覆すものである。

このような結果となったのは，日本の小児科医が，2006年の結論を導く根拠となった「Kaiser Study」について，評価の中心になっているのは未発表の臨床試験であると指摘して見直しを求めたことに端を発している。「Kaiser Study」は1990年代後半に企業の資金で行われた10の臨床試験のメタアナリシスであったが，うち2つはピアレビューのある雑誌に公表されていたものの，残り8つは未発表あるいは要約のみの公表であった。そこで，コクランのチームは，「Kaiser Study」の著者にデータの提出を求めたところ，タミフルの製造元であるロッシュ社にあるとのことだったので，同社に求めた。しかし，ロッシュ社は，秘密保持の同意書へのサインを求めたのである。サインを拒否したコクランのチームに，4ヵ月後にロッシュ社から送付されたのは，臨床試験の企業報告の抄録であり，合併症への有効性を証明するには不十分であっ

---

[27] Eyding D, Lelgemann M, Grouven U, Härter M, Kromp M, Kaiser T, Kerekes MF, Gerken M, Wieseler B. Reboxetine for acute treatment of major depression: systematic review and meta-analysis of published and unpublished placebo and selective serotonin reuptake inhibitor controlled trials.BMJ. 2010 Oct 12;341:c4737. doi: 10.1136/bmj.c4737.

[28] Tom Jefferson, Mark Jones, Peter Doshi, Chris Del Mar. Neuraminidase inhibitors for preventing and treating influenza in healthy adults: systematic review and metaanalysis. BMJ 2009;339:b5106

た。そこで，コクランは，「Kaiser Study」をはずして分析し直した。その結果，結論が逆転したのである[29]。

このタミフルのデータ公表問題をめぐってBMJは，データ公開キャンペーンを行い[30][31][32][33]，医師や患者が，タミフルの完全データを入手可能にするようロッシュ社を説得することを目的とする専用のウェブサイトを立ち上げ，英国ではタミフルについて保険償還を認めたNICEの対応も問題とされている[34]。

(3) 不正をめぐる問題

研究倫理に反する不正もある。具体的には，以下のとおりである。

① ゴースト・ライティング

ゴースト・ライティングとは，論文等に著者として記名された者以外の者が論文を実質上作成することを言う。

1998年に，米国医師会雑誌（JAMA）に発表された論文[35]では，809の論文中13%にゴーストライターが存在したと報告されている。また，デンマークのコペンハーゲンとフレデリクスベルグの科学倫理審査委員会から1994～1995年に同委員会の承認を受けた臨床試験のプロトコールの提供を受け，対応する発表論文

---

[29] Peter Doshi. Neuraminidase inhibitors—the story behind the Cochrane review. BMJ 2009;339:b5164
[30] BMJ website.Tamiflu campaign. http://www.bmj.com/tamiflu
[31] Andrew P Prayle Matthew N Hurley , Alan R Smyth.Compliance with mandatory reporting of clinical trial results on ClinicalTrials.gov: cross sectional study. BMJ 2012;344:d7373
[32] 浜六郎．臨床試験データの全面公開を：英誌BMJがキャンペーン．薬のチェックは命のチェック2012；160（インターネット速報版）．http://www.npojip.org/sokuho/121104.html
[33] 薬害オンブズパースン会議「注目情報：コクラングループはあくまでタミフルに関する全臨床試験データの公表を求める―ロシュの『諮問委員会』設置の申し入れを拒否」website．2013．http://www.yakugai.gr.jp/attention/attention.php?id=376. (2013/09/16アクセス)
[34] Z Kmietowicz. Roche medical director could face GMC if the company withheld relevant data on oseltamivir.BMJ 2012;345:e8408
[35] Flanagin A, Carey LA, et.al(1998) Prevalence of articles with honorary authors and ghost authors in peer-reviewed medical journals, JAMA280222-224

とつき合わせることで，ゴーストライターの存在について検討した結果として，「謝辞」にのみ名前が記されている場合を含めると，44試験中実に約9割に当る40試験に「ゴーストライター」が存在したとも報告されている[36) 37)]。

医学雑誌編集者国際委員会は，ゴースト・ラインティングの問題を重くみて，2005年に統一投稿規定（ICMJE Uniform Requirements for Manuscripts）を改定して著者の定義を明確にし，著者資格の要件として，①コンセプトとデザイン，もしくはデータ取得又はデータの解析と解釈に対する実質的貢献，②論文の起草，又は重要な内容に対する重大な改訂，③掲載されることになる版の最終承認等を掲げた。

日米欧製薬協と国際製薬協も，2010年6月「臨床試験結果の科学文献としての出版に関する共同の姿勢」の声明[38)]を発表し，「企業が依頼する臨床試験の公表論文の著者資格及び謝辞は，医学雑誌編集者国際委員会統一投稿規定（ICMJE Uniform Requirements for Manuscripts）に準じていなければならない。」としている[39)]。

しかし，上記の基準ではゴースト・ライティングを防げないとする指摘もある。医師が上記の3要件にわずかしか関与していな

---

36) Gøtzsche PC, Hrobjartsson A, Johansen HK, Haahr MT, Altman DG, et al. (2007) Ghost Authorship in Industry-Initiated Randomised Trials. PloS Med 4(1): e19 doi:10.1371/journal.pmed.0040019
37) 薬害オンブズパースン会議「注目情報：企業主導のランダム化臨床試験論文におけるゴーストライターの存在」website．2007．
http://www.yakugai.gr.jp/attention/attention.php?id=158 (2013.9.16アクセス)
38) IFPMA（国際製薬団体連合会），臨床試験結果の医学雑誌における論文公表に関する共同指針．2010.6.10．
http://www.jpma.or.jp/about/basis/rinsyo/pdf/100610_shishin_e.pdf （原文）／http://www.jpma.or.jp/about/basis/rinsyo/shishin10.html （和文）(2013.9.16アクセス)
39) Alastair Matheson. How Industry Uses the ICMJE Guidelines to Manipulate Authorship—And How They Should Be Revised. PLoS Med 8(8): e1001072. doi:10.1371/journal.pmed.1001072.2011
http://www.plosmedicine.org/article/info:doi/10.1371/journal.pmed.1001072 (2013.9.16アクセス)

くても「著者」となるのに対し，企業は上記①②の大部分を行ったとしても，③の最終承認権限を医師に委ねてしまえば企業は「著者」とならないことになるからである（実際，企業が企画した出版では，最終承認は医師に委ねるという慣行がある）。

対策としては，プロトコールの徹底した公開，論文著者各自が担当した役割の明記，企業と医学ライターが著者として適切な場合は個々の著者に並べて記載すること，出版によってサポートされる会社と特定の医薬品名は著者記載のすぐ下に明記すること等が提案されている[40)][41)]。

② スピン（Spin）

スピンは，クリケットで，投手が打者を打ち取るのにボールに回転をかけることに語源がある言葉で「回転する」という意味だが，ここでは情報を都合のよいように操作することを指す。

例えば，「サブグループまたは副次評価項目の結果での誇張」，「対照群との比較ではなく介入群のみの改善の強調」，「有意で無い差を同等の治療効果とする不適切な解釈」などがスピンである。

スピンが医学論文においてどのくらい行われているのかを定量的に分析した論文が公表されたが，2006年12月にPubMedに掲載されたランダム化比較試験のうち，主要評価項目が統計学的に有意でないと評価した72論文について，40%以上の論文で少なくとも2つ以上のセクションにスピンが認められた。スピンが「高度」であると認められたものは，抄録の結果で33.3%，本文の結果で26.4%であった。「副次評価項目の結果またはサブグループの解析を行っている場合」や「介入群内での効果に基づいて結論を出しているとき」，「違いが少ないことを同等性の証明と不適切に解釈

---

40) Matheson A. How Industry Uses the ICMJE Guidelines to Manipulate Authorship—And How They Should Be Revised. PLoS Med 8(8): e1001072. doi:10.1371/journal.pmed.1001072
41) 薬害オンブズパースン会議「注目情報：26年間使われているICMJEガイドラインは『ゴーストライター』問題の対処に不十分」website，2012．http://www.yakugai.gr.jp/attention/attention.php?id=344（2013.9.16アクセス）

している場合」等はスピンに注意すべきと指摘されている[42]。

③ 研究不正

臨床研究を含めた医学研究の論文作成及び結果報告において，データ・調査結果等の捏造，改ざん及び盗用等の不正行為が行われることがある。

2012年に発覚した東邦大学麻酔科医の件では，19年もの長期にわたり医学論文における捏造が繰り返された。捏造が確認された論文は172編に及ぶと報告されている。また，獨協医科大学教授（内科学）の事案では，画像や実験データの流用等の不正行為が46件確認されている[43]。

2013年には，京都府立医大，慈恵医科大学を含む5大学において実施されたノバルティスファーマ社の高血圧治療薬バルサルタン（商品名ディオバン）の臨床試験に関し，同社の社員が非常勤講師をしていた大阪市立大講師の肩書で臨床試験に参加し，統計データの解析，論文作成等に関与していたことが明かになった。各大学が調査委員会を設置し，一部の大学では既に報告書[44][45]を公表しているが，バルサルタン群の脳卒中や狭心症などの血管障害の発生率を減少させるような操作が確認されている。いずれも医師主導市販後臨床試験として行われ，ノ社が2002年から2012年に5大学の主任研究者の研究室等に寄付した奨学寄付金は総額11.3億円である。ノ社は，論文を販促に使用し，1兆2000億円超を売上げたとさ

---

[42] 薬害オンブズパースン会議．「注目情報：ランダム化比較試験の結果は論文でいかに歪めて伝えられるか」website．2010．
http://www.yakugai.gr.jp/attention/attention.php?id=304（2013.9.16アクセス）

[43] 公益社団法人日本麻酔科学会藤井善隆氏論文調査特別委員会．藤井善隆氏論文に関する調査特別委員会報告書．2012.6.28．
http://www.anesth.or.jp/news2012/pdf/20120629_2.pdf（2013.10.12アクセス）

[44] 東京慈恵会医科大学 Jikei Heart Study調査委員会．臨床試験『Jikei Heart Study』に関する調査委員会（中間）報告書．2013.7.30（2013.8.29訂正）．
http://www.jikei.ac.jp/news/pdf/20130730.pdf（2013.10.12アクセス）

[45] 京都府立医科大学．「Kyoto Heart Study」臨床研究に係る調査報告書．2013.7.1．
http://www.kpu-m.ac.jp/doc/tokusetu/files/4360.pdf（2013.10.12アクセス）

れる。この問題については，2014年8月9日，厚生労働省に「高血圧症治療薬の臨床研究事案に関する検討委員会」が設置された[46]。

こうした問題が生じる背景には，研究分野では多額の研究費が獲得できる研究が優れた研究とみなされやすく，研究費獲得がいわば業績の評価の指標と化して，競争の激化と性急な成果主義を煽っていることや，国策としての産学連携の下での製薬企業と大学等研究機関との経済的なむすびつきなどがある。

研究活動の不正行為を防止するための指針としては，厚生労働省の「臨床研究に関する倫理指針」及び「研究活動の不正行為への対応に関する指針」，研究活動の不正行為に関する特別委員会（文部科学省）の「競争的資金に係る研究活動における不正行為対応ガイドライン」並びに日本学術会議の声明「科学者の行動規範について」等が定められているが，十分に機能していない。

公正な第三者で組織された調査制度の創設，不正行為に対する懲戒や行政処分，倫理研修などを実施する必要がある。また，臨床試験については，以下に述べるような多角的な対応が必要である[47]。

3 制度改革

(1) シルビオ・ガラティーニの提言

臨床研究をめぐる諸問題の1つとして，イタリアの著名な研究機関であるマリオネグリ研究所の元所長であるシルビオ・ガラティーニは，臨床試験が商業的な目的のためではなく，真に患者の利益に叶うものとなるようにするにはどうするべきかという視点で，以下の

---

46) 厚生労働省．第1回高血圧症治療薬の臨床研究事案に関する検討委員会資料．2013.8.9.
http://www.mhlw.go.jp/stf/shingi/0000014834.html （2013.10.12アクセス）
47) 薬害オンブズパースン会議．ディオバン事件に関する意見書．2013.9.11.
http://www.yakugai.gr.jp/topics/file/diovan_jiken_nikansuru_ikensho.pdf （2013.10. 12アクセス）

ような提言をしている[48) 49)]。

① 研究開発目的設定に患者や市民の関与を求めること
② 医薬品の承認には2つ以上の比較臨床試験の実施を求め，1つは当該製薬企業とは独立した組織が実施することを求めること
③ 新薬の承認に既存薬に付加した価値の証明を要求すること
④ 企業から独立した臨床試験の実施をサポートする公的な基金を創設すること

バルサルタンをめぐる不正事件では，製薬企業は他の競合品との差別化を図り販売促進に臨床試験結果を用いるという目的をもって研究資金の提供を申し出，大学は新たな主任教授として立ち上げた講座の関係者間の結束を強化したいとの考え方に基づいて臨床試験を実施していた（東京慈恵医科大学）。医療上の必要性に基づかない人体実験が行われたということであり，前記①の提案の重要性が改めて認識される。

また，②と③は臨床試験の質を担保するうえで重要である。新薬の承認に，付加価値の証明を求める点については，ドイツでは2011年1月から，フランスでは2012年から，医療経済からする費用対効果の観点によるものであるが，一定の条件の下で，既存薬と比較した付加価値の証明を求め，これができないときには保険償還の対象からはずす制度を採用している[50)]。

④の公的資金による臨床試験の援助に関しては，イタリアでは,企業のプロポモーション費用の5％の拠出を求めて基金を創設して臨床

---

48) シルビオ・ガラティーニ．臨床試験は常に患者に利益をもたらすか．TIP（The Informed Prescriber）正しい治療と薬の情報2008；23(2)．
49) Silvio Garattini, Iain Chalmers, James Lind Library, "Patients and the public deserve big changes in evaluation of drugs", BMJ 2009;338:b1025
50) 薬害オンブズパースン会議「注目情報：フランスとドイツは新薬の保険償還の可否や価格について，既存薬との比較により評価」website．2013．http://www.yakugai.gr.jp/attention/attention.php?id=375 （2013.9.16アクセス）

研究を支援する制度を採用しており[51]，日本でも，厚生労働省の薬害肝炎事件の検証と再発防止のための医薬品行政のあり方検討委員会が基金創設を提言している。

(2) 臨床研究登録の義務化と範囲の拡大

① 臨床研究（試験）登録は，臨床研究への参加者募集の促進という機能もあるが，無駄な臨床研究の繰り返しを防ぎ，都合の悪い試験結果は公表せず，都合のよい結果のみを公表するパブリケーション・バイアスに対する対応策として特に重要である。

特に，2004年，米国において，抗うつ剤パキシルについて，グラクソ・スミスクライン社が18歳未満の患者での有効性が認められず，かえって自殺企図のリスクが増加することを示す臨床試験を隠蔽したことが発覚して，ニューヨーク州が同社を訴えた事件を契機に，臨床登録制度の必要性が強く認識されるようになった[52]。

この事件後の2004年9月，医学雑誌編集者国際委員会（International Committee of Medical Journal Editors）は，2005年7月1日以降，自由にアクセスできるインターネット上の公的な臨床試験データベースに登録をしていない臨床試験については掲載しない旨の共同声明を出して統一投稿規定を設けた[53]（その後，2007年に改定されている）[54)55]。

---

[51] AIFAwebsite.The independent research on drugs.
http://www.agenziafarmaco.gov.it/en/content/independent-research-drugs（2013.9.16アクセス）
[52] 薬害オンブズパースン会議「注目情報：パキシル訴訟 GSK社とNY州当局が和解確認 GSK社は情報公開を率先して推進」website．2004．
http://www.yakugai.gr.jp/attention/attention.php?id=42（2013.9.16アクセス）
[53] Committee of Medical Journal Editors.Clinical Trial Registration: A Statement from the International
http://www.icmje.org/clin_trial.pdf（2013/09/16）
[54] ICMJE. Clinical Trial Registration: Looking Back and Moving Ahead
http://www.icmje.org/update_june07.html/
http://www.toukoukitei.net/URM200710.pdf（翻訳）
[55] 薬害オンブズパースン会議「注目情報：医学雑誌編集者国際委員会（ICMJE）が臨床試験登録制を改訂」website．2007．
http://www.yakugai.gr.jp/attention/attention.php?id=173（2013.9.16アクセス）

また，2004年4月に，臨床試験の登録と公開に関する国際的原則を確立することを目的として「オタワ声明」が公表され，2005年には，国際製薬団体連合会（the International Federation of Pharmaceutical Manufacturers and Associations（IFPMA）http://www.ifpma.org，日本の製薬工業協会も加盟する）が「臨床試験登録簿及びデータベースを介した臨床試験情報の開示に関する共同指針」[56]を定めた。

　WHOは，2005年5月に開催された第58回世界保健総会（World Health Assembly）において，臨床研究登録に係る国際的なネットワークを作成することを決定し，同年8月から稼働している。WHOのICTRP（International Clinical Trials Registry Platform）では，各国の認定登録機関の臨床試験情報が検索できる。

　なお，WHOの登録項目は，研究に対するユニークな識別番号，研究登録日，研究に対するその他の識別記号，研究費提供元，主要な実施責任組織，共同実施組織，研究の問い合わせ先，研究責任者の連絡先，正式な名称，科学的な名称，臨床研究を実施する国，対象疾患，介入，主要な適格基準・除外基準，研究のタイプ，研究開始予定日，目標症例数，進捗状況，主要アウトカム評価項目，副次アウトカム評価項目，以上20項目である。

② 　わが国では，現在，国立大学附属病院長会議UMIN臨床試験登録システム[57]，財団法人日本医薬情報センターJapicCTI[58]，社団法人日本医師会臨床試験登録システム[59]の3つの臨床研究登録機関があり，Japan Primary Registries Network（JPRN）として相互に協力体制を構築し，2008年より，WHOが指定する登録機

56）臨床試験登録簿及びデータベースを介した臨床試験情報の開示に関する共同指針．2009.11.10改定．
http://www.jpma.or.jp/about/basis/rinsyo/pdf/091110_shishin_j.pdf
（2013.9.16アクセス）
57）国立大学附属病院長会議UMIN臨床試験登録システムwebsite．
http://www.umin.ac.jp/ctr/index-j.htm（2013.9.16アクセス）
58）財団法人日本医薬情報センターJapicCTI website．
http://www.clinicaltrials.jp/user/cte_main.jsp（2013.9.16アクセス）
59）社団法人日本医師会臨床試験登録システムwebsite．
https://dbcentre3.jmacct.med.or.jp/jmactr/（2013.9.16アクセス）

関(WHO Primary Registry)として認められている。また,国立保健医療科学院では,上記3つの登録機関にある情報を横断的に検索することが可能なポータルサイトが運営されている[60)][61)]。

③　臨床研究登録のシステムは国際的に整備されつつあるが,まだ課題が残されている。課題の1つは登録の義務化である。

日本では,登録は,厚生労働省の定める「臨床研究に関する倫理指針」[62)]に以下のように規定されるのみで法的義務ではない。

「研究責任者は,第1の3(1)①及び②に規定する研究であって,侵襲性を有するものを実施する場合には,あらかじめ,登録された臨床研究計画の内容が公開されているデータベース(国立大学附属病院長会議,財団法人日本医薬情報センター及び社団法人日本医師会が設置したものに限る。)に当該研究に係る臨床研究計画を登録しなければならない。ただし,知的財産等の問題により臨床研究の実施に著しく支障が生じるものとして,倫理審査委員会が承認し,臨床研究機関の長が許可した登録内容については,この限りではない。」(第1の3(1)①及び②に規定する研究とは,介入研究である)

これに対し,2007年に制定された米国のFDA再生法:Food and Drug Administration Amendments Act (FDAAA) of 2007では,すべての臨床試験(但し,第II相試験から)はスタートに先立って,国立医学図書館(NML)の公開データベースに登録することを義務づけている。

臨床研究が,公共の利益のために人体を用いて行う研究という高い公共性を備えていることに鑑みれば,日本においても,登録

---

60) 国立保健医療科学院.臨床研究(試験)情報検索ポータルサイト. http://rctportal.niph.go.jp/ (2013.9.16アクセス)
61) 厚生労働省医政局研究開発振興課治験推進室.世界保健機関による日本の治験・臨床研究登録機関の認定について.2008.10.17. http://www.mhlw.go.jp/topics/2008/10/tp1017-1.html (2013.9.16アクセス)
62) 厚生労働省.臨床研究に関する倫理指針.2003.7.30 (2004.12.28全部改正,2008.7.31全部改正). http://www.mhlw.go.jp/general/seido/kousei/i-kenkyu/rinsyo/dl/shishin.pdf (2013.9.16アクセス)

を義務化して情報を広く公開するべきである。

④　2つめの課題は登録の内容と公表の範囲である。また，上記のように，倫理指針が登録を求めているデータベースでは，登録が求められているのは，概要だけで，臨床試験の計画書であるプロトコール，結果の登録は必須ではないなど，登録内容に限界がある。臨床研究は，医薬品や治療法等の開発や進展のために，被験者が自己の人体を提供する臨床研究から得られる情報は公共の財産である。また，パブリケーション・バイアスを防ぐことはもとより，第三者が臨床試験の適切さや公正さ等を検証・分析して，被験者保護のための監視を行うことができるようでなければばらない。そのためには，臨床研究，臨床試験の被験者募集開始時点までには，プロトコールが登録・公表され，さらに試験計画書に変更があった場合には，変更時期も含めて変更内容が登録・公表されるべきである。また，新薬として，あるいは新適応症として承認される医薬品については，すべての非臨床および臨床試験結果が承認後速やかに，遅くとも販売開始時には公表されるシステムが求められる。

　さらに，結果の公表方法に関しては，研究者に委ねられているが，すべての臨床試験の結果を論文に公表することを求めるべきである。この点，国際製薬団体連合会（IFPMA）は，2010年に，臨床試験結果の論文公表に関するIFPMA共同指針を公表し，すべての第Ⅲ相試験の結果，並びに試験を問わず医学的に重要と判断される試験結果は，論文公表するための投稿をするべきであるとし，これには開発が中止された治験薬の試験結果も含まれるとしており，基本的な方向性は評価できるが，必須であるのは第Ⅲ相試験としている点で限界がある[63]。

　後述するように臨床研究基本法を策定したうえで，被験者の権利保護，質の確保等の他，臨床研究登録の義務化と登録範囲拡大，結果の論文公表を法的義務とするべきである。

---

63) 前掲38)

(3) 情報公開の促進

　臨床研究に関する情報の公開は，前記の臨床試験登録サイトにおける公表の他は，治験に関して，審査報告書，申請資料概要（新薬承認情報集），薬事・食品衛生審議会の議事録・資料が，承認後に独立行政法人医薬品医療機器総合機構（PMDA）のウェブサイトで公開されている。また，治験以外の臨床試験情報も，国または独立行政法人が保有するものは情報公開法に基づく開示請求の対象にもなる。

　しかし，既に述べたように，登録サイトで公表される情報は，そもそも登録事項に限界があり記載も概要のみである。また，治験に関する上記の各情報の公開については，承認後PMDAのウェブサイトに掲載されるまで時間がかかるうえ，知的財産権保護という名目で，黒く塗られて公開されない部分がある。

　これは，情報公開請求手続をとっても同様である。例えば，臨床試験の参加医療機関名や臨床試験の実施期間などは情報公開法5条2号イに規定する「法人の権利，競争上の地位その他正当な利益を害するおそれがある情報」に該当するという理由で非公開（黒塗）となる。

　この点については，厚生労働省が，情報公開法基づいて開示を求められた「医薬品副作用・感染症症例票」のうち，「患者の年齢」「職業」「症状及び処置等の経過等」「担当医等の意見」などを非開示（黒塗り）とした処分について，内閣府情報公開審査会が，そのほとんどを開示すべきとして開示された例がある[64]。法5条2項イは，非開示事由に該当する場合でも，但し書きにおいて，「人の生命，健康，生活又は財産を保護するため，公にすることが必要であると認められる情報」を非開示にできない場合として規定しているが，但し書きの該当性を認めたのである。一方，抗がん剤イレッサの臨床試験報告書に関する不開示処分を争った訴訟では，1審（東京地裁），2審（東京高裁）とも，非開示事由を規定した前記法5条2項イに該当するとして，厚生労働大臣の処分を適法とした（上告受理申立不受理により確定）。

---

[64] 薬害オンブズパースン会議機関紙No.14（2002年6月1日号）

そもそも臨床試験に関する情報は，医学や治療に役立つ医薬品の開発を願って参加する被験者によって提供されたものであって「公共性」を有している。従って，既に述べたように，臨床試験登録システムにおける登録・登録と公開の範囲を拡大するとともに，国や独立行政法人が保有する情報に関する情報については，厚生労働省は，国民の生命・健康の保護を最優先と位置づけて開示すべきである。

また，情報公開法の規定の仕方も見直すべきである。

(4) 利益相反管理の強化

研究者と製薬企業との経済的な関係は，公正な研究と行うべき立場と個人的利益との衝突（利益相反）を生み，意図しなくとも，研究にバイアスをもたらす可能性がある。特に，産学連携の促進や，臨床研究の資金を製薬企業に頼っている現状において，利益相反がもたらすバイアスの管理は極めて重要である。

利益相反については，世界医師会によるヘルシンキ宣言でも2000年から規定が設けられているが，日本では，「利益相反ワーキンググループ報告書」，「疫学研究に関する倫理指針」，「臨床研究に関する倫理指針」，「臨床研究の利益相反ポリシー策定に関するガイドライン」「厚生科学研究における利益相反の管理に関する指針」等によって，規律されている。

その内容は，一定の金額の受領や，株式の保有，企業との雇用や顧問契約関係等について申告を求め，その内容に従って，臨床試験への関与自体を制限する，あるいは，経済的な関係を公表するといった内容となっている。

このうち，「厚生科学研究における利益相反の管理に関する指針[65]」(2007年)は，インフルエンザ治療薬タミフルをめぐって，タミフル

---

[65] 厚生労働省．厚生労働科学研究における利益相反（Conflict of Interest：COI）の管理に関する指針（平成20年3月31日科発第0331001号厚生科学課長決定）．
http://www.mhlw.go.jp/general/seido/kousei/i-kenkyu
（2013.9.16アクセス）

と異常行動に関連する研究を含むインフルエンザに関する厚生労働省の研究班の主任研究員の大学の講座に，タミフルを販売する製薬企業から寄付が行われていた問題が社会的な関心を呼び，これを契機に，厚生労働省が検討会を設置して策定したものである。厚生科学研究費の申請前に大学等所属機関の利益相反委員会の審査を受けることを求めたため，全国の大学等が利益相反規定を設けて利益相反を管理する体制を整備することを促進する役割を果たした。しかし，同指針が一定の目安を提供しているものの，最終的にどのような管理規定をつくるのかは各大学にゆだねられている。また，学会等利益相反管理については，基本的な指針もなく，各学会に委ねられている。そこで，実態の把握と検証が必要である。

米国では，全米大学協会（AAU）が1993年に「金銭的利益相反に関する枠組み文書」を発行し，多くの大学がこれの文書に示された枠組みにのっとって利益相反ポリシーを整備して以降，利益相反の管理に関する制度の整備が進んできたが，2009年4月には，米国で最も影響力の大きい医学諮問団体である米国科学アカデミー医学研究所（IOM）が利益相反をより厳しく規制するべきであるという提言を出したのを受け，2010年にオバマ政権下で成立した「患者保護及び医療費負担適正化法」（Patient Protection and Affordable Care Act）に，サンシャイン条項と呼ばれる条項が設けられ，製薬企業や医療機器企業は医師や研修病院に対する10ドル(約1000円)以上の支払いを市民が見ることのできるデータベースに公開することとなった（報告は2013年8月1日から，公開は2014年9月30日からである）[66)][67)][68)]。

日本でも，日本製薬工業協会が2013年4月の実施をめざし，2011年1月に「企業活動と医療機関等の関係の透明性ガイドライン」[69)]を策定した。これは，医師や研究者に支払った金銭について各企業がインターネットで公開するというもので，公開の対象は，研究費，寄附金，講演料や原稿執筆料，医学・薬学関連文献等情報提供費，接遇費などに及んでいる。但し，研究費等と接待費については，包括的な公開方法をとるに止めており，また具体的な実施方法は各企業に委ねられているなど，透明性の確保という点では十分ではない。

アクセスもしづらい。加えて，講演料や原稿執筆料については日本医学会利益相反委員会や日本医師会から，医師の個人名を公表することに反対意見や消極意見が出され，個人名の公開が当初の予定より1年遅れることとなった。透明性の確保のための積極的な取り組みは，金銭を払う側と受領する側の双方に求められており，実施を目前にして，本来は自ら率先して透明性の確保に取り組むべき立場にある医療界から消極意見が出て，予定どおりの実施が危ぶまれるという展開は理解に苦しむものであり，社会的な不信を招いた。透明化を促進するべきである[70]。

なお，大学の側からの利益相反の開示も必要である。現在，公立大学の研究者については情報公開法による開示請求ができるが，私立の大学の研究者の利益相反関係については開示制度がない。各大学で自らの大学の研究者や研究室の利益相反関係を開示するべきである。

また，臨床試験に対する資金提供は，提供目的を明示した委託研究契約などの方法によって行われるべきであり，臨床試験への資金

---

66) The Department of Health and Human Services (HHS)website.The Affordable Care Act 6002. Transparency reports and reporting of physician ownership or investment interests. http://www.hhs.gov/healthcare/rights/law/patient-protection.pdf P1513.（2013.9.17アクセス）

67) Centers for Medicare & Medicaid Services (CMS), HHS. Medicare, Medicaid, Children's Health Insurance Programs; Transparency Reports and Reporting of Physician Ownership or Investment Interests：Final rule.
https://s3.amazonaws.com/public-inspection.federalregister.gov/2013-02572.pdf.（2013.9.17アクセス）

68) The Centers for Medicare & Medicaid Services (CMS).press releases. Details for: AFFORDABLE CARE ACT "SUNSHINE" RULE INCREASES TRANSPARENCY IN HEALTH CARE.
http://www.cms.gov/apps/media/press/release.asp?Counter=4520&intNumPerPage=10&checkDate=&checkKey=2&srchType=2&numDays=0&srchOpt=0&srchData=sunshine&keywordType=All&chkNewsType=1%2C+2%2C+3%2C+4%2C+5&intPage=&showAll=1&pYear=&year=0&desc=&cboOrder=date（2013.9.17アクセス）

69) 日本製薬工業協会．企業活動と医療機関等の関係の透明性ガイドライン．2011.1.19策定（2013.3.21改定）．
http://www.jpma.or.jp/about/basis/tomeisei（2013.9.17アクセス）

70) 薬害オンブズパースン会議．「企業活動と医療機関等の関係の透明性ガイドライン」に関する意見書．2013.2.19.
http://www.yakugai.gr.jp/topics/file/toumeisei_guideline_ikensho.pdf（2013/09/17アクセス）

提供を目的とする奨学寄附金は禁止すべきである。但し，甲状腺製剤シンスロイドについて，ブーツ社が委託した臨床試験の結果が同社に不利な結果となった際，研究者による試験結果の公表をブーツ社が執拗に妨害し，データの公開まで7年の歳月を要したことで知られるシンスロイド事件[71]等の教訓を踏まえ，すべての臨床試験について，被験者募集開始時点までにはプロトコールを登録・公開すること，結果についても公開することを義務づけること，委託者である製薬企業の意図に反する研究結果となった場合にも結果を公表できるよう，委託契約における公表制限特約から研究者の権利を法的に保護すること等が必要である。

　利益相反関係が臨床試験に与える影響は多方面に現れているが，その弊害を除去するには，利益相反管理を強化するだけでは限界がある。既に述べた臨床試験登録制度の整備や情報公開の促進，次に述べる公的資金の投入など，多角的な対応が必要である。

(5) 公的資金の投入

　臨床研究の資金は多くが製薬企業に頼っており，国も産学連携を国策にかかげている。しかし，製薬企業の資金に頼らなければ臨床研究が成り立たない環境は，臨床研究の内容そのものに対する製薬企業の影響力を大きくし，有効という結果を出しやすい評価基準が使われ，副作用情報は過小評価され，パブリケーション・バイアスを生じさせている。

　日本における臨床研究の研究費提供元としては，厚生労働科研費，文部科研費，および民間団体による研究助成があるが，臨床研究支援に特化した公的組織としての基金はない。そのため，「治験」以外での研究者主導型の臨床研究に対し，十分かつ適切な資金配分が行われていないという現状がある。

　欧米においては，各国ごとに状況は異なるものの，臨床研究を適

---

[71] シェルドン・クリムスキー著，宮田由紀夫訳．産学連携と科学の堕落．海鳴社；2006．pp.15-19．

切に支援・促進するための資金配分システムや組織が存在している。イタリアでは2005年，AIFA（Agenxia Italiana Farmaco）が政府組織の一部として設立され，イタリア厚生省と地方自治体の保健機関と共同して，臨床試験モニタリングや医薬品の市販後監視・規制などを行うとともに，特定分野（希少疾病用薬の開発，実薬対照による比較研究や投与方法の比較研究など）の臨床研究への資金提供を行っている。その資金源とするため，製薬企業に対して，医師向けプロモーション年間費用の5%を提供することを求めている[72]。英国には大規模なチャリティー団体が研究費を提供しているとともに，公的基金としてのThe Medical Research Councilなどが存在する。財務省の中にはヘルス・リサーチ戦略連携オフィス（Office for Strategic Coordination of Health Research：OSCHR）が設立され，政府のヘルス・リサーチ全般にわたる助成戦略を立案・予算案提出の役割を担っている。

日本においては今後，政府による臨床研究に対する財政支援の増大とともに，イタリアや英国の制度を参考にした公的基金設立が望まれる。薬害肝炎検証再発防止委員会提言も，公的基金制度を日本にも導入することを求めている。

5 臨床研究基本法制定の提唱

1 日本の現状と海外の法的規制

わが国では，既に述べたように，治験と承認を得た医薬品の製造販売後の調査・試験，クローン技術のみが法的規制を受け，それ以外は複数の倫理指針（ガイドライン）による規制しているという状態にある。

---

[72] AIFA：Independent research on drugs funded by the Italian Medicines Agency
http://www.agenziafarmaco.it/en/content/independent-research-drugs （2013.9.17アクセス）

このように，治験と治験以外の臨床研究を峻別しているのは日本のみである。EUや米国では治験と治験以外の臨床試験・研究を区別せず，法によって一元的に法的に管理している。

　たとえば米国では，医薬品について，臨床試験を実施する場合は原則として，IND (Investigational New Drug) として事前に申請しなければならない。またEUでは，EC臨床試験指令 (EC Clinical Trials Directive) の下，未承認・既承認を問わず医薬品に関する臨床試験はIMP(Investigational Medical Product)として法的規制の対象となる。

　フランスでは，人を対象とする全ての生物医学研究を「被験者保護法」という特別の法律で規制している。医薬品に関しては，製造承認審査に関わる臨床研究（日本では「治験」と位置づけられている）が薬事法によって規制される（日本では「医薬品の臨床試験の実施の基準に関する省令」：GCP省令が定められている）と同時に，それとは別に，この「被験者保護法」によって臨床試験がチェックされる仕組みが整えられている。フランスの「被験者保護法」が規定する主な内容には，つぎのものが含まれる。

① 同意原則（被験者になる人から，説明のうえでの自由意思に基づく書面での同意を得る）
② 損害賠償規定（臨床試験などにより被験者に直接の損害が生じた場合のために，試験依頼者はあらかじめ賠償保険に加入しなければいけない）
③ 公的機関による臨床試験の事前審査（人を対象に試験を実施する者は，「被験者保護諮問委員会」と呼ばれる公的機関に試験計画を提出し，試験の科学的妥当性・情報提供と同意の取り方の適切性・試験実施者としての適格性などに関する審査を受けなければ，試験を実施することはできない）

　（海外の制度の現状については，2014年4月に設置された厚生労働省「臨床研究に係る制度の在り方に関する検討会」資料も参照されたい。）

2 臨床研究基本法制定の提唱

　被験者保護の必要性は，治験かそれ以外の臨床試験・研究かで違いはない。対象によって複数の指針（ガイドライン）が存在する現状は，適応対象となる研究の区別が明確にできない場合にどのガイドラインを適用してよいのか混乱を招く点でも問題がある。また，臨床研究の公正さに対する信頼を確保するうえでも倫理指針には限界がある。最近では，法的規制を受けない臨床試験は，質もまちまちで，成果の還元が限定的で，人的・経済的なコスト上の無駄があるから，全ての臨床試験についてGCP省令準拠を義務づけることで，承認申請に活用できるようにし，ドラッグ・ラグの解消等に役立てようという観点からも法制化が必要であるという指摘もなされている。

　臨床研究の法的規制は2000年に行われた臨床研究に関する倫理指針の改定の際にも課題として検討されながら見送られたが，その後，薬害肝炎事件の検証及び再発防止のための医薬品行政のあり方検討委員会最終提言（2010年），厚生科学審議会医薬品等制度改正部会のとりまとめ（2012年），臨床研究・治験活性化5カ年計画2012は，いずれも法制化に向けた提言をしている。

　これに対し，近年，法的規制をしている米国やフランスにおいてもリスクの低い臨床研究においては規制を緩和する方向の検討がなされているとの報告もあるが，それはあくまで基本的に法的規制があることを前提としたうえでの対応であって，治験以外の臨床研究について基本的な法的規制が不要であるとする理由にはならない。法制化すると，研究が萎縮するとか，手続等が煩雑になって研究の推進が妨げられるといった懸念も指摘もされているが，これらは，制度設計において弾力性をもたせる工夫や臨床研究を支援する取組を行うことによって解決を図るべきである[73]。

　2013年2月から，厚生労働省に疫学研究に関する倫理指針及び臨

---

73) 薬害オンブズパースン会議．「疫学研究に関する倫理指針及び臨床研究に関する倫理指針の見直しに関する中間取りまとめ」に関する意見書．2013.10.23. http://www.yakugai.gr.jp/topics/file/rinnsyoukennkyuusisinnpabukome20131024hpyou.pdf（2014.5.10アクセス）

床研究に関する倫理指針の見直しに係る合同会議が設置され，臨床研究に関する倫理指針が検討され，濫立する倫理指針の統合や内容等についての検討が開始され，2014年5月には「人を対象とする医学系研究に関する倫理指針」の草案がまとめられた。この中では，利益相反関係の明記，研究データの5年保存、第三者による研究監視体制の構築などが求められるようになったが，医療上の必要性ではなく商業的な目的等から必要性の乏しい臨床試験が行われたり，起こりうるリスクを上回る利益が期待されなかったり，プラセボ，代理エンドポイント，非劣性試験が過剰に使用されるなど，科学的妥当性や倫理性を欠く設計の臨床試験が実施されることのないように，臨床試験の実施が正当化されるのはどのような場合なのかについて，基本的な考え方（要件）が明記されていない。また，依然として倫理指針にとどまっている。

指針のさらなる充実を図るとともに，フランスにおける「被験者保護法」[74]等を参考に，被験者の権利保護を中核にする法制度を創設することが求められる。

具体的には，「臨床研究基本法」を制定して，被験者の人権保護，補償・賠償制度の整備，新しい医療技術の審査・承認体制の整備，倫理委員会の充実，また，臨床研究計画の登録・公開および結果の登録・公開のための制度整備と義務化，研究不正に対する調査機関の創設と罰則等の整備，研究者による知的財産保持の保証などを盛り込むことを提唱したい。

（なお，2014年4月から厚生労働省の「臨床研究に係る制度の在り方に関する検討会」において法制化の議論が開始されている。）

---

[74] 櫛島次郎, 栗原千絵子, 光石忠敬. 解説と提言：フランス被験者保護法について. 臨床評価2002；30（1）.

6 研究倫理審査委員会

1 研究倫理審査委員会

　被験者の人権を守るためには，各臨床研究・臨床試験について，第三者による倫理審査が行われることが必要である。これは普遍的な原則であるが，わが国では，治験についてはGCP省令，治験以外の臨床試験，臨床研究については，臨床研究に関する倫理指針で規定されている。また，わが国の場合は，倫理審査に当たる研究倫理審査委員会は，施設内審査委員会（Institutional Review Board:IRB）がほとんどである。治験審査委員会と呼ばれることが多いが，被験者保護の観点からは，治験だけではなく，治験以外の臨床試験，臨床研究がすべて審査されることが必要である。

2 研究倫理審査委員会（IRB）の実態と課題

　IRBは，個々の臨床研究・臨床試験において，臨床試験や研究の設計の科学的妥当性の他に，倫理性についても幅広く審査する役割を担い，被験者の権利を保護するうえで，極めて重要な位置づけにある。しかし，わが国ではIRBに関する登録制度がないため，IRBの数や運営実態が把握されていない。

　この点，「福岡県における研究倫理審査委員会の実態調査－IRBメンバー教育システムの構築を目指して」[75]は，IRBの実態と課題を示す研究である。同調査は，福岡県の全IRBを調査対象とし，2006年9月から2007年2月にかけて実施され，137の委員会が解析対象となり，実態調査結果から，多くのIRBが抱える問題として例えば，次

---

75) 笹栗俊之，柴田智美，上口愛，白石富美恵，三輪宜一，高橋富美，森本幸生．福岡県における研究倫理審査委員会の実態調査：IRBメンバー教育システムの構築を目指して．臨床評価2009；36(2)：393-419．

のような点が指摘されている。①施設長が含まれたり，施設長が委員長を務めたりし，「一般市民を代表する者」として当該施設の事務局などが選ばれている。②IRBは，治験のみを審査すると考え，すべての臨床研究が審査されていない。③研究当事者の同席の下で裁決している。④何のマニュアルも用いず，審査している状況にある。⑤リスク対利益の評価に関する具体的判断基準をもっていない。⑥委員教育の機会をほとんどもっていない。

　バルサルタン事件では，各大学の倫理委員会が研究の必要性と質の担保，被験者保護，利益相反関係の審査において機能しておらず，議事録もないために後日の検証すらできないという惨憺たる状況にあることが判明している[76]。

3　制度改革等

　前記報告書では，調査結果に基づく改革の提案として，①徹底した臨床試験の登録制度の導入，②日本の実情に即した倫理原則やチェックリストを倫理指針とともに掲載した審査マニュアルの必要性，③中央IRBの確立，④IRBのネットワーク化，委員の研究・研修プログラムの開発と教育の必要性，⑤IRBの登録制度の必要性等を指摘している。また，IRBの最大の問題は，審査の質が保証されていないことであり，審査の質を保証するには，審査の基準となる倫理原則を定め，それに基づく標準的な審査方法を作成すること，及び，IRB委員のために，倫理審査に関する教育・研究の機会を設けることが必要であると指摘している。

　バルサルタン事件を踏まえて厚生労働省に設置された高血圧症治療薬の臨床研究事案に関する検討委員会「高血圧症治療薬の臨床研

---

[76] 厚生労働省高血圧症治療薬の臨床研究事案に関する検討委員会，高血圧症治療薬の臨床研究事案を踏まえた対応及び再発防止策について（中間とりまとめ），2013.10.8．
http://www.mhlw.go.jp/stf/shingi/0000024913.html
（2013.10.13アクセス）

究事案を踏まえた対応及び再発防止策について」(中間とりまとめ)においても共通する指摘がある。

2012年に策定された厚生労働省の「臨床研究・治験活性化5か年計画2012」[77]では倫理審査委員会の登録制度，認定制度が提案されており，早期の具体化が必要である。

7 インフォームド・コンセント

1 重要性

臨床試験・臨床研究の主たる目的は被験者に治療上の利益をもたらすことではなく，仮説の検証等にある。また，対象薬に有効性があるかどうかも分からず，未知の危険性もある。比較臨床試験では，プラセボ（偽薬）等に割り当てられる可能性もあり，公共の利益のために犠牲を払うという側面がある。それだけにインフォームド・コンセントは極めて重要である。

そこで，ヘルシンキ宣言等の他，治験についてはGCP省令等，治験以外の臨床試験については臨床研究に関する指針等に規定されている。

2 侵害が問題となった国内の事件

臨床試験・臨床研究におけるインフォームド・コンセントの侵害が争点となった訴訟事件もある。

(1) 愛知県がんセンター事件

愛知県がんセンター事件は，1988年5月，がん専門の医療機関において，卵巣がんの患者に対し，標準的な治療方法を行わず，患者

---

[77] 厚生労働省・文部科学省，臨床研究・治験活性化5か年計画，2012.3.30. http://www.mhlw.go.jp/topics/bukyoku/isei/chiken/dl/120403_3.pdf (2013.9.17アクセス)

のインフォームド・コンセントを得ることなく，治験薬を用い，しかも，投与量，投与期間において治験薬のプロトコールに反し，他剤の併用まで行った。その結果，患者は同年9月，骨髄抑制に伴う出血及び感染により死亡し，遺族が医師と愛知県を被告として損害賠償請求訴訟を提起した事件である。

2000年3月24日の名古屋地裁判決は，「インフォームド・コンセント原則に基づく説明義務として，一般的な治療行為の際の説明事項に加えて，当該医療行為が医療水重として定着していない治療法であること，他に標準的な治療法があること，標準的な治療法によらず当該治療法を採用する必要性と相当性があること，並びにその学理的根拠，使用される治験薬の副作用と当該治験方法の危険性，当該治験計画の概要，当該治験計画における被験者保護の規定の内容及びこれに従った医療行為実施の手順等を被験者に十分理解させ，その上で当該治療法を実施するについて自発的な同意を取得する義務があった」と指摘している。また，プロトコール違反についても，「臨床試験は，被験者保護の観点からも治験計画に基づき慎重に実施される必要があり，本来プロトコール違反の行為があってはならないものである」と指摘し，「プロトコール中被験者保護の見地から定められた規定に違反する行為は，特別の事情がない限り，社会的に許容することができず，社会的相当性を逸脱するものとして違法と評価される」と判示した[78]。

(2) 金沢大学付属病院事件

金沢大学付属病院事件は，卵巣がんに対する科学療法として，CAP療法（シスプラチンにサイクロフィスファミド及びアドリアマイシンを加えた併用療法）とCP療法（CAP療法からアドリアマイシンを除いた療法）との無作為比較臨床試験を行うに当たり，患者のインフォームド・コンセントを得ずに実施したことについて，患者

---

[78] 判例時報1733-70.

の遺族が人格権の侵害であるとして，国を被告として提起した損害賠償請求事件である。

被告は，CP療法は保険適用されており，保険適用内で最適の治療法を調べる場合は臨床試験ではないから，治療とは別のインフォームド・コンセントは不要と主張した。しかし，2003年2月17日の一審判決は，本来の目的以外に他事目的を有している医師が医療行為を行おうとする場合，「患者に対し，他事目的を有していること，その内容及びそのことが治療内容に与える影響について説明し，その同意を得る，診療契約上のもしくは信義則上の義務がある」として，「患者の自己決定権の侵害する不法行為であるとともに，診療契約にも違反する債務不履行にも当たる」と判示し，同判断は確定した（名古屋高裁2005年4月13日，最高裁2006年4月21日）[79]。

3 インフォームド・コンセントの充実のために

臨床試験・臨床研究におけるインフォームド・コンセント（説明に基づく同意）は，①充分な情報の提供と説明，②充分な理解に基づく，③真に自発的といえる同意の表明という条件を満たす必要がある。

提供と十分な説明が求められる情報は，研究の目的，方法，資金源，起こりうる利益相反，研究者の関連組織との関わり，研究によって期待される利益と起こりうるリスク，ならびに研究に伴いうる不快な状態，その他研究に関するすべての側面，いつでも不利益を受けることなしに，研究参加を拒否するか，または参加の同意を撤回する権利のあること等である（ヘルシンキ宣言）。

説明は書面に基づいて行い，理解しやすい平易な言葉で行うことが必要である。製薬企業等が作成した説明書・同意書を医療機関に

---

[79] 判例時報1841-123.

おいて使用する場合があるが，期待される利益を過大に，起こりうる不利益を過小に記載していないか等，IRBが充分に吟味することが必要である。

　がんや難病など重篤な疾患の臨床試験などで，副次的に治療の目的を有する場合，患者のみならず医師も被験薬の利益に期待を抱きがちであるから，十分に留意する必要がある。

　もっとも，インフォームド・コンセントは万能ではない。

　既に述べたように，目的に照らした合理性があり，研究によって期待される利益が起こりうるリスクを上回り，臨床試験それ自体が倫理的・科学的に公正なものであることなどが，前提として厳しく吟味されなければならない。この点において，許容されない臨床試験については，いかにインフォームド・コンセトがあっても正当化されることはない。

　また，被験者は，研究者との関係，結果に対する期待等さまざまな要素によって自己決定権を脅かされやすいから立場にあるから，インフォームド・コンセントのみに過大な役割を課さないよう，第三者による倫理審査を経るなどの手続的担保が重要である。

第6章　承認審査

八重ゆかり　YAJU Yukari

1 はじめに

　本章ではまず，薬事法が，承認を与えない要件を提示することにより，それ以外の場合にはある一定の要件を満たしていれば承認するという規定になっており，承認に値する医薬品が満たすべき基準を明確に定義したうえで基準に合致するものを候補物質の中から積極的に選別する規定にはなっていないという，構造上の問題点があることを指摘する。つぎに，現在の審査体制においては，当局による承認審査基準が明確に示されていないことの問題点に触れる。また，承認審査対象となる医薬品の臨床試験を規制する制度や臨床試験方法論そのものに関連する問題点を，有効性をめぐる諸問題として取り上げる。さらに昨今，ドラッグラグが注目される中において，迅速な承認を目指しつつも有効性・安全性をいかに確保するかという視点から，迅速承認がもたらす功罪と迅速承認制度のあり方について考察する。最後に，承認審査の基本である審査の透明性の問題と，承認審査に関連する新しい制度の枠組みについて触れることとする。

2 薬事法14条の構造的問題点

　医薬品を日本国内で販売するためには，薬事法に定められた規定にのっとった製造販売承認を受けなければならない。承認権限は厚生労働大臣にあるが，その前段階として，独立行政法人医薬品医療機器総合機構（PMDA：Pharmaceuticals and Medical Devices

Agency）による有効性，安全性に関する確認作業，すなわち承認審査が行われる。

米国においてはアメリカ食品医薬品局（FDA：U.S. Food and Drug Administration）が，また欧州では欧州医薬品庁（EMA：European Medicines Agency）が，医薬品の実質的承認審査機能全般を担っている。一方，日本のPMDAは承認審査業務の一部（企業による治験申請受付から治験相談等を経て，承認申請資料の審査と審査報告書の作成まで）を担当し，承認審査機能そのものは厚生労働省に設置された薬事・食品衛生審議会の薬事分科会医薬品第一または第二部会によって行われる。

各国とも承認制度の始まりにおいては，不良医薬品の排除がその主たる目的であったが，科学，医学，医療技術などの進歩に伴い，承認制度に期待される役割の中身は，不良医薬品の排除に留まらず，より複雑化しかつ重要なものとなっている。

さて我が国では，薬事法第14条第1項において，医薬品として製造販売するためには，(a) 品目ごとに厚生労働大臣の承認を受けなければならないこと，また第3項では，(b) その承認を受けるためには，臨床試験成績に関する資料を添付して申請する必要があること，(c) その資料は厚生労働大臣の定める基準に従って収集・作成されたものでなければならないことが規定されている。そして同条第2項では「次の各号のいずれかに該当するときは，前項の承認は，与えない。」として，「(イ) 申請どおりの効能，効果又は性能を有すると認められない場合」や「(ロ) 効能，効果又は性能に比して著しく有害な作用を有することにより，使用価値がないと認められる場合」，「(ハ) その他医薬品として不適当な場合」の3項目が挙げられている。このように現行薬事法は，承認を与える積極的な基準を明示するのではなく，どのような場合に承認しないか，すなわち承認を与えない要件を提示することにより，それ以外の場合にはある一定の要件を満たしていれば承認するという規定となっている。言い換えれば，承認に値する医薬品が満たすべき基準を明確に定義したうえで，その基準に合致する物質を承認申請された候補物質の中から選別する

という規定にはなっていない。

　そもそも国が医薬品を承認することの本来的な意味は何か。先述のとおり，承認制度が発足した当初は不良医薬品の市場からの排除という単純な目的を達成すればよかったが，その後開発される新医薬品の数および種類は飛躍的に増加し，現代においては，医薬品の有効性・安全性確保のためには，医薬品ごとに具体的な対策を立てることが求められるようになっている。その結果，現行薬事法の規定ではその要求に十分に答えられなくなってきているのが現状といえる。

　なお，薬事法第74条の2では「厚生労働大臣は，第十四条の規定による承認を与えた医薬品，医薬部外品，化粧品又は医療機器が同条第2項第3号イからハまでのいずれかに該当するに至つたと認めるときは，薬事・食品衛生審議会の意見を聴いて，その承認を取り消さなければならない。」としており，いったん承認を与えた医薬品であっても，承認時の効能・効果が認められないことが判明したり，その効能・効果に比して著しく有害であることが明らかになった場合には，厚生労働大臣は承認を取り消すべきであることが明記されている。

　しかしながら，当局による積極的な承認取り消しの判断が行われる場合は非常に限られており，実際には，大きく分けて以下に示す3種類の場合がある。

① 有効性・安全性に疑問が呈された結果，行政指導のもと製薬企業による承認整理（製薬企業からの申し出による承認の返上）が行われる場合（事実上の承認取り消しにあたる）
② 市場における安全性が問題となりながらも，行政指導ではなく，あくまでも企業による任意の承認整理の形がとられる場合
③ その他（新薬の登場などにより，当該薬の市場価値が低下したと企業が判断して承認整理を行う場合など）

　①の例としては，脳循環・代謝改善薬としてかつて国内において広く使用されていた医薬品（4成分10製品）が再評価の結果，有効性が認められないとして，行政指導のもと製薬企業による承認整理

(製薬企業からの申し出による承認の返上)の手続きがとられた事例がある(表6-1)。この事例は,再評価結果に基づく有効性の否定という当局の判断がなされ,行政指導が行われた結果,製薬企業が承認整理した事例であり,承認取り消しではないものの,承認取り消しに匹敵する非常に稀な例である。このような,ほぼ承認取り消しと言ってもよいような承認整理の事例は近年においても認められている。1968年の発売以来,気管支炎などの薬として40年以上にわたり日本国内で使用されてきたセラペプターゼ製剤(商品名ダーゼン)は,2000年以降に行われた3回の製造販売後臨床試験(プラセボ対照)で慢性気管支炎,足関節捻挫に対する有効性が検証されなかった。その結果,2011年1月19日の薬事・食品衛生審議会医薬品再評価部会において有効性の再検証が必要であると認められ,有効性検証のための再試験実施が指示されるに至り,これを受けた開発企業は再試験の実施は困難と判断し自主回収・承認整理の手続きがとられ,2012年3月31日の薬価基準経過措置期間満了をもって薬価削除となった。これも脳循環・代謝改善薬と同様,承認取り消しに匹敵する承認整理の例といえる[1]。

一方,日本市場から撤退する医薬品の多くは,上記②に示したような,問題の重要性からすると行政指導による承認取り消しの形が取られてしかるべき場合であっても,製薬企業側からの任意の承認整理の形がとられる場合がほとんどである(表6-2)。たとえば,安全性が問題となって市場撤退した医薬品には,フルオロウラシル系抗癌剤との併用で抗癌剤の血液障害が増強され副作用死が発生したソリブジン(ユースビル錠)はその一例である[2]。

また,糖尿病薬トログリタゾン(商品名ノスカール)は,1997年3月日本での発売開始後,同年11月には死亡1例を含む肝障害8例が報告され,その後も重症肝障害症例の報告が国内のみならず米国,

---

1) 武田薬品工業株式会社.ニュースリリース:消炎酵素製剤「ダーゼン」の自主回収について.2011.2.21.
2) 津谷喜一郎.市場撤退した医薬品:副作用の諸相.ファルマシア2007;43(11):1097-102.

英国でも蓄積した結果，英国で1997年12月に，2000年3月には米国および日本で企業による自主回収が行われている。

表6-1 事実上の承認取り消し（当局による有効性なしとの判断のもとに，企業が自主的に承認整理）が行われた脳循環・代謝改善薬（1998年5月時点）

一般名（成分名）	商品名	
イデベノン	アバン	武田薬品工業（株）
塩酸インデロキサジン	エレン	山之内製薬（株）
	ノイン	シェリング・プラウ（株）
プロペントフィリン	ヘキストール	ヘキスト・マリオン・ルセル（株）
	アニカセート	東和薬品（株）
	ケネジン	大洋薬品工業（株）
	プロベース	ダイト（株）
	ペンテート	沢井製薬（株）
塩酸ビフェメラン	セレポート	エーザイ（株）
	アルナート	製造：三菱化学（株），販売：藤沢薬品工業（株）

文献 3) より

表6-2 市場で安全性が問題となり企業による任意の承認整理が行われた医薬品（1994〜2004年）

一般名（成分名）	市場撤退年	理由
ソリブジン	1993	薬物相互作用後の骨髄毒性
アステミゾール	1999	薬物相互作用，QT間隔延長，TdP
テルフェナジン	2000	薬物相互作用，QT間隔延長，TdP
トログリタゾン	2000	肝毒性
シサプリド	2000	薬物相互作用，QT間隔延長，TdP
セリバスタチン	2000	薬物相互作用後の横紋筋変性

文献 4)，表1より抽出作成．

---

3) 薬害オンブズパースン会議「脳循環・代謝改善薬」website.
http://www.yakugai.gr.jp/inve/fileview.php?id=30（2014.8.4.アクセス）
4) 前掲1)

3 承認審査基準明確化の必要性

　前項において，現行薬事法の構造的問題点として「承認に値する医薬品が満たすべき基準を定義したうえで，その基準に合致する物質を承認申請された候補物質の中から選別するという規定にはなっていない。」ことを指摘した。このように日本では，薬事法に医薬品承認の明確な基準が提示されていないことに加え，当局（PMDA）による審査の基準も公開されていない。2005年3月31日付厚生労働省医薬食品局長通知「医薬品の承認申請について」（薬食発0331015号）には，「承認申請にあたっては，その時点における医学薬学等の学問水準に基づき，倫理性，科学性及び信頼性の確保された資料により，申請に係る医薬品の品質，有効性，安全性を立証するための十分な根拠が示される必要がある」と記載されている。そして承認審査に係る実質的評価作業を行っているPMDAのホームページには，その理念として「最新の専門知識と叡智をもった人材を育みながら，その力を結集して，有効性，安全性について科学的視点で的確な判断を行う」ことが掲げられている。

　医薬品候補物質が有効かつ安全な薬として承認されるためには，まずはその候補物質について臨床的有効性が確認されていることが前提条件であることは言うまでもない。厚生省薬務局発行「医薬品製造指針1962年版」では，「2カ所以上の十分な施設がある医療機関において，経験ある医師により，原則として合計60例以上について効果判定が行われていること」および「当該資料中2カ所以上は専門の学会に発表し，または学界雑誌あるいはこれに順ずる雑誌に掲載され，もしくは掲載されることが明らかなものであること」を承認の要件としており，数十例という小数例試験での効果確認が行われ，かつその試験結果が学会雑誌に公表されていることをもって，有効性の確認とされていた経緯がある。その後，1962年の米国におけるキーフォーバー・ハリス修正法可決を受けて，1963年ごろからは日本でも二重盲検比較試験等の結果が承認申請資料として求められるようになり，現代においては，ランダム化試験（被験者を候補物質

群と対照群の2群にランダムに割り付けたうえで，それぞれの群での効果の大きさを比較し，どちらがより優れているかを検証する）結果が承認申請資料として要求されるようになっている。

　しかし現在の承認制度においては，承認の可否を決定するときの具体的な承認審査の基準，たとえば承認されるためにはランダム化試験結果はいくつ求められるのか，プラセボ対照のランダム化試験は必須なのか，ランダム化試験結果においてはどのようなアウトカムでの統計学的優越性を示すことが求められるのか，既存薬に対する統計学的優越性ではなく同等性または非劣性の証明でも可であるのか，また，製造販売後臨床試験が承認条件として付与されるのはどのような場合かなど，いずれも明文化されたものはない。すなわち2005年3月31日付厚生労働省医薬食品局長通知に示された"有効性，安全性を立証するための十分な根拠"とは何なのか，何をもって十分とするのかは不明である。また，PMDAはその理念として"有効性，安全性について科学的視点で的確な判断を行う"と提示しているものの，その判断基準となるものは何なのかもまた不明確なままである。規制当局には，これら承認および審査の基準を明らかにすることが求められる。

　なおPMDAホームページには，「新医薬品承認審査実務に関わる審査員のための留意事項」（以下，「留意事項」）が2008年4月17日付で公開されており，そこにはつぎのとおり，審査における判断基準に相当すると考えられるものが提示されている[5]。

　まず，「薬事法に基づく新医薬品の承認審査実務は，申請された新医薬品が，法律に定める『承認拒否事由』に該当しないことを確認して行うものとされている。（中略）PMDAにおいて新医薬品の承認審査実務を行う際にも薬事法の規定に基づき承認の可否について判断することとなるが，その際には，主に以下の5つの事項に留意すべ

---

[5] 新医薬品承認審査実務に関わる審査員のための留意事項．2008.4.17. http://www.pmda.go.jp/topics/file/h200417kohyo.pdf (2014.8.4.アクセス)

きである。」として，以下5項目が明記されている。
❶ 実施された試験や提出された資料の信頼性が担保されていること
❷ 適切にデザインされた臨床試験結果から，対象集団における有効性がプラセボよりも優れていると考えられること
❸ 得られた結果に臨床的意義があること
❹ ベネフィットと比較して，許容できないリスクが認められていないこと
❺ 品質確保の観点から，一定の有効性及び安全性を有する医薬品を恒常的に供給可能であること

つぎに同資料には，「上記❶～❺までの各事項への該当性を確認するに当たっては，以下の各事項を考慮して総合的に評価することが必要であるが，新医薬品のそれぞれの特質や提出された試験成績等に応じて，これらの各事項は変わりうるものであるため，評価すべき事項がこれらに限定されるものではない。」として11項目が記載されており，そのうち有効性評価に直接的に関わる項目として，以下の③～⑦の5項目が示されている。

③ 有効性及び安全性に関し，民族的要因による重大な差異はないか（海外臨床試験結果が評価資料として提出されている場合）
④ 有効性に関し，プラセボ又は他用量等に対する優越性が検証されているか
⑤ 有効性に関し，プラセボによる反応率が一定と推定される領域か
⑥ 有効性に関し，標準薬に対する非劣性／優越性が検証されているか
⑦ 非盲検非対照試験であっても，有効性が十分に確認されているといえるか

さらに同資料には，「上記①～⑪までの各事項の補足及び求めるべき臨床試験結果に関する留意事項について」として，

・原則として「2本以上の無作為化比較試験」において，有効性が検証されていることが望ましい。なお，当該「2本以上の無作為化比較試験」とは，検証的な試験のみを指すのではなく，探索的な用量反応試験と検証的な試験で同様の試験結果が確認されてい

る場合や国内でブリッジング試験を1本実施し，海外での臨床試験結果を外挿することが可能な場合なども含まれる。("プラセボ対照試験"，"非劣性試験"，"ブリッジング試験"等の問題点については後述する。)
と記載されている。

　以上からは，PMDAによる新薬承認審査に関するより具体的な方針を把握することができるものの，これらが記載されている「新医薬品承認審査実務に関わる審査員のための留意事項」はあくまでPMDA内部の審査員向けに作成されたものであり，PMDAが審査における判断基準として公表したものではないため，規制当局による審査基準が公表されていないことに変わりはない。また，本「留意事項」には，当局による具体的な審査基準に相当する内容が明示されているとはいうものの，後述する米国FDAによる製薬企業ガイダンスに比較すると，その具体性はまだまだ不十分である。

　日本においても具体的な承認基準や審査基準が作成され，薬事・食品衛生審議会での審議を経たうえで公的なルールとして位置づけられ，かつ公表されることが求められる。

4　有効性をめぐる諸問題

　医薬品の臨床試験の実施の基準がGCP（Good Clinical Practice）として，また臨床試験の方法論については各種臨床評価方法に関するガイドラインが整備されることにより，医薬品の有効性，安全性の根拠情報を提供する臨床試験の質はある程度担保されるようになってきているが，研究デザインが内包する様々な課題（対照薬の設定，統計学的手法の選択，効果の評価指標など）や承認要件として求められる臨床試験の種類（ブリッジング試験の活用）など，有効性と安全性の適切な評価を脅かすいくつかの課題について以下に示す。

1 GCP / GLP

　薬事法14条第3項では，製薬企業が新医薬品の製造販売承認を受けようとするときは，その品質，有効性及び安全性を裏づけるための臨床試験成績に関する資料を添付して申請しなければならないことが規定されている。このとき，申請資料として受け入れられるかどうかの基準は，1997年4月1日から施行されている「医薬品の臨床試験の実施の基準に関する省令」(GCP：Good Clinical Practice)および「医薬品の安全性に関する非臨床試験の実施の基準に関する省令」(GLP：Good Laboratory Practice) として示されている[6)][7)]。言い換えれば，これらGCP，GLPの基準にのっとった臨床試験でなければ承認申請資料として認められない。

　GCPは，その第1条に記されているとおり，医薬品承認のための臨床試験（治験）における「被験者の人権の保護，安全の保持及び福祉の向上を図り，治験の科学的な質及び成績の信頼性を確保する」ことを目的としており，治験の科学性と倫理性を担保するための省令であり，臨床試験が適切に実施されていることを保証するものとなる。ただし臨床試験が科学性，倫理性の両方において信頼に足るものであることは，このGCPにより保証されるが，言うまでもなくこのGCPは，試験薬の有効性・安全性そのものを直接保証するものではなく，有効性の有無や安全性については，臨床試験結果そのものが適切に評価されなければならない。

　なおGLPは，非臨床試験としての急性毒性，亜急性毒性，慢性毒性，遺伝毒性，催奇形性その他の毒性に関する試験に関する基準を定めた省令であり，新医薬品の安全性に関する情報の基礎となる動物実験などの質を保証するためのものである。

---

6) GCP「医薬品の臨床試験の実施の基準に関する省令」(1997年3月27日付厚生省令第28号，一部改正：2000年10月20日付厚生省令第127号，2003年6月12日付厚生労働省令第106号，2004年12月21日付厚生労働省令第172号，2006年3月31日付厚生労働省令第72号).

7) GLP「医薬品の安全性に関する非臨床試験の実施の基準に関する省令」(1997年3月26日付厚生省令第21号，一部改正：2000年10月20日付厚生省令第127号，2008年6月13日付厚生労働省令第114号).

2 臨床評価方法に関するガイドライン

　医薬品の有効性，安全性が適切に評価されるためには，GCPにのっとって実施され信頼性が担保された臨床試験結果の提供が前提となるが，さらに重要な点は，個々の臨床試験が適切な方法論（研究デザインやデータマネジメント，統計解析方法など）に基づいて実施されていることである。

　臨床試験の方法論については，各種医薬品ごとに「臨床評価方法に関するガイドライン」が作成され，厚生労働省からの通知として発出されている。PMDAホームページには，ICH (International Conference on Harmonisation of Technical Requirements for Registration of Pharmaceuticals for Human Use；日米EU医薬品規制調和国際会議) ガイドライン（「臨床試験の一般指針」，「臨床試験のための統計的原則」など）とともに，薬効群別臨床評価ガイドライン（「睡眠薬の臨床評価方法に関するガイドライン」，「抗うつ薬の臨床評価方法に関するガイドライン」，「経口血糖降下薬の臨床評価方法に関するガイドライン」など数種類）が紹介されている。

　一方米国では，ICHガイドラインなども含め医薬品承認に関連する各治療分野ごとの製薬企業向けガイダンスをFDAが作成・公表している。日本におけるガイドライン公表と類似しているが，その種類の多さと内容の詳細さにおいては日本とは格段の差があると言わざるを得ない。またFDAガイダンスの中には「Guidance for Industry：FDA Requirements for approval of drugs to treat non-small cell lung cancer」のような，審査における当局の考え方が詳細に示されたものもある。

3 プラセボ対照試験

　前述の「新医薬品承認審査実務に関わる審査員のための留意事項」では，「有効性に関し，プラセボ又は他用量等に対する優越性が検証されているか」としたうえで，「プラセボに対する優越性が検証されているような場合には，既存薬を対照とした非劣性試験は必ずしも

必要はない。しかしながら，対象とする疾患で既に標準となる治療薬が確立しており，有効性に関しプラセボに対する優越性が示されていても，臨床的意義が明確になっていないような場合には，標準薬との臨床的位置付けを明確にするため，非劣性試験を実施することが適切である（例: 感染症治療薬等）。」と記載されている。ここには新薬の有効性検証という観点から，2つの問題点が存在する。第1に，プラセボ対照ランダム化試験でプラセボに対して有効性が優ることが検証されたとしても，既存薬との非劣性試験をしない場合には，既存薬よりも優れているかどうかの検証がなされないだけでなく，既存薬よりもさらに効果は劣っているかもしれない可能性が残るという点である。第2に，既存薬を対照とした非劣性試験を実施し，既存薬に対して有効性は劣っていないことが統計学的に検証されたとしても，非劣性試験デザインの問題点も関連して，同等の効果が保証されることにはならないという点である。

ただし，既存薬の有効性そのものが確立していないと想定される場合には，新薬におけるプラセボ対照での有効性の検証がまずは求められることは言うまでもない。1998年に有効性が認められないとして事実上の承認取り消しとなった多くの脳循環・代謝改善薬は，当時既に承認されていた実対照薬ホパテ（ホパンテン酸カルシウム: 肝障害の副作用により1990年には使用されなくなっていた）との比較試験結果に基づき承認されたが，当時は比較対照薬との優越性検証において統計学的有意差が認められないことをもって同等の効果があると間違った判断がなされたこと（正しくは，優越性検証試験で統計学的有意差が認められない場合，有意な違いはないと判断されるが，同等であるとの結論にはならない），かつ，実対照薬ホパテのプラセボ対照による有効性検証が不適切であったことから，実対照薬ホパテ，およびこのホパテを対照とした比較試験結果に基づいて承認されていた複数薬ともに，有効性が否定される結果となった。このことは，既存薬が存在する場合であっても，プラセボ対照による優越性検証が重要となる場合があることを示している。

しかしながら新薬が世に出る場合，本来的には既存薬に対する明

確な付加価値の証明が重視されるべきであり，既存の標準薬を対照とした優越性試験で既存薬よりも効果が優れていることの証明が優先されるべきであろう。なお，フランスでは2011年12月29日に医薬品行政改革法案が制定され，かつての医薬品安全庁（AFSSAPS）はフランス医薬品・保健製品安全庁（ANSM：L'Agence nationale de sécurité du médicament，その後L'Agence nationale de sécurité du médicament et des produits de santé）として2012年5月1日に再出発した。このフランスにおける医薬品行政改革法案では，新薬の臨床試験にはプラセボ対照ではなく既存競合薬との比較が必要とし，承認に際しては既存薬に対してどれだけ治療上の付加価値があるかが考慮されること，患者に対する利益が不十分なものは保険償還されないとする内容が盛り込まれている。

4 非劣性試験，同等性試験

「新医薬品承認審査実務に関わる審査員のための留意事項」には，「有効性に関し，標準薬に対する非劣性／優越性が検証されているか」の非劣性試験については「評価指標が適切であり，予め設定された非劣性限界（Δ）が適切か」と記載されている。

非劣性試験とは，試験薬と対照薬の効果を比較するランダム化試験の一種であり，試験薬の効果が対照薬よりも有意に優っていることを検証するのが優越性試験であるのに対し，非劣性試験は試験薬の効果が対照薬よりも有意に劣らないことを検証する試験である。そして非劣性試験における非劣性限界（Δ）は，過去の臨床試験結果などをもとに臨床的に許容できると判断しうる最大の差として設定されるものであり，研究実施者による恣意的な判断が入り得るものであるという課題が存在する。そして，非劣性試験により検証されるのはあくまでも非劣性であり，同等の効果が保証されるものではないことも注意すべき点である。

それでは同等性試験により試験薬と対照薬の同等性が検証されれば，試験薬がと対照薬と同じ効果を保証されるかというと，必ずし

もそうではない。同等性試験においても同等とみなす限界の値（試験薬と対照薬の効果の差として許容しうる範囲）について，非劣性試験の場合と同じく，研究実施者による恣意的な判断が入り得るものであるという課題が存在し，すなわち全く同じ効果を保証するものではない点においては非劣性試験と同様である。

5　ブリッジング試験

　ブリッジング試験とは，海外で行われた臨床試験データがある場合に，その結果を新たに開発しようとする国の患者集団に外挿することができるかどうか（外国人で行った臨床試験データが日本人でも再現されるであろうと予測できるかどうか）を判断するために実施する新たな臨床試験であり，有効性，安全性及び用法・用量に関する臨床データ又は薬力学的データを得ることを目的として行われる試験である。海外と日本における治験の「橋渡し」的な役割を担うことからブリッジング試験と呼ばれている。このブリッジング試験は，ICH－E5ガイドライン3（医薬発第739号平成10年8月11日　厚生省医薬安全局長）で示されている。

　ブリッジング試験は，ブリッジングデータパッケージに含まれるものの一つであり，このブリッジングデータパッケージは，薬物動態データや用量反応データを提示する試験，比較臨床試験（固定用量による無作為化用量反応試験：患者を数種類の用量群またはプラセボ群に割付けて反応を群間で比較する）など，種々の臨床試験から構成される場合もある。日本承認においてブリッジング試験が適用された医薬品としては，アルツハイマー治療薬ドネペジル（アリセプト），勃起障害薬クエン酸シルデナフィル（バイアグラ）などが知られている。

　ブリッジング試験は，ブリッジング戦略という言い方もされるように，新薬開発の臨床試験の一部を省略することで，開発期間を短縮することを目的としている。たとえば，本来，医薬品が承認されるためには国内における第III相臨床試験結果が必要であるが，すでに海外での第III相臨床試験があり，国内ではまだ第II相試験結果が

出た段階である場合に，この国内第II相試験をブリッジング試験と位置づけて承認することで，早期承認を実現するという戦略がとられることがある。

このようなブリッジング戦略を活用し，日本人での臨床試験の一部を省略して海外での臨床試験結果を日本人に外挿し早期承認を実現することにより，よりよい新薬を早く市場に届けるというメリットがもたらされる場合もある。しかしながら，たとえブリッジング試験結果があるとしても，一つには，日本とは医療環境の異なる国で確認された臨床的有効性が日本の医療環境においても本当に再現性があるのかという，"試験が行われた医療環境"と"臨床応用される医療環境"の違いに関連した問題が残る。さらに，"試験対象者"と"臨床応用される患者"における人種差の問題も残る。すなわち，日本人での臨床試験を省略することは承認時における日本人症例での臨床データ（有効性，副作用）の蓄積が少ないことを意味し，医療環境による効果の違いや人種差による効果の違いを無視できない場合には，たとえブリッジング試験結果があるとしても日本人での有効性は保証されない可能性が残ることも問題である。

6 エンドポイントにおける問題点

(1) 代理エンドポイントと真のエンドポイント

臨床試験では，有効性判定に用いる効果指標（エンドポイント）を試験計画段階で予め決めておかなければならない。言い換えると，得られた試験データから都合のよい値だけを用いて効果判定を行い，試験結果とすることは反則である。この効果指標として設定するエンドポイントには，真のエンドポイントと代理（または代替）のエンドポイントがある。たとえば降圧薬の臨床試験の場合，将来（数年後など）における心血管疾患の発症を予防するかを真のエンドポイントとすると，当面（数週間または数ヵ月後など）血圧低下効果が得られるかは代理のエンドポイントである。真か代理かには絶対的な基準があるわけではなく，患者の生命・健康に対する直接的な

影響と認識されるもの，あるいは患者にとってより重要性の高いもの（たとえば死亡や疾患の発症）が真のエンドポイントであり，それ以外（たとえば血圧，血糖，コレステロールなどの検査値や腫瘍の大きさ）が代理のエンドポイントとして分類される。

　薬が患者にもたらす利益・不利益を明らかにするという意味においては，臨床試験のエンドポイントとしてより重要なのは真のエンドポイントである。しかし，薬の有効性を真のエンドポイントで確認しようとする場合，代理エンドポイントでの効果を確認する場合よりも，より長期間かつ大規模（対象者数が多い）な試験を行うことになるのが一般的である。たとえば，コレステロール低下薬の真の効果（エンドポイント）を心血管疾患の発症で確認するためには，数千人という対象者を数年から10年近くの長期間にわたり追跡することが必要になるが，コレステロール低下効果という代理エンドポイントを用いれば，数百人を数ヵ月追跡することで臨床試験の目的（コレステロールを低下させる効果があるかないかを検証する）は達成される，というような場合である。

(2) 代理エンドポイントの妥当性

　本来，薬の有効性は真のエンドポイントを用いた臨床試験により検証され，確認されるべきものである。しかしながら，そこには臨床試験期間が長期にわたる（結果として，もし本当に有効な薬であっても患者に届くまでに，より多くの時間を要してしまう），またより多くの被験者の協力を必要とするなどの問題も存在する。このような観点からすると，承認の要件として真のエンドポイントでの有効性検証結果までを求めることは，必ずしも患者のメリットにつながると言えるのか，という疑問も出てくる。そこで代理エンドポイントにより，とりあえずの有効性を確認した段階で承認し，より早く新薬が患者の元に届くようにし，真のエンドポイントでの有効性検証は市販後に行ってもよいのではないかという考え方もある。その妥当性はともかくとして，高血圧，高脂血症，糖尿病，骨粗鬆症など高齢者に多い疾患に対して予防的に用いられる薬の多くは，むしろ，この代理エン

ドポイントでの有効性確認だけで承認，市販されているものがほとんどである。なお，米国には後述する優先審査制度（ファーストトラック制度）に関連して，Accelerated Drug Approval Program（迅速承認プログラム）というシステムがあり，承認時期と期間を早めることに重点を置いた施策がある。これは生命を脅かす疾患に対して有望な新薬に関し，患者への有用性が正式に実証される前に，有用性を予測し得ると考えられる代理エンドポイントを用いた予備的なエビデンスに基づいて，市販可能とする制度である。このシステムで承認された場合，患者への有用性を正式に証明するための臨床試験を市販後に完了するという条件付きとなることもある。また，迅速承認を受けた新薬は，使用可能な施設が限定されるなど安全性確保のための厳しい使用制限が付けられることもある。ただしこの迅速承認プログラムは，今現在その疾患のために生命の危険にある患者にできるだけ早く有望な新薬を届けることが本来の目的であり，だからこそ代理エンドポイントでの承認を可とする妥当性があるといえる。それでは，降圧薬や高脂血症薬など，将来に起こるかもしれない疾患を予防する目的で用いられる薬についてはどうか？　代理エンドポイントでの承認を可とすることの妥当性，必要性は高くなく，むしろ真のエンドポイントでの検証をこそ優先させるべきである。

(3) 代理エンドポイント活用上の問題点

　さて，米国での迅速承認プログラムで求められているように，たとえ代理エンドポイントでの確認だけで市販されたとしても，市販後において適切な臨床試験が実施され，真のエンドポイントでの有効性が確認される場合には，どのような医薬品の場合であっても，代理エンドポイントの採用が薬の承認過程において効果的に活用されたことになる。しかし，一旦承認され市販された場合，市販後に大規模な臨床試験を行うことは，開発企業にとっては再び臨床試験に莫大な費用を投ずることを意味し，したがって，市販後の臨床試験結果を自社製品のエビデンスとして有効活用（たとえば販促資料などに利用する）できる見込みがある場合を除いて（あるいは市販

後臨床試験の実施が承認の条件として厳しく規定される場合を除いて)，真のエンドポイントでの市販後の臨床試験が実施されることは少ない。また，代理エンドポイントでの臨床試験結果をもって承認することは，真のエンドポイントでの効果が未確認なまま承認されること，すなわち真のエンドポイントでは効果がないかもしれない医薬品(もし効果がない医薬品であれば，市販後臨床試験で有効性が否定されることになる)が有効な医薬品として承認され，臨床使用される可能性があることをも包含することになる。

このような代理エンドポイントでの承認の問題点が浮き彫りになった(市販後に，承認時点での有効性と安全性に疑問が呈された)医薬品の例としては，以下に示す糖尿病薬のロシグリタゾン，抗癌剤のゲフィチニブなどがある。

- ロシグリタゾンrosiglitazone(商品名アバンディア；GSK)は血糖降下のエンドポイント(代理エンドポイント)で承認された糖尿病薬であるが，市販後の大規模臨床試験の結果，糖尿病合併症の一つである心血管疾患(真のエンドポイント)のリスクを下げるのではなく，むしろ増加させる可能性が示唆された。
- ゲフィチニブgefitinib(商品名イレッサ；アストラゼネカ)は腫瘍縮小効果(代理エンドポイント)で承認された抗癌剤であるが，市販後において延命効果(真のエンドポイント)は確認されず，日本国内では2011年11月になってようやく適応制限(EGFR-TK遺伝子変異が認められる人に限る)が設けられる結果となった。なお海外の状況をみると，米国では2003年5月に迅速承認制度により承認(仮承認に相当)されたものの，米国内での臨床試験結果を受けて2005年6月には新規患者への投与原則禁止の措置がとられた後，2011年9月には企業から申請取り下げが行われて正式承認には至らないままとなった。またEUでは，2002年に日本で，また2003年に米国で承認された後も承認が見送られたまま経過し，各国での真のエンドポイントによる臨床試験結果が積み重なるのを待って，2009年7月になってようやく承認となった。しかもこのEUでの承認時には，EGFR-TK遺伝子変異が認められる人

に限るという適応制限が最初から設けられることとなった。

　代理エンドポイントの結果だけで，かつ広い適応症で早期承認し，その結果，有効性が期待されない患者をも投与対象としたまま長期にわたる臨床使用を許し，多くの副作用症例を生んで薬害にまで発展した後に，ようやく有効性が期待される患者だけに投与対象を絞るという経過をたどった日本。一方，承認しながらも市販後の臨床試験結果を受け，早い段階で実質的な使用中止措置を取った米国。また承認には慎重な姿勢を貫き，有効性・安全性に関する十分な情報が得られた段階で適応症を絞って承認したEU。これら3局の対応と結果の違いは，代理エンドポイントの結果に基づく拙速な承認がいかに危険であり，患者のメリットにつながらないかを示していると言えるであろう。

(4) 代理エンドポイントと再審査制度

　医薬品の安全性の観点からは，代理エンドポイントを利用した比較的短期間の臨床試験結果で承認される場合は，真のエンドポイントでの有効性検証が不十分なまま承認されることに加え，長期使用での安全性も未確認である医薬品が市販され得るという点に注意が必要である。代理エンドポイントで承認された場合には，市販後臨床試験の適切な実施による真のエンドポイントでの有効性の確認に加え，長期使用での安全性の確認も重要であり，再審査期間を通して行われる再審査の役割もより重要となる。

　この再審査制度に関連して，新成分医薬品では，承認時に行われる再審査期間の設定が実質的な市場独占権付与につながるわけであるが，真のエンドポイントまで検証済みか，代理エンドポイントでの検証しか行われていないかによって，この市場独占権の期間（すなわち再審査期間）に差をつけてはどうかという考え方もある[8]。たとえば，代理エンドポイントで承認した時点では，再審査期間を

---

8) Wood AJ. A proposal for radical changes in the drug-approval process. N Engl J Med. 2006 Aug 10; 355(6): 618-23.

短く設定しておき，その後の市販後臨床試験等により「実薬対照のPhase IV（市販後臨床試験）を実施した薬剤」や「（疫学研究等により）長期の安全性を示した薬剤」については，その時点で再審査期間を延長するという2段階性にするシステムである。なお，オーファンドラッグなど必要性は高いが企業としての開発の負担も大きい医薬品については，現行制度でも既に，一般の新薬よりも市場独占権の期間（再審査期間）を長く設定しているので，この制度は継続とする。再審査期間の設定に，現行よりもさらに柔軟性をもたせることで，代理エンドポイントでの承認を可とする前提を置きながらも，企業による市販後臨床試験（真のエンドポイントでの臨床試験による有効性の再検証，安全性の確認のための疫学研究等）実施に対するインセンティブを高めることが期待されるのではないかという，このような新制度の提案は一考の価値があると思われる。ただし，このような制度においては，代理エンドポイントでの承認により短く設定した再審査期間後に行われる再審査において，有効性と安全性が的確に審査されること，かつ真のエンドポイントでの有効性や安全性の確認がなされなかった場合には，市場独占期間が延長されないだけでなく，むしろ，承認取り消しを含めた承認の見直しが適切に行われることが求められるであろう。

以上，代理エンドポイントの問題点について述べたが，前述のように真か代理かには絶対的な基準があるわけではなく，患者の生命・健康に対する直接的な影響と認識されるもの，あるいは患者にとってより重要性の高いものが真のエンドポイント，それ以外が代理のエンドポイントとして分類される。たとえば抗癌剤の効果として腫瘍縮小か延命かを考える場合，腫瘍縮小だけでは患者が実感できる利益とは言えず，腫瘍縮小はあくまで代理エンドポイントであり，延命こそが患者が受ける直接的利益としての真のエンドポイントであると言える。では抗癌剤による腫瘍縮小が明らかな苦痛（たとえば激しい痛みなど）の軽減をもたらすとしたらどうだろうか？

苦痛の軽減か延命かについて，どちらが代理でどちらが真かという議論になると，現代医療では治癒が望めない段階にある患者にとって

は，必ずしも延命だけが真のエンドポイントとはならない場合もあるであろう。真か代理かは，疾患や適用される患者の状態などを考慮して，真に患者の利益は何かを考えて決められるべきものであり，疾患ごとにただ一つの真のエンドポイントが存在するものではない。

(5) 複合エンドポイントの問題点

さて，真と代理のエンドポイントについては，もう一点注意すべき点があることを最後に触れておきたい。本項の最初で，薬の有効性を真のエンドポイントで確認しようとする場合，代理エンドポイントでの効果を確認する場合よりも，より長期間かつ大規模（対象者数が多い）な試験を行うことになることを指摘した。真のエンドポイントでの試験のほうが長期で大規模になる理由は，代理エンドポイントよりも真のエンドポイントのほうが，発生するまでの期間も長く，また発生する数も少ないためである。そのため，より多くの人を長期間にわたって追跡することが必要となるのである。そこで，真のエンドポイントも代理エンドポイントも含めて，複数の疾患や状態の発生をまとめて一つのエンドポイントとして設定することにより，臨床試験でのエンドポイント発生数を一度にたくさん数えられる方法がとられることがある。これを「複合エンドポイント」という。たとえばエンドポイントを"心血管系疾患の発症"として，そこには心筋梗塞死，心筋梗塞発症，脳梗塞，脳出血，狭心症，血行再建術などいくつかの疾患を含めておき，これらのいずれかが発生するとイベントとして数えるという方法である。このような方法によりたとえば心筋梗塞による死亡単独よりもイベント発生数は多くなるため，薬の有効性を検証する臨床試験においては，効果の検証が比較的容易になるという利点がある。しかし，このような複合エンドポイントで有効性が検証されたとしても，あくまでも複数の疾患の総体として有効性が確認されたのであって，個々の疾患すべてにおいて有効性が確認されたことを意味するわけではない。複合エンドポイントでの結果は，参考情報としての価値はあるものの，個々の疾患にとっての有効性確認ではないことに十分注意が必要である。

5 迅速承認と安全対策

1 迅速承認の功罪

　一般にドラッグラグと言われている問題には、①通常承認で審査に時間がかかることによる承認の遅れの問題と、②企業による開発に時間がかかることによる承認の遅れの問題の2種類がある。②についてはさらに、企業が開発に着手するまでの時間と開発に着手してから後の時間（治験計画届を当局に提出してから申請までの時間）が含まれる。福島らによる調査では、①の審査期間（申請～承認まで）については、2010年中央値は14.8ヵ月（1.2 年）であり、2009年に比べ4.3ヵ月短縮し、2000～2010 年の間で最も短い期間となったとしている。また②のうち、臨床開発期間（治験計画届～申請まで）については、2010年中央値は35.9ヵ月（3.0 年）であり、2009年に比べ、12.3ヵ月短縮したとしており、ドラッグラグ解消に向けての対策がとられているところである[9]。

　しかしドラッグラグは、これら"審査時間"や"開発期間"の問題よりも、"企業による開発着手の遅れ"こそ本質的問題であるという視点もある。また、ドラッグラグがあることにより、海外である程度の臨床経験が積まれた医薬品を海外における有効性、安全性情報とともに国内臨床に導入することになるため、結果として安全対策につながるともいえる。このような視点で考えると、日本におけるドラッグラグを解消するということは、安全な使用方法が確立していない段階から新薬を、海外と同時に国内臨床でも使用することであり、それはすなわち、新薬による副作用被害の危険性を日本人も外国人と同様に負うことを意味する。ドラッグラグ解消を求めるのであれば、新薬による新たな治療法の選択肢とともに、新薬による副作用被害をも受け

---

[9] 福島達也, 小野俊介. 日本における新薬の臨床開発と承認審査の実績：2000～2010 年承認品目. 医薬産業政策研究所リサーチペーパー・シリーズNo.51, 2011.11.
　http://www.jpma.or.jp/opir/research/paper-51.pdf（2014.8.4.アクセス）．

入れる覚悟があるかということが問われることになるのである。

　海外で承認されているが日本では承認されていない多くの医薬品や適応症が存在することは事実としてあり，少しでも多くの選択肢を望む患者の立場からドラッグラグの解消を待ち望む声は多い。有効で安全な医薬品が，少しでも多く，また早く，必要とする患者に届けられるためには，企業による医薬品開発の促進や迅速な承認が求められるところであるが，同時に，新薬の安全性をいかに確保するかという視点も忘れてはならない。

② 迅速承認の制度化

　米国では，完治が難しい疾患に対して高い治療効果が期待できそうな新薬をFDAが優先的に審査する，ファーストトラックと呼ばれる（迅速承認のための）開発支援・促進制度（Fast-track Designation）がある。このファーストトラック制度は以下を特徴としている。
- 新薬承認申請（NDA）の提出前や申請途中にもFDAと協議できる。
- 承認申請用の試験結果の全てがそろわなくとも試験結果が出るごとに申請することができる。FDAは申請用の全データがそろう前から審査を行う。
- 審査期間短縮（迅速承認プログラムAccelerated Drug Approval Programが適用されることによる）につながることもある。

　　迅速承認プログラム：重篤または生命を脅かす疾患に用いる新薬を対象として，早期に新薬としての承認を与えるための制度。
- 臨床効果が代理エンドポイントによる評価で有効であることが認められたときに承認される。
- ただし，新薬の有効性を市販後も調査することが義務づけられる。
- 迅速承認制度の一環として，市販後調査で有効性が示されなかった場合，FDAには医薬品を市場から撤回する権利がある。

　日本においては，2010年6月に「新医薬品の総審査期間短縮に向けた申請に係る留意事項について」（2010年6月9日　厚生労働省医薬食品局 審査管理課・監視指導・麻薬対策課 事務連絡）が発出さ

れ，2013年までに総審査期間を通常審査品目で12ヵ月，優先審査品目で9ヵ月とする目標に向けた，申請者側の留意事項が示されているが，米国のファーストトラックのような迅速承認に関する制度として確立したものはない。一方，上記の米国における迅速承認プログラムは，代理エンドポイントによる評価での承認を可能としながらも，市販後における有効性の調査を義務づけるとともに，市販後調査で有効性が示されなかった場合には市場から撤回することも視野に入れた制度となっている。たとえば，4-❻（3）代理エンドポイント活用上の問題点の項に紹介した抗癌剤のゲフィチニブは，米国では迅速承認プログラムにより審査期間9ヵ月（日本ではさらに短く5ヵ月余り）で承認されたものであるが，前述のとおり，市販後に有効性・安全性が問題となり米国では2005年6月に新規患者への投与禁止の措置がとられた後，2011年9月30日に承認取り下げとなった。一方日本では，迅速承認に関する制度が整備されていない中で，ゲフィチニブは申請後5ヵ月という異例の早さで承認され，市販後に副作用死亡例が多発しながらも使用制限や一次使用中止などの措置は全く取られず，副作用被害を拡大したという現実がある。

　日本においては，承認の迅速化だけでなく，市販後の安全対策まで視野に入れた迅速承認システムをどのように制度化するか，迅速承認した医薬品の市販後における有効性と安全性を実際にどのように確保するかが今後の大きな課題となるであろう。

6 審査の透明性と承認手続き

1 審査の透明性

(1) 治験論文公表要件の廃止と新医薬品承認審査概要の公開

　厚生労働省は，「医薬品の製造承認等に関する基本方針」（1967年9月13日）において，新薬承認申請時に提出するデータは「原則として国内の専門の学会若しくは学会誌に発表され，又はこれに準ずる

雑誌に掲載され，若しくは掲載されることが明らかなもの」と規定した。いわゆる治験論文の公表要件である。この規定が存在することにより，承認を目的とした医薬品の臨床試験（治験）の内容は論文として公表されることになり，その結果，治験の実施方法や結果の内容を第三者がチェックすることを可能としていた。しかし製薬企業からは，治験内容を公表することで競合他社による類似薬開発を容易にすることが危惧されるなどの反発があり，また世界貿易機関（WTO）の知的所有権の貿易関連の側面に関する協定（TRIPS協定）を背景とした欧米の政府や製薬企業からの外圧もあり，「企業における知的所有権の保護」などを理由に2000年4月，この規定は廃止された。この公表要件制度はサリドマイド事件を契機に設けられた制度であるが，法律によってではなく，薬務局長通知によって定められたために，廃止についても十分な議論を経ずに局長通知で行うことが可能であったことも問題とされた。なお，国の行政機関がそれまで行っていた規制を廃止しようとする場合は，その内容を公表し広く国民の意見を求める必要があるという「パブリック・コメント制度」が同月に発足しており，まさに直前のかけこみ的な廃止であったとされている。治験論文の公表要件廃止の後，厚生労働省が代替手段として位置づけたのが治験データなどを記した新医薬品承認審査概要（Summary Basis of Approval：SBA）のインターネットでの公開である。SBAの作成と公開は企業に義務づけられたが，このSBAはあくまでも治験内容の要約であり情報公開としては不十分であるとの指摘もなされた。出版第一号としてカンプト注（塩酸イリノテカン；1991年3月製造承認申請，1994年1月承認）のSBAが公開された後，1999年以降は「申請資料概要」と「審査報告書」が公表されるようになり，SBAの役割は終わった。なお2004年4月1日，医薬品の承認審査業務は医薬品医療機器審査センターから独立行政法人医薬品医療機器総合機構に移行し，現在では同機構のホームページに「医療用医薬品の承認審査情報」として「申請資料概要」，「審査報告書」などが公表されている。

(2) 申請資料概要と審査報告書，審議結果報告書，再審査報告書の公開

　申請資料概要（承認後3ヵ月以内を目途に公開），審査報告書（PMDAが作成），審議結果報告書（厚生労働省が作成）および再審査報告書が，PMDAホームページにて公開されている。これら新医薬品の承認情報は，部会審議品目については2001年4月分から，部会報告品目は2000年8月分から，また再審査結果については2009年12月分から掲載されており，審査当局と申請企業以外の医療者，患者の立場でも新薬審査課程の詳細を知ることが可能となっている。

　このように承認になった医薬品については承認後に，その承認結果および厚生労働省薬事食品衛生審議会での審議の議事録も我が国では公開されるようになり，承認に関する情報公開は進歩している。しかし，薬事食品衛生審議会の審議自体は現在でも非公開で行われ，かつPMDAが外部評価制度として行う専門協議も非公開である。一方，米国ではFDAの審査結果に実質的影響力を持つAdvisory Committeeが公開で行われる。また2011年4月5日の食品医薬品法研究所（FDLI）年会におけるマーガレット・ハンバーグFDA長官のスピーチでは，医薬品が承認を得られなかった場合，不承認の理由を情報公開することの重要性について触れられている[10]。

　この点について，PMDAホームページの「医療用医薬品の承認審査情報」では，不承認となった品目についても掲載するとされており，これまでのところ不承認品目として掲載されているのは，エポエチンベータ製剤のエポジン注シリンジ24000，同36000のみである。本製剤は，透析施行中の腎性貧血などの適応症を持つ製品として1500または3000単位の製剤が既承認であるところ，新容量として新適応症「治癒切除不能な固形がん患者におけるがん化学療法に伴う貧血」での承認申請がなされたものである。これに対し，PMDAによる審査報告書では「提出された資料から，本薬の治癒切除不能

---

10) The Pink Sheet. April 11, 2011.

な固形がん患者におけるがん化学療法に伴う貧血に対して赤血球輸血回避効果は示されると考えるものの，生命予後悪化及び腫瘍増殖促進というリスクを回避することが可能となる本薬の適切な安全管理の方策は不明確であり，現時点では，本薬のベネフィットがリスクを上回るとは判断できない。」として審査結果は不承認となったことが記されている。なお，審査報告書には不承認の判断がなされた経緯や当局の判断の詳細も記載されており，また，初回承認申請以降の申請者とPMDAによる対応についても時系列で報告されている。

　このように，承認審査が行われた結果，不承認となった品目についても情報公開されるシステムが整えられつつあるところである。しかし，企業による開発が途中中止となったもの（治験計画届を当局に提出してから治験を完了し申請するまでの間に，何らかの理由で治験が途中で中止となり，承認申請が行われなかったもの）や承認申請にまでは至ったものの，当局との協議の過程で企業が自主的に申請を取下げたものなどについては，その情報は公開されない。医薬品の有効性，安全性に関連する情報としては，このような治験中断した候補物質の情報や治験は終了したものの正式審査に至らなかったものに関する情報も，承認あるいは不承認という承認審査結果がでた医薬品の情報と同様に，非常に重要な情報である。2014年4月28日付で厚生労働省から発出された「薬害再発防止のための医薬品行政等の見直しについて（最終提言）」においても，「不承認又は審査中に企業が申請を取り下げた医薬品に関する情報が明らかとなるような方策も，関係企業の協力を得ながら，検討すべきである。」と明記されており，早期に公開されることが望まれる。

　さらに，企業が治験を開始するにあたっては治験計画届が治験実施計画書とともに当局に提出されるが，この治験実施計画書は原則，企業秘密として公開されることはない。このような状況に対して2005年以降，世界的には治験を含めた臨床試験情報の事前登録と公開の動きが始まり，日本においても2005年6月1日より，大学病院医療情報ネットワークが運営するUMIN Clinical Trials Registry（UMIN-CTR）が稼動し，臨床研究を開始する場合はすべての研究

者が，規定の項目にしたがって研究計画の内容を登録，公開することが推奨されている。UMIN-CTRには2014年8月4日現在，治験を含め国内の研究者が実施している14,639件の臨床研究計画の概要が登録，公開されている。ただし公開される情報は，研究計画書そのものではなく，また登録システム上に規定された項目のうち入力，公開する情報は研究者によって任意に決められるため，情報公開において限界があるものである。

人を対象とした臨床試験情報は実施した研究者や企業の財産ではなく，公共財との認識のもと，全ての患者および国民に対して，その研究計画書と研究結果の詳細が公開されることが望まれる。

2 その他の諸問題

(1) 審査料

米国では，PDUFA（Prescription Drug Users Fee Act；処方箋薬ユーザーフィー法1992年議会通過）により医薬品の承認審査にかかる審査の手数料が規定されている。この制度は企業から審査手数料をとることにより，FDAでの審査スタッフを増員し，審査期間短縮につなげることを目的としたものであるが，審査手数料をとるということは，審査費用を企業に依存することを意味し，審査における安全性軽視につながるのではないかとの懸念も示されている。審査費用を企業からの手数料に依存していることは欧州医薬品庁（European Medicines Agency：EMA）も同様である。また日本においても薬事法関係手数料令に基づいて審査費用が規定されており，医薬品区分（オーファンドラッグの新薬かそれ以外の新薬か）や申請の種類（新規承認か承認事項の一部変更承認か，など）によって数百万から数千万円の金額が審査手数料として企業からPMDAに支払われることになっている（薬事法関係手数料令　第17条の1）。

審査手数料の制度が審査にどの程度の影響を及ぼすかは明らかではないが，審査費用を確保しつつ，かつ審査の厳密性をいかに保つかが世界共通の課題である。米国科学アカデミー医学研究所（IOM）

が著した「これからの医薬品の安全性: 国民の健康を守り，推進するために」と題するFDA改革に関する米国議会へのレポートでは，「処方箋薬ユーザーフィー法に基づいて，CDER（米国医薬品審査調査センター）に必要な費用を製薬企業に過度に依存することは，FDAの信頼性を損ねるとともに任務の効果的な遂行に影響を与える。」ことが指摘されている。また，イタリアのマリオ・ネグリ薬理学研究所所長シルビオ・ガラティーニとバーデル医薬政策部門長による論考「医薬品規制の透明性を高める欧州のまたとない機会」において両氏は「医薬品承認審査の費用を製薬企業からの手数料に依存するのではなく，欧州委員会がEMAでの費用を賄うべきである。」と主張している[11]。

(2) 優先審査制度

通常，医薬品の承認審査は申請受付け順に行われる。ただし，希少疾病用医薬品（オーファンドラッグ）の指定を受けた医薬品など，より迅速に審査を行い必要とする患者に新薬を届ける必要性が高いと判断されるものについては，他のものに優先して審査が行われる。薬事法上は，その第14条第7項において「厚生労働大臣は，第一項の承認の申請に係る医薬品又は医療機器が，希少疾病用医薬品，希少疾病用医療機器その他の医療上特にその必要性が高いと認められるものであるときは，当該医薬品又は医療機器についての第二項第三号の規定による審査又は前項の規定による調査を，他の医薬品又は医療機器の審査又は調査に優先して行うことができる。」と規定されている。

この優先審査制度は日本では1993年に設けられたものである。当初は，①希少疾病用医薬品，もしくは②医療上特に必要性が高いと認められるものに適用され，②の要件はさらに，（ア）適応疾病が重篤であること，（イ）既存の医薬品または治療方法に比して有効性

---

[11] Garattini S, Bertele' V. Europe's opportunity to open up drug regulation. BMJ. 2010; 340: c1578.

または安全性が明らかに優れていること，の両方を共に満たすことが求められ，主として致死的な感染症の治療薬，抗悪性腫瘍薬などが対象品目となっていた。その後，2004年4月のPMDA設立にあわせて優先審査制度の充実化が図られ，優先審査対象の判断について2004年2月27日厚生労働省医薬食品局審査管理課長通知（薬食審査発第0227016号）が発出された。本課長通知では，希少疾病用医薬品でない場合には，①適応疾病の重篤性及び②医療上の有用性を総合的に評価して適用の可否を決定することが示されている。さらに①については，（ア）生命に重大な影響がある疾患（致死的な疾患）であること，（イ）病気の進行が不可逆的で，日常生活に著しい影響を及ぼす疾患であること，（ウ）その他，また②については（ア）既存の治療法，予防法若しくは診断法がないこと，（イ）有効性，安全性，肉体的・精神的な患者負担の観点から，医療上の有用性が既存の治療法，予防法若しくは診断法より優れていることが条件とされている。制度発足当初は，希少疾病用医薬品でない場合には対象疾病の重篤性と既存治療よりも優れていることの両方の条件を満たすことが求められていたのに対し，2004年課長通知以後は，対象疾病の重篤性と医療上の有用性を総合的に評価して適用の可否を判断することとなり，結果的に適用の条件は緩和された。

　米国FDAでも優先審査制度に相当するシステムが存在するが，制度適用の条件は，「ある疾患の治療・診断・予防において，既存の治療薬・治療方法に比べて有意に優れる新医薬品。その優位性は，例えば，(1)疾患の治療・診断・予防において有効性が上回っているという証拠，(2)治療の制約をもたらす薬物反応の除去もしくは軽減，(3)文献的に証明された患者コンプライアンスの増進，(4)新規の患者層における安全性・有効性の証拠，によって示すことができる。」とされ，既存治療に対する優位性という点が，求められる条件としてより明確に提示されている。

　なおPMDAによる第2期中期計画（平成21年度）では，優先審査品目での審査期間中央値を行政側6ヵ月，申請者側5ヵ月の計11ヵ月とすることを目標として設定していたが，2010年6月9日厚生労働省

医薬食品局 審査管理課・監視指導・麻薬対策課 事務連絡では目標値はさらに短縮され，2013年までの目標として総審査期間を優先審査品目では9ヵ月とすることが掲げられている。

(3) 特例承認制度

5-❷迅速承認の制度化　6-❷その他の諸問題　(2) 優先審査制度で提示した迅速承認システムや優先審査制度はいずれも，有効で安全な医薬品をできるだけ早く必要としている患者のもとへ届けることを目的として，通常審査とは異なる手続きを可能とするものである。通常審査手続きを経ないという意味では同じであるが，他に，特例承認制度というものがある。これは薬事法第14条の3において「国民の生命及び健康に重大な影響を与えるおそれがある疾病のまん延その他の健康被害の拡大を防止するため緊急に使用されることが必要な医薬品又は医療機器であり，かつ，当該医薬品又は医療機器の使用以外に適当な方法がないこと，その用途に関し，外国（医薬品又は医療機器の品質，有効性及び安全性を確保する上で本邦と同等の水準にあると認められる医薬品又は医療機器の製造販売の承認の制度又はこれに相当する制度を有している国として政令で定めるものに限る。）において，販売し，授与し，並びに販売又は授与の目的で貯蔵し，及び陳列することが認められている医薬品又は医療機器であること」を条件として，「厚生労働大臣は，薬事・食品衛生審議会の意見を聴いて，その品目に係る同条の承認を与えることができる。」としている。これが特例承認と言われるものである。2010年1月この規定が初めて適用され，新型インフルエンザの輸入ワクチンが特例承認を受けた。しかし，新型インフルエンザは季節性のインフルエンザと比較して特段に危険性が高いものではなく，「国民の生命及び健康に重大な影響を与えるおそれがある疾病」には該当しないこと，当時，優先的接種対象者とされていた小学生・中学生・高校生，高齢者において特に重症化する頻度が高い傾向は認められないこと，また医療従事者をはじめとする優先接種対象者（約1900万人）をほぼカバーする数量（約1800万人分）が国内製造ワクチン

によってカバーできると推定されることから格別の不足はないと判断でき，したがって輸入ワクチンの使用以外に適当な方法がないとも言い難いと考えられることから，輸入ワクチンの特例承認は薬事法14条の3が定める要件を充たしていなかったとの指摘がなされている[12]。

(4) 条件付承認

薬事法第79条第1項には，「この法律に規定する許可，認定又は承認には，条件又は期限を付し，及びこれを変更することができる。」として，医薬品の承認に対して条件を付すことができることが明記されている。なお，この付された承認条件に関しては，第74条の2第3項5号に，「第七十九条第一項の規定により第十四条の承認に付された条件に違反したとき」として，「厚生労働大臣は，(中略)，その承認を取り消し，又はその承認を与えた事項の一部についてその変更を命ずることができる。」としている。一方，第74条の2第1項には，「厚生労働大臣は，第十四条の規定による承認を与えた医薬品，医薬部外品，化粧品又は医療機器が同条第二項第三号イからハまでのいずれかに該当するに至つたと認めるときは，薬事・食品衛生審議会の意見を聴いて，その承認を取り消さなければならない。」としている。

つまり，承認された医薬品について承認時の有効性が認められないことが判明したり，著しい有害性が認められた場合には，厚生労働大臣は，その医薬品の承認を取り消さなければならない。しかし，承認時に付された条件に違反したときには"厚生労働大臣は承認を取り消すことができる"に留まり，規制はより緩やかなものとなっている。

そもそも承認条件を課すということは，承認の可否を左右する内容の判断を一時的に先送りにしているものだとすると，その条件が

---

[12] 薬害オンブズパースン会議．新型インフルエンザ（A/H1N1）ワクチンの接種について（素案）についての意見．2009.9.13.
http://www.yakugai.gr.jp/topics/file/090913influenzaikensho.pdf
（2014.8.4アクセス）

満たされなかった場合には，承認するに足るものではなかったとして，承認時の有効性，安全性が認められなかった場合と同じ措置がとられるべきである。

　日本製薬工業協会医薬産業政策研究所のリサーチペーパーによると，2000〜2005年に日本で承認された新医薬品235品目のうち78品目（33.1%；承認条件に全例調査を含むものは33品目14.0%）にはなんらかの承認条件が付されていたと報告されている[13]。

　また上記論文の中では，「米国では，承認条件として課された臨床研究の進捗状況は必ずしも良くない。2005年9月時点で，新医薬品および後発医薬品に付されている承認条件1,231件のうち，797件（65%）は研究が開始すらされておらず保留扱いとなっている。米国では，承認条件の進捗状況をFDAに対して定期的に報告する義務はあるものの，その結果によって承認取消しなどの処分を受ける可能性があるのは，accelerated approval（迅速承認）品目に限られている。このため，製薬企業が市販後に実施する様々な臨床研究の中で，承認条件としての市販後臨床研究の優先度は高いとはいえない。承認条件を決定するプロセスにおいてFDAと企業間で協議に十分な時間がとられていないため，企業側がその妥当性について必ずしも納得していない場合があることも背景にある」と指摘しつつ，一方，日本での状況については，「公開資料から承認条件として課された市販後調査・臨床試験の進捗状況を把握することはできない。しかし，日本では再審査に提出される資料の内容によっては承認取り消しとなる事態も有り得るため，承認条件として課された調査や臨床試験を実施しないということは基本的には考えられない。これまでに再審査が終了した品目の結果をみても，『承認事項の一部を変更すれば有用性が認められるもの』と判断された品目は若干あるものの，『有用性が認められない』として承認を取り消された品目は最近みられ

13）笹林幹生，安積織衛．承認条件としての市販後臨床研究：2000〜2005年承認取得品目に関する調査．医薬産業政策研究所リサーチペーパー・シリーズ No.33, 2006.8.
　http://www.jpma.or.jp/opir/research/paper-33.pdf（2014.8.4.アクセス）

ないことから，製薬企業は承認条件として課された市販後臨床研究を着実に実行しているものと考えられる」とも述べている。

しかしながら日本においては，既に紹介したゲフィニチブ製剤のイレッサが2002年7月承認時において「非小細胞肺癌（手術不能又は再発）に対する本薬の有効性及び安全性のさらなる明確化を目的とした十分なサンプルサイズを持つ無作為化比較試験を国内で実施すること」との承認条件を付されたものの，承認後1年以上の間，この市販後臨床試験は実施されず，副作用死亡例を積み重ねながら販売が続けられたという実例がある。さらにこのイレッサの例においては，その後実施された国内臨床試験では承認適応に対する有効性を証明することができず，さらに何年もの時間をかけて市販後臨床試験を積み重ねた結果，最終的には投与対象となる患者をより絞り込む形で，承認適応を修正するに至ったという経緯がある。その間，不適切な承認適応が認められていたために，効果が期待されない多くの患者にまでイレッサが投与され続けたことになるが，その実態は明らかにされないままである。このような事態を繰り返さないためにも，米国と同様日本においても，承認条件の厳格な適用のためのルール作りが求められる。

(5) 希少疾病用医薬品（オーファンドラッグ）の指定

希少疾病用医薬品は，薬事法第77条の2に基づいて，対象患者数が国内で5万人未満であること，医療上特にその必要性が高いものなどの条件に合致するものとして，薬事・食品衛生審議会の意見を聴いて厚生労働大臣が指定するものである。難病やエイズなどの医薬品は，医療上の必要性が高いにもかかわらず患者数が少ないことから製薬企業による開発のインセンティブも働きにくく，十分にその研究開発が進んでいない状況に対し，これら希少疾病用医薬品の研究開発を促進するための支援措置を講ずることを目的としてこの制度が導入されたものである。

具体的には，1993年に希少疾病用医薬品の研究開発促進を目的とした薬事法及び医薬品副作用被害救済研究新興基金法の改正が行わ

れ，希少疾病用医薬品としての指定基準，試験研究促進のための措置等が通知された。希少疾病用医薬品の指定をうけるには，前述のとおり，その疾患の対象患者数が5万人未満であること，医療上特に優れた使用価値があること等が必要とされる。希少疾病用医薬品の指定を受けた医薬品については，優先審査，再審査期間の延長（8年間から最長10年間までの延長）等が実施される。

1993年度から2013年度末までの間に，331品目が希少疾病用医薬品の指定を受けている[14]。

(6) 小児適応

小児を対象とした臨床試験の実施は，倫理的問題も含めて大きな困難を伴うことから，小児科領域の適応を有する医薬品は少なく，また小児に使用する場合の臨床情報（投与量，有効性，安全性など）も不足しており，成人用に開発された医薬品を適応外使用（効能，用法）の形で用いたり，海外から個人輸入した小児用医薬品を使用している現実がある。日本には，小児領域に特化した医薬品開発，情報整備推進を目的とした法規制等は存在しないが，2000年12月27日の厚生省医薬安全局長通知「医薬品の市販後調査の基準に関する省令の一部を改正する省令の施行及び医薬品の再審査に係る市販後調査の見直しについて」（医薬発第1324号）において，「小児への使用が想定される医薬品について，承認申請中又は承認後引き続き小児の用量設定等のための臨床試験を計画する場合にあっては，再審査期間中に行う特別調査等及び臨床試験を勘案し，再審査期間を10年を超えない範囲で一定期間延長する」とし，小児適応開発を推進するための配慮がなされている。

小児への適応は，上記のとおり適応外使用の問題と密接につながっており，以下に示す，適応外使用に関連したいわゆる二課長通

---

[14] 独立行政法人医薬基盤研究所「オーファンドラッグ・オーファンデバイス開発支援事業」website.
http://www.nibio.go.jp/news/2014/03/000954.html（2014.8.4アクセス）

知が関係してくる。

　1999年2月1日の厚生省健康政策局研究開発振興課長および厚生省医薬安全局審査管理課長による通知（いわゆる二課長通知）「適応外使用に係る医療用医薬品の取扱いについて」（研第4号，医薬審第104号）では「医療用医薬品について，承認された効能又は効果等以外の効能又は効果等による使用について関係学会等から要望がありその使用が医療上必要と認められ，健康政策局研究開発振興課より当該効能又は効果等の追加等について検討するよう要請があった場合には，臨床試験等の実施及びその試験成績等に基づく必要な効能又は効果等の承認事項一部変更承認申請を考慮すること。」とされており，この措置が小児領域で使用が想定される医薬品についても適用されることにより，小児を対象とした治験と小児適応の承認取得が促進される可能性がある。

　さらに本通知では，適応外使用に係る効能又は効果等が医学薬学上公知であると認められる場合（たとえば，当該効能について外国で承認されている，当該効能での相当の実績がある，国際的に信頼できる学術雑誌に掲載された科学的根拠となり得る論文または総説がある，公的な研究事業などによる科学性，信頼性が確認し得る臨床試験成績がある）には，臨床試験の全部又は一部を新たに実施することなく，それら公知の情報を基に効能又は効果等の承認の可否の判断を行う可能性があるとし，小児を対象とした治験を新たに実施せずとも，適切な臨床情報の蓄積があればそれだけで承認される可能性があることも示唆している。

　このような「公知申請」と呼ばれる申請については，必要性の高い適応外使用を早期に承認に結びつける一方法として評価される一方で，日本人での臨床試験が行われないために，日本人での有効性データや安全性情報がない状態で臨床応用される点や，日本人データの集積がない段階で承認されることから製造販売後の臨床試験が承認条件として付されることが多いものの当該試験が実施されにくいという問題点も存在する。

　なお小児を対象とした臨床試験の実施については，「小児における

臨床試験実施に関するガイドライン」としてICHのE11がステップ5に達し，日本では「小児集団における医薬品の臨床試験に関するガイダンス」として発表されている（2000年12月15日　医薬審第1334号）。

(7) 適応外使用

　薬事法による製造又は輸入の承認を受けている医薬品であって，当該医薬品が承認を受けている効能若しくは効果以外の効能若しくは効果を目的とした使用，または承認を受けている用法若しくは用量以外の用法若しくは用量を用いた医療における使用（いわゆる適応外使用という）が医療現場で行われている場合には，前項の「小児適応」や，患者数が少なく臨床開発が進みにくい希少疾病医薬品，抗癌剤などがある。これら適応外使用については，それぞれの効能や用法について，本来は薬事法による製造販売承認を受けたうえで，適切に使用されるべきである。換言すれば，適応外使用は，医薬品の承認システムからすると不適切な使用実態である。

　このような使用実態を是正すべくとられた措置としては，既に前記「(6) 小児適応」の項で紹介したいわゆる二課長通知がその一つであるが，1980年9月4日付け「保険診療における医薬品の取扱いについて」と題する厚生省保険局長通知（いわゆる55年通知）の活用（すでに保険診療上行われていた内容であるが，その適用を拡大すること）も可能である。

　この55年通知では，「保険診療における医薬品の取扱いについては，厚生大臣が承認した効能又は効果，用法及び用量（以下「効能効果等」という。）によることとされているが，有効性及び安全性の確認された医薬品（副作用報告義務期間又は再審査の終了した医薬品をいう。）を薬理作用に基づいて処方した場合の取扱いについては，学術上誤りなきを期し一層の適正化を図ること。」とされ，再審査期間終了後の医薬品に限定されるが，適応外での使用が保険診療において認められることが記されている。

　以上「55年通知」，「二課長通知」の他にも，適応外使用実態の解

消を目指して数々の施策も行われている。「55年通知」,「二課長通知」とともに以下に一覧で示す。

① 保険診療における医薬品の取扱いについて（1980年9月4日）
② 適応外使用に係わる医療用医薬品の取り扱いについて
　（1999年2月1日）
③ 小児用量設定等の試験促進のための再審査期間延長
　（2000年12月）
④ 医師主導治験制度の導入（2003年7月）
⑤ 抗がん剤併用療法に関する検討会（2004年1月～2005年2月）
⑥ 小児薬物療法検討会会議（2006年3月）
⑦ 未承認薬使用問題検討会（2005年1月～2009年10月）
⑧ 医療上の必要性の高い未承認薬・適応外薬検討会議
　（2010年2月）
⑨ 新薬創出・適応外薬解消等促進加算
　（薬価維持特例；2009年12月）

(8) 先進医療評価制度

　2012年7月31日,「厚生労働大臣の定める先進医療及び施設基準の制定等に伴う実施上の留意事項及び先進医療に係る届出等の取扱いについて」と題する,厚生労働省医政局長,厚生労働省医薬食品局長,厚生労働省保険局長の3局長合同になる通知が出された。これは,それまで「先進医療通知（2008年3月31日　保医発第0331003号）」,「高度医療通知（2009年3月31日　医政発第0331021号）」として出されていた通知を廃し,先進医療として一本化したものであり,「先進医療については,（中略）国民の安全性を確保し,患者負担の増大を防止するといった観点を踏まえつつ,国民の選択肢を広げ,利便性を向上するという観点から,以下について,安全性,有効性等を確保するために一定の施設基準を設定し,当該施設基準に該当する保健医療機関の届出により,又は安全性,有効性等を確保するために対象となる医療技術ごとに実施医療機関の要件を設定し

当該要件に適合する保険医療機関の承認により，保険診療との併用を認める」としている。「以下について」として示された医療技術は，①未だ保険診療の対象に至らない先進的な医療技術（②又は③を除く），②承認又は認証を受けていない医薬品又は医療機器の使用を伴う先進的な医療技術，③承認又は認証を受けて製造販売されている医薬品又は医療機器について承認または認証事項に含まれない用法・用量，又は効能・効果，性能等を目的とした使用を伴う先進的な医療技術，である。

要するに，未承認薬の使用や適応外での使用を保険診療と併用可（混合診療を可）とする制度である。そして，未承認薬や未承認の適応（適応外使用）は，本来，臨床研究の手続きにより使用されるべきものであるため，この制度は，実質的には先進的な医療を評価する臨床研究を促進し，有効性，安全性に関する科学的なデータ収集の迅速化を図ることにより，結果として薬事法上での承認につながることを目的としているものである。

(9) 承認制度と保健収載制度の分離

日本では，承認された医薬品についてほぼ100%が保険薬価収載されるというシステムになっており，すなわち薬事法に基づく承認と保険償還の可否が1対1の対応になっている。それに伴い，上記でみてきた小児適応，適応外使用，高度先進医療問題への対策としてとられている様々な施策も，未承認薬や未承認適応・用法を承認薬，承認適応・用法にするための道筋として作られている。

一方，欧米においては，承認と保険償還とは当局の中で明確に分離されていることが多い。米国では，承認は政府機関であるFDAが行うが保険償還は民間会社であるHMO（Health management Organization）それぞれが決定する仕組みとなっている。また英国では，承認はMHRA（Medicines and Healthcare products Regulatory Agency）が担当し，保険償還の可否はNICE（National Institute for Health and Clinical Excellence）が費用対効果を踏まえて判断する。またオーストラリアでも審査，市販後安全対策を担

当する部局としてTGA (Therapeutic Goods Administration) があり，保険償還を担当するPBS (Pharmaceutical Benefits Scheme) とは別になっている。

　国民皆保険制度が実現している日本において，承認と保険償還が一体化している制度は一見，妥当な制度のようである。しかし，承認は純粋に医学的，科学的判断の結果として行われるべきであり，保険償還の可否は医療経済という，医学的・科学的判断とは異なる枠組みでの判断が要求されるものであることからすると，これらはむしろ独立して行われることのほうが妥当という考え方もある。国民皆保険制度の日本においても，承認と保険償還の分離は一考の価値があるシステムであろう。

第7章　市販後安全対策

水口真寿美　MINAGUCHI Masumi

1　医薬品の市販後安全対策の重要性

1　承認システムの限界

　医薬品は，動物実験や人を対象とした臨床試験に基づくデータを国の審査機関に提出して，国の承認審査を受け，承認を得て初めて市場に出る。

　しかし，承認前に得られるデータには限界がある。

　すなわち，臨床試験に参加する被験者には，合併症を有する者，他剤を服用している者，高齢者等は原則として含まれないが，市販後は，このような者も使用する可能性がある。

　臨床試験に参加する人数は数十人から数百人が通例で，多くても数千人程度であるが，市販後は何万人という人が使用する。重篤な副作用であっても発生頻度が少ない場合は市販後でなければ検出できない。

　臨床試験における観察期間は限られているが，市販後は臨床試験の観察期間を超えて長期にわたって使用することがある。

　そのため，医薬品を安全に使用するには，承認後も医薬品の安全性を監視することが不可欠であり，現に薬事法に基づく市販後安全対策の仕組み構築されている（第2章「医薬品の開発から市販後まで」参照）。

2 重要性を増す市販後安全対策

上記は，いわば医薬品の承認制度に内在する限界に基づく市販後安全対策の要請であるが，加えて，医薬品の承認をめぐる最近の変化のもとで，以下のとおり，市販後安全対策の重要性が増している。

(1) 少ない日本人症例のもとでの承認

1990年に，日本・米国・ヨーロッパの各医薬品規制当局と業界団体の6者によりICH（International Conference on Harmonization of Technical Requirements for Registration of Pharmaceuticals for Human Use：日米EU 医薬品規制調和国際会議）[1)2)]が発足し，3極の規制当局による新薬承認審査基準が統一され，非臨床試験・臨床試験の実施方法やルール，提出書類のフォーマットなどが標準化された。そして，各国において薬承認審査におけるブリッジング（海外での治験の成績が日本の患者でも再現されることを確認するブリッジング試験を実施することにより，ICHに基づき海外の治験データをもって日本人の治験に代替すること）や国際共同治験に基づく申請が行われるようになった[3)]。

国際共同治験に基づく承認では，日本人のデータが少なくとも承認が得られるが，当該の医薬品の安全性に民族差がある場合には，承認前の情報から市販後に生じるリスクを予測することが困難となる。それだけ医薬品の市販後安全対策が重要である。

(2) ドラッグ・ラグの解消

海外で承認された医薬品が日本で承認を得て日本の患者のもとに届くようになるまでに時間がかかると指摘される問題（ドラッグ・

---

1) ICH official website.
   http://www.ich.org/ （2013.9.1アクセス）
2) 独立行政法人医薬品医療機器総合機構「日米EU医薬品規制調和国際会議」website.
   http://www.pmda.go.jp/ich/ich_index.html （2013.9.1アクセス）
3) 上坂浩之．医薬の世界同時開発と多地域試験（Worldwide simultaneous clinical drug development and multiregional clinical trials）．保健医療科学2011；60(1)：18-26．

ラグ問題）があり，その解消策として前記のブリッジングや国際共同試験に基づく承認が位置づけられ，承認審査の迅速化が図られている[4)5)]。

ドラッグ・ラグは，日本の患者が海外で使われている医薬品の恩恵を受けることができないという問題をもたらすが，その一方で，日本の規制当局や医療現場は，海外で市販後に明らかになった安全性上の課題を踏まえて対応すればよいという安全対策上のメリットもあった。ラグが日本の市販後安全対策の不備を補っていたともいえる。しかし，ラグが解消されれば，そのような時間的な余裕はないから，当該医薬品のもつリスクに対する安全対策が不十分であった場合には，それは直ちに被害となって現れることとなる。

その典型的例が2002年に承認された抗がん剤イレッサである。当時抗がん剤の承認については，日本は海外の後塵を拝していたが，イレッサについては，世界で初めて日本が承認した。しかも，新しい作用機序の抗がん剤であるにもかかわらず，通常は1年近くかかっていた審査をわずか5ヵ月余で済ませての迅速承認であった。ところが，市販直後から間質性肺炎による死亡被害が相次いだ。間質性肺炎については市販前にも注視すべき副作用として審査報告書に特記されていたが，緊急安全性情報の発出までに3ヵ月を要し，この間に162名が死亡したのである[6)7)]。

国策として，迅速な承認，創薬を重要課題と位置づける以上は，これにみあった市販後安全対策を講じることを同様の重要課題と位置づけなければならない。

---

4) 独立行政法人医薬品医療機器総合機構．平成24事業年度業務報告．p.55. http://www.pmda.go.jp/guide/outline/report/file/24-07gyomuhokoku.pdf（2013.9.1アクセス）
5) 辻香織，ドラッグラグの現状と要因．大阪保険医雑誌2011；542：19-25.
6) 水口真寿美．薬害イレッサの真実．MERS（Medical Care and Human Rights Network）ニュースレターNo.27．2012.9.4.
7) 厚生労働省ゲフィチニブ安全性問題検討会（平成15年5月2日）配布資料．http://www.mhlw.go.jp/shingi/2003/05/dl/s0502-1a.pdf（資料No.1），http://www.mhlw.go.jp/shingi/2003/05/dl/s0502-1d.pdf（資料No.4）（2013.9.1アクセス）

(3) 規制緩和を志向する経済政策

　第3章において述べたように，医薬品をめぐる政策は公衆衛生にかかわるものであると同時に，経済政策の一環でもある。

　日本は，その主要な貿易国である米国と，日米安保条約を基礎に，軍事面だけではなく，政治・経済の分野においても密接な関係を築いているが，米国は，主要な貿易交渉であるGATT，MOSS協議，日米構造協議等において，一貫して，医薬品や医療機器の迅速な承認と規制の緩和を求めてきた[8)][9)]。

　政府も，民主党政権（2009年9月から2012年12月），自民党政権（2012年12月～）共に，医薬品関連産業の成長を「成長戦略」の一環と位置づけ[10)][11)]，産業政策として，迅速な承認や創薬を重視して規制を緩和し，安全性の確保については，事前規制型から事後規制型を志向する傾向にあり，市販後安全対策の重要性は増している。

　しかし，医薬品の迅速な供給を重視するあまり，承認審査における安全性の検討を軽視し，市販後の安全対策を強化すれば足りると考えることは誤りである。

　医薬品は一度市場に出れば，短期間のうちに多くの患者が使用するから，安全性に問題がある場合には，いかに迅速に安全対策をとっても一定の被害者が出ることは避けられない。死亡や深刻な後遺症残す重篤な被害の場合には，いかにその発生が小さくとも，被害にあった患者とその家族にとっては，取り返しのつかないこととなる。また，市販後は，関係者の利害関係も複雑になり，市販前であれば承認を得ることの障害になるような問題があっても，使用制

[8)] 米国通商代表部（USTR）外国貿易障壁報告書：National Trade Estimate Report on Foreign Trade Barriers.
[9)] 通商産業省．平成25年版通商白書．p.56-, p.78-.
http://www.meti.go.jp/report/tsuhaku2013/2013honbun_p/pdf/2013_02-01-03.pdf
[10)] 首相官邸「新成長戦略について（平成22年6月18日閣議決定）」website.
http://www.kantei.go.jp/jp/sinseichousenryaku/sinseichou01.pdf（2013.9.1アクセス）
[11)] 首相官邸「日本再興戦略（平成25年6月14日閣議決定）」website.
http://www.kantei.go.jp/jp/kakugikettei/2013/__icsFiles/afieldfile/2013/06/20/20130614-04.pdf（2013.9.1アクセス）

限につながる強い安全対策はなかなかとられないのが実情だからである。

3 市販後安全対策をめぐる諸問題概観

　以上のとおり，市販後安全対策は，その重要性を増している。

　そもそも，過去の薬害事件は，そのいずれにおいても，市販後安全対策の遅れが被害を拡大させている。

　集団訴訟が提起された著名な事件をみるだけでも，そのことは明白である。

　例えば，妊娠初期にサリドマイドを含有する睡眠薬を服用した母親から障害をもつサリドマイド児が生まれたサリドマイド事件では，西ドイツで1961年11月にレンツ博士が警告を発し，同国では当月中に回収に着手されていたにもかかわらず，日本では1962年5月まで安全対策がとられず，回収が行われたのは同年の9月となり，被害を拡大させた[12)][13)]。

　キノホルム含有製剤によって，1955年から1969年をピークとして推定1万人の被害者を出したスモン事件では，1935年には，キノホルム製剤について重篤な神経障害を指摘した報告が出され，製薬企業もこれを知っていたにもかかわらず，適用を拡大して販売が継続され被害を拡大した[14)]。

　クロロキンの継続服用により，クロロキン網膜症を発症させたクロロキン事件では，米国では，1962年に警告書が配布されたが，日本では，添付文書への副作用記載の指示が1969年，製造中止が1974年となり，被害が拡大した[15)]。

---

12) 財団法人日本公定書協会編，知っておきたい薬害の知識：薬による健康被害を防ぐために．じほう；2011．
13) 全国サリドマイド訴訟統一原告団，サリドマイド訴訟弁護団編，サリドマイド裁判（全4巻），サリドマイド裁判記録刊行委員会；1976．
14) スモンの会全国連絡協議会編，薬害スモン全史（全4巻），労働旬報社（現・旬報社）；1981-1986．
15) 最高裁第二小法廷平成7年6月23日判決．民集49-6-1600．

非加熱濃縮血液製剤により日本の血友病患者約2000人がHIVに感染した薬害エイズ事件では，1982年7月頃には，血液を媒介とする感染症であることが明かとなり，1983年3月には米国でウイルスを不活化処理した加熱製剤が承認されたにもかかわらず，日本では加熱製剤の承認は1985年7月となり，その後も非加熱製剤が回収されず被害が拡大させた[16]。

　クロイツフェルト・ヤコブ病の病原体に汚染されたヒト死体硬膜製品を脳神経外科手術で移植された患者らがヤコブ病に罹患した薬害ヤコブ事件でも，日本での規制が米国より10年も遅れて被害が拡大した[17]。

　C型肝炎ウイルスに汚染されたフィブリノゲン製剤，第9因子製剤を投与され，多数のC型肝炎感染者を出した薬害肝炎事件では，米国では，1977年にFDAが肝炎感染の危険性等を理由に承認を取り消したが，日本ではその後にも販売が継続され，被害を拡大した[18]。

　間質性肺炎によって多数の死亡者を出した薬害イレッサ事件では，前記のとおり，間質性肺炎の報告が市販直後から相次いだにもかかわらず，緊急安全性情報発出と添付文書改訂までに3ヵ月かかり，被害が拡大した[19]。

　以上の薬害事件は，実は市販前から危険が予見できたものが大部分であり，そもそも承認時の対応が問われるのであるが，少なくとも市販後早期に適切な安全対策が実施されていれば被害を最小限にすることができたはずである。

　ところが，これらの教訓は，わが国の安全対策に十分に生かされているとはいえない。

　そこで，薬害肝炎事件の検証と薬害再発防止の目的で厚生労働省に設置された「薬害肝炎事件の検証及び再発防止に関する医薬品行

---

16) 東京HIV訴訟弁護団編，薬害エイズ裁判史（全5巻），日本評論社；2002.
17) 薬害ヤコブ病被害者・弁護団全国連絡会議編，薬害ヤコブ病の軌跡（全2巻），日本評論社；2004.
18) 薬害肝炎弁護団編，薬害肝炎裁判史，日本評論社；2012.
19) 前掲6)

政のあり方検討委員会」の「最終提言」(2010年4月公表)[20]も，報告書中で最も多くの分量を割いて市販後安全対策について提言している。

　最終提言の市販後安全対策に関する事項は，多岐に及んでいるが，その主な内容は，審査から安全対策を一貫して管理するシステムの導入と薬剤疫学的手法を取り入れた市販後安全対策の実施，薬剤疫学研究の促進やレセプト・データベースの整備，添付文書のあり方の見直しや患者からの副作用報告制度の創設を含むリスク・コミュニケーションの強化，未承認薬の管理強化等である。

　また，同提言は，予防原則を重視することを明確にする一方，薬害は，最新知見が不足して起きたというより，製薬企業や行政が把握していたリスク情報が医師や患者に対して適切に伝えられなかったことにより，あるいは，入手していた情報の評価を誤ったことにより，規制の意思決定が適切に行われなかった結果として生じているという認識を明確にし，問題の根底にある組織のあり方や人材育成，教育の問題にも踏み込んでいる。これらの指摘は，市販後安全対策においてこそ重要である[21]。

　最終提言の実行は，歴代の厚生労働大臣が約束をしている。提言に基づく制度改革は，現在もなお実行途上にあるが，第三者監視評価組織を含め，順調に進行しているとはいえないものもある。

　そこで，最終提言が重点を置いた安全対策を中心に，改めて市販後安全対策の諸課題を検討することとしたい。

---

20) 薬害肝炎事件の検証及び再発防止のための医薬品行政のあり方検討委員会．薬害再発防止のための医薬品行政等の見直しについて（最終提言）．2010.4.28.
　http://www.mhlw.go.jp/shingi/2010/04/dl/s0428-8a.pdf
　（2013.9.1アクセス）
21) 水口真寿美．薬害肝炎検証再発防止委員会提言のエッセンス．医薬品医療機器レギュラトリーサイエンス2010；41(9)．

2 予防原則の考え方に基づく安全対策

1 市販後安全対策と予防原則

　市販後安全対策のひとつの柱は，副作用報告制度に基づいて市販後の副作用を収集し，これを踏まえて適切な安全対策を講じることである。

　副作用報告制度は，薬事法は77条の4の2において規定されている。1項は企業の報告義務（「企業報告制度」），2項は医療機関等の報告義務（「医薬品・医療機器等安全性情報報告制度」）についての規定である。企業に対しては「当該品目の副作用その他の事由によるものと疑われる疾病，障害又は死亡の発生」等を知った場合には，副作用が重篤か非重篤かを問わず報告義務を課し，医療機関に対しては「当該品目の副作用その他の事由によるものと疑われる疾病，障害又は死亡の発生」等を知った場合で「保健衛生上の危害の発生又は拡大を防止するため必要があると認めるとき」に報告義務を課している。

　副作用報告制度は，サリドマイド事件を契機に1967年の薬務局長通知「医薬品の製造承認等に関する基本方針」によってまず企業について導入された後，1980年の薬事法改正によってこれが法的義務となった。そして，2003年の薬事法改正により，医療機関についても法的義務となった。

　法に規定されている「当該品目の副作用その他の事由によるものと疑われる疾病，障害又は死亡の発生」とは，「因果関係が否定できるもの以外のものを指し，これには因果関係が不明のものも含まれる」とされており（「薬事法等の一部を改正する法律の施行について」平成9年薬発第421号[22]），この点は，企業報告か医療機関報告かによって異ならない。

　このように副作用報告制度が医薬品との因果関係が否定できない

---

[22] 薬事法等の一部を改正する法律の施行について（平成9年3月27日薬発第421号各都道府県知事あて厚生省薬務局長通知）．

有害事象を広く収集することとしているのは、そもそも個別の症例については、その症例だけをみていても、特定の医薬品の副作用であると断定することは困難だからである。一般に、有害事業と同様の事象が、原疾患の悪化、同時に投与された他の医薬品、これらとは無関係な疾病として発症することはあり、仮にそれが当該医薬品の有害事象であったとしても、他原因による可能性も否定できないということは生じうる。にもかかわらず因果関係があるといえるような症例に限って副作用を集めていたのでは、市販後安全対策が後手に回ってしまうことは明らかなのである。

そこで、副作用報告制度では、予防原則的な考え方を基礎に、因果関係が否定できないものを広く集めることとしたのである。

2 規制の意思決定

(1) 安全対策の先送り

ところが、せっかく副作用報告制度において因果関係が否定できない症例を広く収集しても、それをもとに安全対策を決定する段になると、予防原則的な考え方が後退してしまい、規制の意思決定が先送りされることが生じる。よくあるのは次のタイプである。

① 前記のように個別症例を分析しても医薬品との因果関係を明確にすることは限界があるからこそ因果関係が否定できない症例を収集しているのだということを忘れたかのように、症例を個別に分析して因果関係が明らかではないという理由でこれを軽視する。

また、安全対策は、医薬品の治療上の必要性（代替薬の有無）や有効性の程度と危険性とのバランスにおいて決定しなければならないのに、それが十分に行われていない。その結果、有効性については、真のエンドポイントに対する有効性の証明がないまま、代替エンドポイントの証明によって承認を与える一方、安全性については、危険であることの証明がなされない限り対策をとらないという、本来あるべき姿とは逆転した対応さえ生じているのである。

(2) 規制の先送りの背景

　市販後の規制の意思決定が鈍る背景には，以下の事情がある。

② 　第1に，被害の実態やその意味を科学的に適切に評価する基盤が整備されず，本来なすべき調査や試験がされていない。

　　例えば，使用患者数を分母に，被害者数を分子として，副作用の発生頻度を知ろうとする場合に次のようなことが生じる。まず，分子となる副作用数については，厚生労働省に報告される数は，実際に生じている副作用数の一部に過ぎない。副作用に関する注意喚起が不十分だと副作用症状が生じていても，副作用との関連性を疑わないから，ますます報告数は少なくなる。

　　一方，分母となる使用患者数は，全例調査が行われる例外的な場合は把握できるが，そうでない一般の場合には把握できるシステムがない。そこで，医薬品の出荷量と用法用量から使用患者数を推計計算するという方法がとられるが，計算方法の合理性は担保できていない。

　　多くの間質性肺炎による死亡者を出した抗がん剤イレッサの例をとれば，2005年1月には86,000人と公表された使用患者数が，2005年3月には，推計計算の方法にミスがあったという理由から42,000人に減少した[23]。また，出荷量には未使用数なども含まれるから，実数より過大となる可能性がある。要するに分母となる使用患者数は過大に，分子となる副作用数は過小に計上されるので，副作用の発生頻度は，現実に起きている頻度より小さく見積もられるのが通常なのでさる。そして，頻度の少なさが本来なされるべき規制を先送りする理由になる。

　　本来なされるべき調査が行われていないために規制ができなった例として，糖尿治療薬アクトスと膀胱がんのリスクの例もある。2011年に，米国とフランスの疫学研究によって，アクトスが膀胱

---

[23] 第4回ゲフィチニブ検討会（平成17年3月24日）配布資料．アストラゼネカ社，イレッサ錠における推定投与患者数（資料No.3）．
http://www.mhlw.go.jp/shingi/2005/03/dl/s0324-11d.pdf
（2013.9.2アクセス）

がんのリスクを増加させることが報告され，これに基づいて，フランスとドイツでは，新規患者投与禁止措置がとられ，フランスでは回収が行われた．一方，欧州医薬品庁（EMA）と米国FDAは，新規患者投与禁止の措置はとらず，添付文書改訂により膀胱がん患者への使用を禁じる等措置を指示した[24]．わが国の厚生労働省は，EMEAとFDAの対応を踏まえて，安全対策調査会に諮り，新規患者投与禁止ではなく，FDAに追随して添付文書改訂の措置をとった[25][26]．この厚労省の決定それ自体にも問題があるが，ここで問題としたいのは添付文書改訂という規制の決定に至る経過である．癌のように，医薬品の副作用でなくても発生しうる疾病で，かつ医薬品の副作用であっても発症するまでに時間を要するものについては，比較対照群をおいた疫学研究が必要であり，現に米国とフランスではそれが行われたが，日本発の医薬品であるのに，日本では疫学研究を実施せず，海外の研究結果を待ったうえでの遅れた対応となったのである[27]．

　企業や規制当局が，科学的リスク評価を可能とするシステムを整備せず，なすべき調査や研究をしなければしないほど，市販後のリスク評価はあいまいになり，規制は先送されるという関係にあると言える．

　規制の意思決定が鈍る背景の第2は，市販後は承認前と異なり，

---

24) FDA．FDA Drug Safety Communication: Updated drug labels for pioglitazone-containing medicines．
http://www.fda.gov/Drugs/DrugSafety/ucm266555.htm
（2013.9.1アクセス）

25) 独立行政法人医薬品医療機器総合機構．医薬品等の安全性に係る調査結果報告書（平成23年7月28日薬機発第0728063号）．
http://www.info.pmda.go.jp/riscommu/PDF/riscommu110803frep.pdf
（2013.9.2アクセス）

26) 「使用上の注意」の改訂について（平成23年6月24日薬食安発0624第1号厚生労働省医薬品局安全対策課長通知）．
http://www.info.pmda.go.jp/mdevices/md2004-0326002.html
（リンクが変わっている??）

27) 平成23年度第2回薬事・食品衛生審議会医薬品等安全対策部会安全対策調査会配布資料．ピオグリタゾン塩酸塩と膀胱がんとの関連性を検討した疫学調査等（資料5-2）
http://www.mhlw.go.jp/stf/shingi/2r9852000001hbq8-att/2r9852000001hd4h.pdf（2013.9.2アクセス）

当該医薬品を現に使用している患者や医療現場に対する配慮が必要となるという点である。

医薬品の有効性や副作用の現れ方については，個人差があるから，集団として評価したときには，リスク・ベネフィットのバランスを逸して販売を中止すべきと判断される医薬品であっても，個別患者をみるときは，ベネフィットの恩恵に浴している者はあり，そのような患者やそのような患者を診療した医師は，現状の変更を望まない。

そのため，市販後は製薬企業が規制は患者の利益を損ねると主張することが一定の説得力をもちうるし，製薬企業は，経済的な関係の深いオピニオン・リーダーの医師や患者団体などを利用することが可能となる。

一方，厚生労働省は，科学的な根拠をもったリスク評価ができるようなシステム整備を怠り，企業に対し明確な期限を定めたうえで必要な比較試験等を行うよう指示していないために，データが乏しく，規制の必要性について科学的根拠に基づいた説得的な説明はできない。そこで，結局，科学的根拠の有無ではなく，利害関係者の調整と合意形成によって問題を解決するという手法に頼り「軟着陸」を志向する対応となるのである。

③　第三には，市販後安全対策決定のプロセスと，利益相反関係の問題がある。

現行のシステムでは，国が添付改訂，使用制限や販売中止等の対策をとる必要があるかどうかを判断する場合は，厚生労働省に設置された外部専門家を集めた審議会（「薬事・食品衛生審議会医薬品等安全対策部会安全対策調査会」他）の審議を経ることが多い。

その審議会委員の利益相反は，厚生労働省薬事食品衛生審議会「薬事分科会審議参加規程」[28]に基づいて管理されているが限界

28）薬事食品衛生審議会薬事分科会．薬事分科会審議参加規程．2008.12.19.
http://www.mhlw.go.jp/shingi/2008/12/dl/s1219-9i.pdf
（2013.9.1アクセス）

がある。すなわち，同規定は，企業等の顧問になる等して一定の地位にある場合や過去3年間に500万円を超える寄付等を受け取った場合には審議参加にも議決にも加われないが，50万円以上500万円以下であれば議決には加われないが審議には参加でき，50万円以下の場合には何ら制限は受けない等と定めているが，金額の幅が大きすぎる。開示もどのグループに属するかを明らかにするだけであるので，グループが変わらない限り，審議中に新たに金銭を受領してもそのことはわからないなど，公平さを担保できる内容とはなっていない。(例えば，2013年度の子宮頸がんワクチンの安全対策等を検討する厚生科学審議会予防接種・ワクチン分科会副反応検討部会と薬事・食品衛生審議会医薬品等安全対策部会安全対策調査会の委員をみると，15人の委員のうち11名が，審議対象となったサーバリックスのメーカーであるグラクソ・スミスクライン社もしくはガーダシルのメーカーであるMSD社と利益相反関係をもち，利益相反のない委員は4名のみである。議決に参加できない委員が3名もいた。また，申告すべき利益相反を申告しなかった委員が6名であった[29]。)

　また，そもそも審議会委員の人選は厚生労働省に委ねられ，人選の経緯も不透明である。市販後に発生した被害が深刻で販売中止や使用制限など強い規制をしなければならない場合には，承認のあり方を含めた厚生労働省のそれまでの監督責任が問われる可能性が生じる。また，判断を誤れば企業に損害を与えることにもなる。そこで，厚生労働省には強い規制を回避することを志向し，委員の人選においては，このような厚生労働省に理解を示す者を選任するのである。厚生労働省の審議会を傍聴すればすぐに解ることであるが，厚生労働省には検討会の常連ともいうべ

---

[29] 薬害オンブズパースン会議，厚生労働省の審議会の利益相反管理ルールの見直しを求める要望書：HPVワクチンに関する審議会委員の利益相反を踏まえて．2014.4.28.
http://www.yakugai.gr.jp/topics/file/riekisouhan_kanriminaoshi_youbousho.pdf（2014.5.10アクセス）

き委員が多数おり，委員会のメンバーをみただけで結論が予測できる委員会も少なくないのである（但し，社会的関心が高く政治的な力学が働き，官僚の思惑と異なる委員が選任されること等もある）。

(3) 対策
　これらに対してどう対処すべきか。
① まず，リスクを早期に科学的に評価して安全対策をたてることができるシステムを整備するということである。後述するRMP制度の充実，薬剤疫学研究の促進等がその例である。
② そのうえで，規制の意思決定に関する指針を明確にすることが必要である。収集した副作用報告症例の因果関係評価に関する考え方，当該医薬品の治療上の必要性（代替薬の有無）や有効性の程度と危険性とのバランス等，検討に当たって考慮すべき要素と評価方法の明確化を図るべきである。そして，国はガイダンスを国民はもとより企業にも明確に示す必要がある。
③ 平素からリスク・コミュニケーションを充実させることも重要である。透明性を高め，グレー情報を含め適時に情報を発出して共有することは，困難な状況での決断を助け，混乱を少なくするはずである。そしてリスク・コミュニケーションそれ自体が基本的な安全対策となる。
④ 厚生労働省の審議会・検討会の委員の選任のあり方や利益相反の管理ルールを見直すこと等も必要である。
⑤ そして，予防原則の考え方を重視する組織文化つくることが重要である。
　米国では，メルク社が開発した鎮痛剤バイオックス（VIOX）によって2万以上ともいわれる心血管障害の被害者を出す巨大薬害が発生し（同剤は2004年に販売中止・回収），これを契機に，規制当局であるFDA（米国食品医薬品局）のあり方が厳しく批判され，2007年にはFDA再生法が制定され，FDA改革が行われたが，この改革の基礎となった米国科学アカデミー（IOM）の

報告書[30) 31)]は，安全にかかわる組織の文化を変えることの必要性を強調している。わが国の薬害肝炎事件の検証及び再発防止のあり方検討委員会の最終提言も同様の指摘をしている。

文化を変えることは，実践を通じて行われるべきことだが，まずは，その必要性を関係者の共通認識にすることが必要である。

3 RMP

1 制度導入の背景

(1) 薬害肝炎事件の検証及び再発防止のための医薬品行政のあり方検討委員会提言

RMP（Risk Management Plan：医薬品リスク管理計画）[32)]は，2013年4月1日から導入された市販後安全対策の中核をなす新制度である。

RMPについて，PMDAのウェブサイトでは，次のように紹介している。「医薬品リスク管理計画（以下，RMP）は，医薬品の開発から市販後まで一貫したリスク管理をひとつの文書に分かり易くまとめ，調査・試験やリスクを低減するための取り組みの進捗に合わせて，または，定期的に確実に評価が行われるようにするものです。また，RMPを公表して，医療関係者の皆様と市販後のリスク管理の内容を広く共有することで，市販後の安全対策の一層の充実強化が図られることが期待されます」[33)]。

---

30) Committee on the Assessment of the US Drug Safety System, The Future of Drug Safety：Promoting and protecting the health of the public. national academy of sciences;2007.（2013.9.8アクセス）
31) 米国科学アカデミー医学研究所，NPO法人日本医学ジャーナリスト協会監訳．医薬品の安全確保システム：FDA薬事規制改革への25の提言．じほう；2008.
32) 独立行政法人医薬品医療機器総合機構（PMDA）「医薬品リスク管理計画（RMP：Risk Management Plan）について」website. http://www.info.pmda.go.jp/rmp/to_company.html（2013.9.8アクセス）
33) 独立行政法人医薬品医療機器総合機構（PMDA）「医薬品リスク管理計画（RMP：Risk Management Plan）について」website. http://www.info.pmda.go.jp/rmp/rmp_index.html（2013.9.8アクセス）

既に述べたように,過去の薬害事件を分析すると,開発段階では予期できなかった危険性が市販後に初めて明らかになったというよりは,開発段階に示されていたリスクを過小評価して必要な安全対策が講じられなかったり,開発段階と市販後安全対策が分断され,開発段階で示されていた危険性認識が,市販後に引き継がれなかったりしたことに原因がある場合が少なくない。

そこで,薬害肝炎検証再発防止委員会の「最終提言」は,医薬品毎に異なるはずの医薬品の潜在的リスクを開発段階から特定するようつとめて市販後安全性監視計画を策定して市販後安全対策を実行する一貫したシステムとしてRMP制度の導入を求めたのである。

(2) ICH-E2Eガイドライン

ところで,この制度の導入以前に,日本・米国・EUそれぞれの医薬品規制当局と産業界代表で構成されたICH(International Conference on Harmonisation of Technical Requirements for Registration of Pharmaceuticals for Human Use:日米EU医薬品規制調和国際会議)は,市販後対策に関するE2Eガイドライン[34]を策定し,開発段階から,医薬品毎に異なるはずのリスクを「安全性検討事項」として特定するよう務め,薬剤疫学的手法を生かして,安全性検討事項に相応しい科学的な市販後安全性監視計画を策定することを求めている。このICH-E2Eガイドラインは,平成17年9月16日付で厚生労働省医薬食品局審査管理課長・同安全対策課長名で通知され,国内的な効力も生じている(薬食審査発第0916001号・薬食安発第0916001号)。

しかし,日本ではE2Eガイドラインは実行されず,どのような場合でも3000例の使用成績調査を行えばよしとするといった姿勢で臨み,薬剤疫学的な手法は,市販後安全対策に生かされてこなかった

---

[34] ICH. ICH HARMONISED TRIPARTITE GUIDELINE PHARMACOVIGILANCE PLANNING E2E
http://www.ich.org/fileadmin/Public_Web_Site/ICH_Products/Guidelines/Efficacy/E2E/Step4/E2E_Guideline.pdf (2013.9.8アクセス)

のである。

　そこで，厚生労働省の薬害肝炎検証再発防止委員会の最終提言では，「ICH-E2Eガイドラインに沿って，『リスク最小化計画実施制度』（仮称）に加え，『医薬品安全性監視の方法』を取り入れた『医薬品リスク管理（リスクマネジメント）』を適切に実施すべきである。」「計画の策定にあたっては，ICH-E2Eガイドライン別添『医薬品安全性監視の方法』に示されているような薬剤疫学的手法を取り入れた安全性監視の方法において，特定されたリスクに応じて最も適切なもの（比較対照の設定を考慮することが重要）を選択することが重要である」等と記載して，ICH-E2Eや薬剤疫学的手法を取り入れることの重要性を強調している。

　開発から市販後まで一貫した安全管理を行うというだけではなく，そこに薬剤疫学的手法を生かすこと，この2点が，RMP制度のエッセンスなのである。

図7-1　医薬品リスク管理計画（RMP）概念図

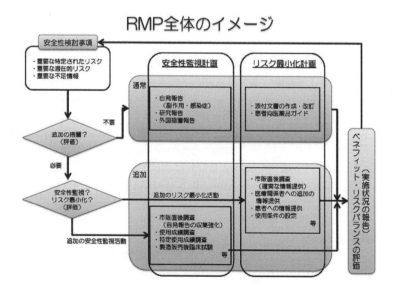

2　RMP制度の概要

　RMP制度のもとでは，医薬品の製造販売業者及び製造販売承認申請者は，医療用医薬品について，「医薬品リスク管理計画（RMP：Risk Management Plan）書」の提出を義務づけられる（平成24年4月11日付薬食安発0411第1号・薬食審査発0411第2号通知）。

　具体的な計画書の様式，提出等の取扱い，公表の範囲についても通知されている（平成24年4月26日付薬食審査発 0426 第2号・薬食安発 0426 第1号通知，平成25年3月4日付薬食審査発0304 第1号・薬食安発0304 第1号通知）。

　図7-1は，厚生労働省が作成した制度の概要を示す図である。「医薬品リスク管理計画書」に記載されるRMPは，①安全性検討事項，医薬品安全監視計画，②リスク最小化策からなる。企業は，開発段階から，承認申請しようとする医薬品の安全性に関する課題を「安全性検討事項」として特定し，これを踏まえた「医薬品安全性監視計画」と「リスク最小化策」を策定し，医薬品リスク管理計画書に記載し，承認申請時に，独立行政法人医薬品医療機器総合機構（PMDA）に提出し，PMDAは，これを検討して指導するのである。

　「医薬品安全性監視計画」は，通常は自発報告や文献調査，追加のものとしては市販直後調査や使用成績調査，特定使用成績調査，製造販売後臨床試験等があり，「リスク最小化策」は，通常は添付文書や使用上の注意の改訂，追加のものとしては，市販直後調査による情報提供，患者向医薬品ガイドによる情報提供，教育プログラム，アクセス制限，添付文書改訂等があると説明されている。

3　RMP制度の課題

　RMPが真に市販後安全対策として期待された役割を果たせるものとなるためには，以下のような課題を克服することが必要である。

(1)「医薬品リスク管理計画書」のフォーマットの改善

　「医薬品リスク管理計画書」のフォーマットが，前記平成24年4月

26日通知で明かにされ，その後，記入例も示されている。

問題は，フォーマットが，EUのテンプレート[35]などと比較すると，簡略に過ぎ，ICH-E2Eに則った策定を担保することができないおそれがあるという点である。

アクトスの膀胱がんリスクを例にとれば，EUのテンプレートでは，非臨床試験の結果，一般人口における膀胱がんリスク，2型糖尿病患者での膀胱がんリスク，一般人口における2型糖尿病患者の有病率，膀胱がんの予後等の情報を具体的に書き込まなければならないようになっているが，日本の場合は，「海外の疫学研究でリスク上昇を示す報告がある。」「必要に応じて薬剤疫学等の新たな監視活動を実施する」等といった簡略な記載ですませることができる余地を残している。

特定されたリスクと医薬品安全性監視計画との具体的な関連性や薬剤疫学的な視点を明確にしなくても記載できる，とりあえず追加のリスク最小化策としては，長期使用成績調査と市販直後調査を書いておけばすむ，他剤でも使い回せる程度に抽象的な内容でも許されるといったものでは，RMP制度導入の目的を果たせない。先行する米国やEUの制度と比較し，あえて簡略なものにする理由がない。

「医薬品リスク管理計画書」のフォーマットには，EUのテンプレートをとりいれて改訂されるべきであり，少なくとも運用において，EU並みの具体的な記載を求めていくべきである[36]。

(2) リスク最小化策の改善

ガイダンスは，既に述べたように，リスク最小化策として，通常は添付文書や使用上の注意の改訂，追加は市販直後調査による情報

---

35) European medicine agency. Guidance on format of the risk management plan (RMP) in the EU - in integrated format http://www.ema.europa.eu/docs/en_GB/document_library/Regulatory_and_procedural_guideline/2012/11/WC500134650.pdf （2013.9.8アクセス）
36) 薬害オンブズパースン会議.「医薬品リスク管理計画（RMP）ガイダンス（案）」に関する意見書. 2011.10.31. http://www.yakugai.gr.jp/topics/file/Comment_on_RMP_guidance_plan.pdf

提供,患者向医薬品ガイドによる情報提供,教育プログラム,アクセス制限,添付文書改訂を例示して記載している。

この各リスク最小化策は,従前も適宜実施されてきたものであるが,そもそもこれらのリスク最小化策自体に課題があり,それを改善するべきである。リスク最小化策に問題があれば,安全性検討事項の特定も,それをもとにした医薬品リスク管理計画も無になるからである。

具体的には,添付文書,患者向説明書,市販直後調査等のリスク最小化策に問題があるが,これは,リスク・コミュニケーションで詳述する。

そこで,ここでは,患者向説明文書は,追加のリスク最小化策ではなく,通常のリスク最少化策と位置づけられるべきという点のみ指摘する。

(3) 透明性の確保

RMPは,安全性検討事項を起点として作成されるものであるから,これを公開することは,その医薬品の安全性における課題を科学的な根拠をもって端的に示すことになり,市販後安全対策上意義がある。

前記平成25年3月4日通知(薬食審査発0304第1号・薬食安発0304第1号通知)は,医薬品安全監視計画書の大部分をPMDAのウェブサイトにおいて公表するとし公表が開始されている。アクセスしやすさと,内容の充実と分かりやすさを両立させることが重要である。また,審査報告書においても,同様にRMPに関する審査過程が分かり安く記載することが必要である。

FDAは,2007年に制定されたFDA再生法のもとで,REMS (Risk Evaluation and Mitigation Strategy) を導入し,公聴会を開催している[37]。日本でも,後述する第三者委員会とともに,公開の場での検討も積極的に導入するべきである。

---

37) FDA. Risk Evaluation and Mitigation Strategy (REMS) Public Meeting. http://www.fda.gov/Drugs/NewsEvents/ucm210201.htm (2013.9.8アクセス)

4 日本版RMPを機能させるために必要な環境の整備

(1) 規制当局の体制

　RMPの実施には，それにふさわしい規制当局側の体制の整備が必要である。医薬品医療機器総合機構（PMDA）の審査部門と安全対策部門が，RMPに関してどのように連携して対応するのか，PMDAが，提出を受けた計画書の適切さをどのような基準で評価し指導監督していくのかについても，明らかにしていく必要がある。

　また，審査報告書には，企業から提出されたRMPを承認審査に当たり，どう評価して指導したのかを分かりやすく明記することが必要であることは前記のとおりである。

(2) 企業内の体制

　RMP制度は，企業内の開発部門と市販後安全対策部門の連携の強化も求めている。

　開発段階から市販後安全対策部門が十分にコミットし，当該医薬品を市場に送り出すに際しては，開発部門の問題意識を安全対策部門が十分に共有し，市販後は安全対策部門が直面した課題を開発部門にフィードバックしていくという連携を十部に担保できる組織内の体制を整備することが必要である。

　営利企業にあっては開発部門に重きが置かれがちだが，安全対策部門にこそ優秀な人材を配置し，安全対策部門の発言に重きを置く組織文化を企業内に醸成することも重要である。

　RMP制度の導入を機に各企業が組織内の体制や文化を見直していくことが必要であり，それをせずに従来の延長で対応できるようなものは，肝炎検証再発防止委員会が目指したRMP制度ではないといってもよいのである。

(3) 外部専門家による第三者委員会

　繰り返し述べてきたようにRMP制度においては，薬剤疫学的手法を生かすことが求められている。しかし，PMDAおよび製造販売業

者の薬剤疫学の専門家は大幅に不足している。薬害肝炎事件の検証及び再発防止のための医薬品行政のあり方検討委員会の最終提言が指摘するように，公正な第三者の立場にある専門家が参加する外部専門家による委員会において，透明性を確保しながら，適切な安全性監視計画のアドバイスをすることにより科学性をも担保する等の方法を検討するべきである[38)][39)]。

5 小括

日本型RMPは，運用如何では，製薬企業が承認前に提出する新しい書式の書面が増えるだけで，実質上は従前のやり方を踏襲するだけに終わる余地を残している。RMP制度の導入は企業に新たな負担を強いる。それだけに規定当局の強いリーダーシップが重要である。

前記委員会がRMP制度の導入を提言するに当たって求めたことは，従来の延長ではなく痛みを伴う改革である。このことを改めて確認する必要がある[40)]。

4 リスク・コミュニケーション

1 意義

リスク・コミュニケーションを促進することは，市販後安全対策上極めて重要である。

---

38) 古閑晃他．米国における Postmarketing Requirements と日本における市販後の研究に関する比較と提言：米国と日本の市販後研究の比較と日本の安全性監視計画への提言に関するタスクフォースからの最終報告．薬剤疫学 (Jpn J Pharmacoepidemiol) 2012；17(1)：55.
https://www.jstage.jst.go.jp/article/jjpe/17/1/17_55/_pdf
（2013.9.8アクセス）
39) 古閑晃．理想的な医薬品リスク管理計画を実施するために必要なこと：グローバル対応の視点から．PHARM TECH JAPAN（ファームテクジャパン）2013；29(5)．
40) 水口真寿美．医薬品リスク管理計画の実際：延長ではなく改革を．PHARM TECH JAPAN（ファームテクジャパン）2013；29（6）．

市販前に得られる医薬品のリスク情報は限られており，不確実性を伴ったまま市場に出ることが制度的に予定されているということである．従って，他の分野にも増してリスク・コミュニケーションが重要であり，リスク・コミュニケーションを促進するための制度は，市販後安全対策の制度設計において有機的に位置づけられることが必要である．

　また，リスク・コミュニケーションは，患者が治療方法の決定に主体的に参加してエビデンスに基づく納得いく医療を受けられるようにすること，また，患者や市民の参加のもとで医療政策を決定していくという目的を有している．　その意味では，市販後安全対策の問題にとどまらない広がりをもつ．

　前記のとおり，薬害肝炎事件の教訓を薬害再発防止に生かすために厚生労働省に設置された薬害肝炎検証再発防止委員会が2010年4月に公表した最終提言は，リスク・コミュニケーションの充実を重視して提言している．

　米国においても，消炎鎮痛剤バイオックスによる大規模な薬害事件を教訓に，米国科学アカデミー（IOM）報告書[41]がリスク・コミュニケーションの充実を提言し，2007年に制定されたFDA再生法（Food and Drug Administration Amendments Act of 2007）の下，FDAは，透明性タスクフォース，医薬品安全性委員会の他，リスク・コミュニケーション諮問委員会を設置して，リスク・コミュニケーションの推進を図ってきた．

　また，EUでも2010年9月に欧州議会で安全対策の柱となるファーマコビジランスに関する指令及び規則が採択され，その中でリスクコミュニケ-ションの強化が規定されて，これに基づく施策が進められており，時を同じくして，日米欧においてリスク・コミュニケーションの重要性が再確認された[42]．

---

41) 前掲30)
42) 山本美智子．欧米における医薬品の安全性に関するリスクコミュニケーションの取り組み並びにわが国の現状と課題．YAKUGAKU ZASSHI 2012；132(5)：533-548．

2 リスク・コミュニケーションの基盤

医薬品に関するリスク・コミュニケーションを促進するための基盤としては，以下の2点が重要である。

第1に，企業・規制当局，専門家集団による，エビデンスに基づく評価と管理が適切に行われていることである。リスクの評価には専門性が伴うが，この評価自体が科学的根拠をもって適切に行われていることが必要である。これが十分でないところで，コミュニケーションによって解決できる問題は限られている。ところが，この点において日本は多くの課題があることは，既に述べたとおりである。

第2に，情報提供者に対する「信頼」が必要である。大規模集団訴訟が繰り返されてきた歴史は，情報提供者である企業や行政に対する信頼を失わせていることは否定できない。被害を発生させたというだけではなく，問題が指摘された後の情報開示に対する消極的姿勢（隠蔽体質）や対応の遅れ等がさらに信頼を危うくしている。

3 リスク・コミュニケーションに求められる要素

充実したリスク・コミュニケーションには，次に述べる要素が必須である。

(1) 透明性確保

第1に，徹底した情報の公開・透明性の確保が必要である。

しかし，この最も根本的な課題が未だ克服されていない。

医薬品に関する情報は圧倒的に企業に集中しているが，企業は，有効性・安全性の核心にかかわる情報について，知的所有権の保護等を理由に公開しないことがしばしば行われている。

PMDAが提供する審査報告書や承認申請資料概要についても，黒塗りが目立つ。

国やPMDAが保管する情報については，情報公開法に基づく開示請求を行うことが可能であるが，厚労省は非開示事由該当性をきわ

めて広く認める傾向にあり，製薬企業が非公表としている情報は，情報公開請求を行っても，情報公開法5条2号イ（法人の権利，競争上の地位その他正当な利益を害するおそれがある情報）に該当するとして非開示となることが多い。

但し，厚生労働大臣による不開示処分が内閣府情報公開審査会の答申により否定された例として，「医薬品副作用・感染症症例票」のうち，「患者の年齢」，「職業」，「症状及び処置等の経過等」，「担当医等の意見」など，症例報告として意味のある部分の大部分を非開示（黒塗り）とした処分に対し，審査会答申により非開示とされた部分のほとんどを開示すべきとされた事例や，フィブリノゲン製剤の納入先医療機関を非開示とした処分に対し，審査会答申でこれを開示すべきとされた事例などがある[43]。

一方，抗がん剤イレッサの臨床試験報告書についての情報公開請求訴訟では，1審（東京地裁），2審（東京高裁）とも，法5条2号イ該当性を認める一方で，法第5条第2号但書（人の生命，健康，生活又は財産を保護するため，公にすることが必要であると認められる情報）該当性についてきわめて厳しい要件を設けてこれを否定し，臨床試験報告書を全部不開示とした厚生労働大臣の処分を適法とした（上告受理申立不受理により確定）[44]。

臨床試験のデータは患者が医学の進歩や有用な医薬品の開発を願って自らの人体を提供して得られたものであり，極めて公共性の高いものである。情報の非公開は正当性がない。

(2) グレー情報の提供

第2に，エビデンスに基づく情報を公表することが基本であるが，評価段階の情報（グレー情報）もエビデンスのレベルを明らかにしたうえで積極的に提供される必要がある。

---

[43] 薬害オンブズパースン会議「正露丸副作用症例情報公開請求」website. http://www.yakugai.gr.jp/inve/fileview.php?id=55（2013.9.8アクセス）
[44] 薬害オンブズパースン会議「イレッサ情報公開請求」website. http://www.yakugai.gr.jp/inve/fileview.php?id=63（2013.9.8アクセス）

FDAは2007年に公表した「医薬品安全性情報ガイダンス—FDAの公衆へ向けたコミュニケーション」[45]において，FDAは，医薬品の安全性に重要な影響をもたらしうる新たな情報を認識した場合は，たとえその情報がまだ評価段階であっても患者及び医療専門家に知らせるべきであるとし，2012年の改訂案[46]でもこの基本的姿勢は貫かれている。

できるだけ早い段階で重要となる可能性のある情報を発信することと，できる限り実証された情報を発信することを両立させることは難しいが，患者であれば，そのような情報も勘案して治療方法を決定したいと思うであろう。情報提供が医療専門家の関心を高めて有害事象の報告件数を増加させ，監視機能が向上するということも期待できる。エビデンスに基づく評価と管理をめざした検討の見通しや，情報のエビデンスレベルなどを明確にしたうえで，グレー情報も積極的に提供していくことを追及すべきである。

(3) 疾病危険性・有効性

第3に，リスク情報のみならず，治療しようとしている疾病や当該医薬品の有効性に関するエビデンスに基づく情報が，バランスよく提供されることが必要である。医薬品の評価はリスクとベネフットのバランスによって決まる。患者はリスク情報のみでは治療方法を決定できないのである。

(4) 格差のない情報提供

第4に，医療従事者と患者に提供される情報に格差があってはならない。

現在日本では，医薬品の安全性に関わる情報を規制当局が総合的

---

45) FDA．Guidance Drug Safety Information：FDA's Communicationto the Public,2007
http://www.fda.gov/NewsEvents/Newsroom/PressAnnouncements/2007/ucm108861.htm（2013.9.8アクセス）
46) FDA．Guidance Drug Safety Information：FDA's Communicationto the Public,2012
http://www.fda.gov/downloads/Drugs/GuidanceComplianceRegulatoryInformation/Guidances/UCM295217.pdf（2013.9.8アクセス）

に発信する場は，PMDAのウェブサイト「医薬品医療機器情報提供ホームページ」[47]である。

医療関係者向情報は，承認情報としては審査報告書，承認審査概要が，医療用医薬品の添付文書及び改訂情報は，医薬品・医療機器等安全性情報，DSU（医薬品安全対策情報），使用上の注意改訂の3形態で提供されている。

一方患者向には，添付文書，患者向医薬品添付文書，重篤副作用疾患別対応マニュアルが提供されている（くすりの適正協議会による「くすりのしおり」へのリンクがある）。

ウェブサイトは，医療関係者向情報のサイトに患者がアクセスできないわけではないが，入り口において医療関係者向と患者向に分けられている。但し，速報性の必要な緊急性情報や使用上の注意の改訂指示通知等は，新着情報として患者向，医療関係者向を問わず提供され，登録者に対しては医薬品医療機器情報配信サービス：メディナビ[48]による配信があるが，いずれも内容は医療関係者を想定したものとなっている。

これに対し，FDAのウェブサイト"Drag Safty Communications"[49]は，患者，医療関係者を区別せずに，一元的な情報提供スタイルを採用しており，基本的な情報提供をしたうえで，患者への追加情報，医療専門家への追加情報という形でニーズに応じた内容を付加するスタイルをとっている。また，医薬品安全性情報のポータルサイトとしてWed Watch[50]を設けて検索機能などを充実させている。

日本のように医療関係者向け情報と患者向け情報を入り口におい

---

47) 独立行政法人医薬品医療機器総合機構（PMDA）「医薬品医療機器情報提供ホームページ」website.
http://www.info.pmda.go.jp/ （2013.9.8アクセス）

48) 独立行政法人医薬品医療機器総合機構（PMDA）「医薬品医療機器情報配信サービス（メディナビ）」website.
http://www.info.pmda.go.jp/info/idx-push.html （2013.9.8アクセス）

49) FDA．Drug Safety Communications.
http://www.fda.gov/Drugs/DrugSafety/ucm199082.htm
（2013.9.8アクセス）

50) FDA．MedWatch: The FDA Safety Information and Adverse Event Reporting Program.
http://www.fda.gov/Safety/MedWatch/default.htm （2013.9.8アクセス）

て，分けるスタイルであると情報量の格差が生じやすく，実際に，医療用医薬品において添付文書は改訂されたのに，患者向医薬品ガイドの記載は改訂前のままにされてラグが生じた例がある。

入り口においては患者にも理解できる内容で一元化して情報を提供し，そのうえで，より詳しい情報，あるいはより平易に記載された情報と，ニーズに応じて，提供される情報を段階的に提供する工夫が図られるべきであろう。

また，医療用医薬品の添付文書及び改訂情報は，医薬品・医療機器等安全性情報，DSU（医薬品安全対策情報），使用上の注意改訂の3形態になっている情報の整理統合，各医薬品毎に，添付文書改訂や情報発信の経過などが一覧してアクセスできるようなスタイルの採用等も検討されるべきである。

(5) 分かりやすく，アクセスしやすく，迅速に

第5に，情報が分かりやすく，アクセスしやすく，迅速に提供されること，情報の流れが双方向であることが必要である。

リスク情報は提供すれば集まり，集まれば，また提供すべき情報が生まれるという関係にある。

プロモーション資材は，医薬品のリスク・コミュニケーションにおいて看過できない影響力をもっており，特に広告・宣伝物は，分かりやすさ，アクセスのしやすさ，迅速性において，厚労省やPMDAが提供する情報に圧倒的に勝っている。

後述するように，広告・宣伝の規制を充実させるべきであるが，規制には限界がある。規制当局が，科学的な根拠に基づいた，患者や医療現場から信頼される情報を，営利目的で企業が提供する広告・宣伝等よりも，分かりやすく，アクセスしやすく，そして迅速に提供することが，製薬企業の提供する広告・宣伝の弊害に対する最も有効で意味のある対抗手段である。

(6) 専門部門創設と充分な人材配置

第6に，以上を推進するためには，厚生労働省やPMDAがリスク・

コミュニケーションの充実を重要な課題と位置づけ，専門の部門を創設して，十分な人材を確保することが必要である。

4 リスクコミュニケーションをめぐる個別課題

(1) 添付文書

　添付文書は，薬事法52条ないし54条の定めに基づき，医薬品の製造販売業者が作成することを義務づけられた最も基本的なリスク・コミュニケーションの手段である。前記のRMPにおいては，通常のリスク最小化策として位置づけられている。

　添付文書の記載要領は，平成9年4月25日薬発第606号「医療用医薬品添付文書の記載要領」，薬案59号によって定められている。これは帯状疱疹の治療薬であるソリブジンにおいて，添付文書の「相互作用」欄に「FU系抗ガン剤との併用を避けること」との記載がありながら，記載の明確さを欠いたために，併用により多くの被害を発生させたソリブジン事件を教訓に，それまでの添付文書の記載要領を改訂したものである。この事件では，厚生労働省は，自らが「ソリブジン副作用に関する調査報告書」[51]（1994年9月）を出し，厚生科学研究班を組織し，1996年には「添付文書の見直し等に関する研究班報告書」を公表した。この報告書では，「一般に具体性に欠け，臨床現場において分かりにくく活用しにくい」という批判に応えるため，「限られたスペース内で優先性を考慮し」いかに多忙な医療現場に分かりやすく伝えるのかという観点で，記載内容の具体性・明確性はもとより，形式の点も重視された。

　しかし，現状においては，ソリブジン事件の教訓に基づく添付文書の記載要領の見直しの精神が薄れ，記載の具体性や明確性を欠くものが増え，承認審査の問題意識を読み取れないものが散見され

---

[51] 清水直容他，平成6～7年度厚生科学研究費補助金・医療用医薬品添付文書の見直し等に関する研究班報告書．1996.

る。また，同じ医薬品の添付文書でありながら，海外の添付文書では具体的に警告されている内容が，日本では警告されていない等のギャップの問題，法的位置づけが不明確である問題などがある。

添付文書の問題は，添付文書の形式をどうするのかという視点から議論されることが多いが，記載形式以前の問題として，承認前の審査が適切に行われることや，適切なRMPが策定されて添付文書に反映すべき安全性の科学的評価が適切に行われることが大前提として必要であるということがまず確認されるべきである。そのうえで，添付文書の記載要領を改訂することが必要である。

また，添付文書の法的位置づけに関する問題については，薬事法を改正して承認事項とすることによって解決するべきである。この問題は，平成23年度の厚生労働科学審議会医薬品制度改正部会において議論されたが，厚生労働省は，承認事項とすることについては反対し，添付文書案の承認審査時の提出義務と，承認後市販までの間に改善命令を出すことをもって実質上，承認事項としたのと同じ結果を担保するとしている。これは，承認事項とすることによって，添付文書改訂時等に時間がかかること等を考慮した結果であると説明されている。しかし，添付文書改訂については，迅速な対応できる手続を薬事法に規定すれば問題はないはずであり，添付文書改訂の手続問題は，添付文書を承認事項としない理由とはなりえない。

2013年の薬事法改正においても，事前届出義務を課すとのみとなり，「最終提言」が求めた承認事項とすることはもとより，制度改正部会において厚労省が確認していた添付文書の改善命令を出す規定さえ設けられなかった。本来は，承認事項とするべきであるが，仮に事前届出義務を課すにとどめる場合には，少なくとも，添付文書の改善命令等の是正権限に関する規定，及び承認申請時に申請添付資料として添付文書案を提出する義務を課す規定を設けるべきである[52]。

---

[52] 薬害オンブズパースン会議．添付文書にかかる薬事法改正案に関する意見書．2013.8.29.
http://www.yakugai.gr.jp/topics/topic.php?id=840

なお，添付文書は最も基本的な情報提供文書であるが，掲載できる情報量には限りがある。そこで，添付文書を起点として，これを補うインタビューフォームなど関係文書を整備・活用することも重要である。

(2) 広告・宣伝物，その他のプロモーション資材

① 医薬品のリスク・コミュニュケーションにおいて，医師の処方行動に与える影響が強いものが，広告・宣伝物・その他のプロモーション資材である。

製薬企業が提供するプロモーション資材は，一般に，添付文書や患者向け医薬品ガイド等と比較すると，情報伝達が迅速で，分かりやすく，アクセスしやすく，インパクトがある。それだけに医療現場や患者に与える影響が大きいのである。過剰な宣伝がなされれば，添付文書等RMPのリスク最小化策を台無しにするおそれがある。

抗がん剤イレッサについては，承認前から，副作用が少ない抗がん剤であるという医師の対談記事等を使った実質上の宣伝が行われ[53]，間質性肺炎による副作用被害の拡大を招いた。全国薬害被害者団体連絡協議会は，これを承認前広告の禁止（第85条5号，第68条），虚偽誇大広告の禁止（第85条4号，第66条1項）により刑事告発したが，検察庁の問い合わせに対し，厚生労働省が，分子標的薬治療に関する医師の対談の形式をとったアストラゼネカ社の実質上の広告について，これは広告ではないと回答したことなどから不起訴となった。

この広告をめぐっては，民事訴訟でも問題となり，原告側は，製造物責任法の指示警告上の欠陥の判断に際して，添付文書やインタビューフォー等と同様に欠陥判断対象となる表示の一形態として，また欠陥判断の前提となる医療現場の認識を形成する要素と位置づけた。

---

53) 西條長宏他．肺癌のEBMとテーラーメイド医療．Medical Tribune2001年11月22日号．

この点について，大阪地裁判決は，製造物責任法の判断に関し，2002（平成14）年7月当時の医療現場の医師等の認識を認定する前提として，雑誌の対談記事や宣伝パンフレットの影響を認めた。
　これに対し，東京高裁判決は，医師は広告宣伝の影響を受けないと認定した[54]。しかし，この東京高裁の認定は実態と乖離しているというべきである。製薬企業は，宣伝広告が医師の処方行動に多大な影響力を与えるからこそ広告宣伝等プロモーションに多額の資金を投じているのである。
　現に2013年に発覚したノバルティスファーマ社の高血圧治療薬バルサルタン（商品名ディオバン）をめぐる不正事件[55)56)]では，不正があった臨床試験論文の結果を，ノバルティス社が広告等プロモーションの資料として積極的に活用した結果（同社の報告によれば資材数495種類）[57)]，同薬は年商1000億を超えるヒット商品となり，多額の利益を上げている[58)]。
　EMA（オーストラリア救急医学）誌は，広告・宣伝が医師の処方行動に与える影響の深刻さに鑑みて，2011年2月の論説で，今後製薬企業の広告を載せないことを宣言した。これは，同年11月の同誌の論説会議の満場一致の決定に基づくものである。論説会議では，医学雑誌の広告は，広告料1ドルが2〜5ドルの収益を生む

---

54) 薬害イレッサ東京高裁平成23年11月15日判決．判例時報2131-35．
55) 高血圧症治療薬の臨床研究事案に関する検討委員会．高血圧症治療薬の臨床研究事案を踏まえた対応及び再発防止策について（中間とりまとめ）．2013.10.8．
http://www.mhlw.go.jp/file/05-Shingikai-10801000-Iseikyoku-Soumuka/0000034387.pdf
56) 薬害オンブズパースン会議．ディオバン事件に関する意見書．2013.9.11．
http://www.yakugai.gr.jp/topics/file/diovan_jiken_nikansuru_ikensho.pdf（2013.10.12アクセス）
57) 高血圧症治療薬の臨床研究事案に関する検討委員会審議会資料．ノバルティスファーマ社，第1回高血圧症治療薬の臨床研究事案に関する検討委員会説明資料（資料2-7）．2013.8.9．
http://www.mhlw.go.jp/file/05-Shingikai-10801000-Iseikyoku-Soumuka/0000014903.pdf．（2013.10.12アクセス）
58) 厚生労働省「高血圧症治療薬の臨床研究事案に関する検討委員会資料」website．
http://www.mhlw.go.jp/stf/shingi/0000014834.html（第1回），http://www.mhlw.go.jp/stf/shingi/0000019893.html（第2回）
（2013.10.13アクセス）

など製薬会社にとって非常に効果的であると指摘されている[59)][60)]。

② 医療関係者とのリスク・コミュニケーションにおいて宣伝広告等プロモーション資材が医師の処方行動に大きな影響を与えていることは公知の事実である。にもかかわらず，バルサルタンをめぐる論文不正問題が社会的な関心を呼ぶまで，厚生労働省の関心は低く，薬害イレッサ事件の教訓も生かそうとはしなかった。

薬事法上も，がんその他の特定疾病に使用される医薬品につき一般消費者を対象とする広告の禁止（薬事法67条），誇大広告（薬事法66条），承認前広告（薬事法68条）が規制され，これを受けた医薬品等適正広告基準（昭和55年10月9日薬発第1339号厚生省薬務局長通知）があるのみである。

しかも，これらの規定の適用対象は，あくまで「広告」のみである。その広告定義について，厚生労働省は，誘因意図，商品名の明示，認知性の3要件を満たすものだけが広告である（平成10年9月29日医薬監第148号厚生省医薬安全局監視指導課長通知）と狭く定義しているため，そのため医療現場に影響を与えるプロモーション資材の多くが規制の外に置かれている。

前記のとおり，厚生労働省は，製薬企業提供と明記された対談記事で実質的な宣伝がなされていても，治験名が記載されていて製品名が記載されていないこと，分子標的薬に関する対談の体裁をとっている点などをとらえて学術情報の提供であると評価できるとして，規制対象とはならないという立場をとった（但し，バルサルタン事件後，厚労省は医師の対談形式をとっていても広告たりうることを認めている）[61)]。

一方，WHOでは，広告に限定せずプロモーションを対象とし，

---

59) 薬害オンブズパーソン会議「注目情報：オーストラリアの学会誌が製薬企業広告を載せないことを表明」website.
http://www.yakugai.gr.jp/attention/attention.php?id=323
（2013.9.8アクセス）
60) George A Jelinek, Anthony FT Brown, A stand against drug company advertising.Emergency Medicine Australasia. Volume 23, Issue 1, pages 4-6, February 2011
61) 川田龍平議員質問に対する政府答弁．第185国会厚生労働委員会．2013.12.5.

「プロモーションとは，医薬品製造業者及び販売業者による，医薬品の処方，供給，売買および／または使用を勧誘する（induce）全ての情報通知や説得行為」と定義したうえで（第6項），科学的及び教育的活動を故意に宣伝目的に利用してはならないとしている（第9項）[62]。

製薬工業協会は，WHOの定義について以下のように解説している。「『使用を勧誘（induce）する』の意味は，『説得して使用してもらう』という意味です。医薬品は使用の勧誘はできても，その本質から需要を創造することはできません。何故なら，需要者はそれを治療上必要とする患者だけであり，販売促進によって患者を創造することはできないからです。また，その使用の勧誘も正しい医薬情報の提供によってのみ許されるものです。何故ならば，医薬品は正しい情報を伴わなければ『医薬品』として機能し得ないからです。」。そして，プロモーションを「インターネットを含むあらゆる情報伝達手段を介して，医薬品の処方，推奨，供給，投与または消費を促進するために，医療関係者を対象に加盟企業が実施，企画または後援するあらゆる活動を意味する」と定義した上で，自主基準として「製薬協コード・オブ・プラクティス」[63]を設けている（これは1993年に設けられたプロモーションコードを2013年に改定したものである。）

製薬工業協会の上記の指摘は適切であるが，製薬協の自主基準が十分に機能しているとはいえない。

広告の定義を見直したうえで，学術情報の提供を装った広告記事はもとより，疾病啓発広告[64]，学術論文の利用を含め，プロモー

---

[62] WHO, Ethical Criteria for Medicinal Drug Promotion.
http://apps.who.int/medicinedocs/documents/whozip08e/whozip08e.pdf（2013.9.1アクセス）

[63] 日本製薬工業協会．製薬協コード・オブ・プラクティス．2013.1.16制定，2013.4.1実施．
http://www.jpma.or.jp/about/basis/code/pdf/code.pdf（2013.9.1アクセス）

[64] 薬害オンブズパースン会議．医療用医薬品の一般消費者向け直接広告（DTC広告）に関する意見書．2011.3.11．
http://www.yakugai.gr.jp/topics/topic.php?id=778（2013.9.1アクセス）

ション全般について薬事法上規制する規定を設けるべきである。

(3) 患者向医薬品ガイド・患者向説明書

患者と規制当局・企業とのリスク・コミュニケーションにも課題がある。

現在，PMDAはウェブサイトの充実を図り，現在，患者向けサイトでは，医薬品の添付文書の検索，医薬品と医療機器に関するQ&A，患者向け医薬品ガイドと重篤副作用マニュアル，副作用被害救済制度に基づく救済決定情報，医薬品の副作用に関する相談窓口の紹介，患者からの副作用報告制度などが紹介され，活用できる。

医療用医薬品の適正使用のための情報提供は，医薬品の添付文書，医薬品と医療機器に関するQ&A，患者向け医薬品ガイドと重篤副作用マニュアルであり，このうち，患者向け医薬品ガイドと重篤副作用マニュアルは患者を意識して作成されている。

しかし，とりあげている薬剤が限定的であり，また，内容も添付文書を「ですます調」にしたという程度で，分かりやすいとは言えない。患者がリスク・ベネフィットをふまえて治療方法を選択するうえで役立つ情報提供とはなっていない。

既に述べたように，医療関係者向けの情報と患者向け情報が分断され，より詳しく知りたい患者のニーズに応えていない。また，インターネット利用者でなければ利用できないという限界もある。

ウェブサイトでの提供を一元化すべきことについては，既に述べたが，加えて，すべての医療用医薬品について，企業に，患者向け説明文書の作成を求め，これを承認前にPMDAが専門家用の添付文書とともにPMDAが検討し（前記のRMPとの関係でいえば，患者向け添付文書の作成を通常のリスク最小化策とすることになる），患者向説明文書は，調剤薬局で医薬品とともに患者に交付することとすべきである[65]。

---

65) 薬害オンブズパースン会議，医療用医薬品の患者向け説明文書作成に関する要望医療用医薬品の患者向け説明文書作成に関する要望．2005.11.28. http://www.yakugai.gr.jp/topics/file/051128kanjamukesetumeisho.pdf（2013.9.8アクセス）

(4) MR

　MR（medical representative:医薬情報担当者）の位置付けについても検討が必要である。

　MRは，かつてはプロパーと呼ばれ，接待を中心とした販売促進活動を行っていたが，社会的な批判に晒され，医薬品情報の提供と副作用情報の収集を主な任務とするMRとなった。そして，薬事法の市販直後調査は，承認後6ヵ月間のMRが医療機関に特に注意喚起を促すとともに，適切に副作用情報を収集することを前提としている。特に新薬については，医師がMRからの情報提供に依存する傾向が極めて強い。

　日本製薬工業協会では，1997年には「MR認定試験制度」を定め，1993年に，医療用医薬品プロモーションコードを作成したが，その中の「医薬情報担当者の行動基準」の項を設け，医薬情報担当者の行動基準を定め，2013年に改定された製薬協コード・オブ・プラクティスにおいてもMRの行動について基準を設けている。

　ところが，多くの場合，MRは営業部に所属しており，賃金についても成果主義を採用している。その結果として，MRは，医薬品のリスク情報などネガティブな情報の提供に消極的になりがちである。また，企業内の情報の共有が適切に行われていなければ，MRがリスクを適切に医療現場に伝えることができない。いかに頻回に医療現場を回っても，MRが問題意識をもっていなければ適切なリスク・コミュニケーションは図れないのである。

　そのため市販直後調査も問題を抱えている。市販直後調査は，日本独自の制度であり，日本版RMPにおいては，追加のリスク最小化策と位置づけられ，新薬について，承認後6ヵ月間集中して注意を喚起して副作用を収集する。実際には，MRが医療機関に特に注意喚起を促すことが中心となるため，MRが十分な問題意識をもっていなければ，適切に機能しない。

　市販後に多くの間質性肺炎による死亡者を出した抗がん剤イレッサの場合，間質性肺炎について，PMDAが審査段階で質問書を送るなどして注目し，審査報告書にも「国内外で認められている間質性

肺炎についても，本剤との関連性は否定できないことから，これらの有害事象については市販後調査等を踏まえ今後も慎重に検証を続ける必要がある」と記載されていたにもかかわらず，同社の安全対策部は集まってくる副作用情報を薬事法施行規則に基づき当局に報告するという対応に手一杯で対策を打ち出すことができず，緊急安全性情報の発出と添付文書改訂まで3ヵ月を要した[66]。

また，喘息関連死や心血管系リスクが問題となった気管支拡張剤オンブレス吸入用カプセルのように，市販直後調査をしていながら，収集された副作用情報があまりに少なく，実施の意義について疑問を頂かざるを得ないケースなどもある[67]。

平成25年4月にRMPに基づく市販後安全対策がスタートしたが，これを期に，既に述べたように企業内における開発と安全対策部，営業部の情報共有のあり方を見直すとともに，MRの所属を安全対策部とし，成果主義の給与体系をやめるべきである。また，市販直後調査を実施する場合には，患者に問題となりうる副作用を伝え市販直後調査の対象となっていることを知らせる説明文書を配布する等の工夫も必要である。

(5) マスメディア

医療報道も患者の医薬品の選択や医療現場の処方行動に影響を与える。

メディアが報道することで，患者はもとより医療関係者の注意を喚起して，薬害の拡大防止に寄与する場合がある。

その一方で，被害の拡大にメディアが結果として加担する結果

---

66) 厚生労働省「ゲフィチニブによる急性肺障害，間質性肺炎についての『緊急安全性情報』の発出について」website.
http://www.mhlw.go.jp/houdou/2002/10/h1015-1.html#top（2013.9.8アクセス）
67) 薬害オンブズパースン会議，「オンブレス吸入用カプセル」（ウルトラLABA）に関する質問書，2013.1.31.
http://www.yakugai.gr.jp/topics/file/onbrez_kyunyuyo_capusul_shitumonsho.pdf（2013.10.12アクセス）

となる場合もある。例えば、薬害イレッサ事件では、マスメディアがこぞって、承認前に、副作用の少ない新薬が承認されるという記事を記載し患者に大きな影響を与えた。朝日、読売、毎日、産経の全国紙の他、地方紙、専門紙、経済誌等の過去記事を一括して検索できるサービスで検索で承認前（2002年7月5日前）にイレッサ（iressa・ゲフィチニブ・ZD1839）に関する記事は85件ヒットしたが、間質性肺炎に触れたものはひとつもなかった。イレッサについては、承認前から間質性肺炎の危険性は審査当局によって注目されていたが、アストラゼネカ社は、プレスリリースやパンフレットにおいて間質性肺炎には全くふれず、専門医も同様であったので、マスメディアは、これを鵜呑みにしたのである。

近年、新聞各社の広告収入は減少している中において、製薬企業は重要な広告主であり、紙面を大きく使い、広告なのか記事なのか区別がつかないような形態で疾病啓発から個別医薬品に誘導する広告が行われることがあるが問題である。

(6) 患者からの副作用報告制度

患者とのリスク・コミュニケーションにおいては、患者から情報のフィードバックを受けるということも重要である。

この点で、2012年から試行的にスタートした、PMDAが患者から直接副作用報告を受ける患者副作用報告は重要である。

患者副作用報告制度の意義は、抗うつ剤SSRIが引き起こす自殺念慮や衝動性亢進の副作用をめぐる一連の出来事がよく示している。イギリスは、医療機関報告（イエローカードシステム）を先進的に発展させてきた国であり、わが国の副作用報告制度も、同国の制度を参考にしている。このイギリスが誇る副作用報告制度は、SSRIが引き起こす自殺念慮や衝動性故亢進の副作用を検出するには役に立たず、BBC放送が集めた患者の生の声によって初めて副作用が明らかになるという経過をたどった。医師が患者が訴える症状を、うつ病という原疾患に起因するものと判断し、また、既存の医学的用語に変換して報告をしたために、実像に迫ることができなかったので

ある[68)][69)][70)]。

　ヘルスアクション・インターナショナルが2010年にまとめた各国の副作用報告制度に関する報告書によれば，現在，15ヵ国（日本は含まれていない）においてこの制度の導入が行われ，安全対策に活用されている[71)]。

　日本への導入は，薬害肝炎検証再発防止委員会の提言に基づいて行われ，PMDAのウェブサイトにおいてのみ受け付けているが，充分に活用されているとはいえない。

　患者にとっての報告のしやすさより，報告された情報を安全対策に活用できるようできるだけ正確な情報を収集という側面に比重を置いたシステムとなっている点，広報が不充分で制度の存在が知られていない点が課題である。

　また，相談窓口での相談事例についても安全対策に生かすことが必要である。

(7) 医薬品副作用救済制度の活用

　医薬品副作用救済制度も，リスク・コミュニケーションにおいて，積極的に位置づけることが必要である。

　現在，PMDAのウェブサイトでは，副作用救済給付の決定情報が定期的に公表されているが，情報量が少ない。また，救済事例の安全対策への活用も十分ではない。

---

68) チャールズ・メダワー，アニタ・ハードン著，吉田篤夫，浜六郎，別府宏圀訳．暴走するクスリ？：抗うつ剤と善意の陰謀．医薬ビジランスセンター；2005.
69) Medawar C, Hardon A, Medicines out of Control?：Antidepressants and the Conspiracy of Goodwill.2005　Amsterdam: Aksant Academic Publishers
70) 薬害オンブズパースン会議「SSRIセミナー『暴走するクスリ－今、抗うつ剤で何が起きているのか？－』（チャールズ・メダワー他）」website. http://www.yakugai.gr.jp/topics/topic.php?id=475 （2013.9.1アクセス）
71) Andrew Herxheimer, Rose Crombag ＆ Teresa Leonardo Alves, Direct Patient Reporting of　Adverse Drug Reactions.　Health Action International (Europe), January 2010 http://www.haiweb.org/14012010/14Jan2010ReportDirectPatientReportingofADRsFINAL.pdf （2013.9.1アクセス）

5 薬剤疫学研究の推進とレセプト・データベース

1 薬剤疫学研究の推進

既に述べたように，日本版RMPが真に機能する前提としては，わが国における薬剤疫学の専門家の養成と研究の促進が不可欠である。

しかし，現実には，薬剤疫学を専門とする大学の講座は限られており，専門家の育成体制は全く不十分である。公費の投入による体制整備が必要である。

2 レセプト・データベース

レセプト・データベースは，薬剤疫学研究の基礎となる情報を提供するとともに，現在，出荷量と用法用量から推計計算している使用患者数の把握など市販後のリスク評価においても有用である。そこで，2010年4月に公表された薬害肝炎検証再発防止委員会は導入を提言した。

一方，2006年度医療制度改革において，レセプト情報のオンライン・電子媒体での請求が推進されることとなり，2008年に制定された「高齢者の医療の確保に関する法律」第16条に基づき2009年度から電子化されたレセプトデータが，レセプト情報・特定健診等情報データベースに収集されるようになった[72]。

レセプト情報は，審査支払機関における一次審査分データに，所定の匿名化処理が行われたものを，国が収集し保有するサーバに格納したものである。また，特定健診等情報は，各保険者が所定の匿名化処理が行ったものを，社会保険審査支払基金が収集し，国の保有する

---

[72] 厚生労働省レセプト情報等の提供に関する有識者会議．レセプト情報・特定健診等情報データの第三者提供の在り方に関する報告書．2013.1.
http://www.mhlw.go.jp/stf/shingi/2r9852000002s0h8-att/2r9852000002s0li.pdf（2013.9.8アクセス）

サーバに格納したものである。2014年2月末時点で，レセプト情報は約72億件，特定健診等情報は約9,000万件が格納されている[73]。

このようにレセプト・データベースは，「高齢者の医療の確保に関する法律」第16条に基づく事業としてスタートしたが，その後，「医療サービスの質の向上等のためのレセプト情報等の活用に関する検討会」が2008年2月に公表したとりまとめにおいて，レセプト情報・特定健診等情報データベースに収集されたデータを国以外の主体が活用することについて，一定の条件のもとにこれを認める方向性を打ち出し，2010年10月には「レセプト情報等の提供に関する有識者会議（以下「有識者会議」という）」が設置され，有識者会議の検討を踏まえて2011年3月に「レセプト情報・特定健診等情報データベースの提供に関するガイドライン」が定められた。そして2年間の試行期間を経て通常運用され，申し出があった利用について審査が行われている。

レセプト・データベースを医薬品の安全性確保に用いるためには，他の情報源とのリンクが必須であるが，現在のガイドラインでは，「リンクを試みてはならない」とされており，その有用性は限定的である個人情報の保護と調和を図りつつ，薬害防止という高い公益目的のために，積極的に活用できる方法を継続して検討する必要がある。

6 人材育成と教育

① 医薬品評価にかかわる専門家の育成

日本では，薬剤疫学等の専門家を養成する大学の講座そのものが数えるほどであり，研究の基盤もない。

そこで，薬害肝炎検証再発防止委員会の最終提言では，薬剤疫学研究推進のための人材育成，及び公的基金の創設を求めている。これは重要かつ危機的な状況にある課題であるにもかかわらず進んでいない。

---

[73] 厚生労働省レセプト情報等の提供に関する有識者会議．レセプト情報・特定健診等情報データの利活用の促進に係る中間とりまとめ．2014.3.20.

2 臨床にかかわる医療関係者の教育

　医療用医薬品による薬害事件は医療現場で起きる。薬害を防止するためには，医療現場の医師が薬害の歴史と被害の実態を知り，なぜ薬害事件が起きるのかを知り，センスを磨くことが必要である。

　また，医薬品の有効性と安全性について疑問をもったとき，自ら治験の資料に当たり，論文を読み，適切に判断することができる能力を身につけること，臨床研究全般に関わる基本的な知識や倫理などを身につけることが必要である。

　そのためには医学部・薬学部・看護学部のモデル・コア・カリキュラムを改訂して，これに十分に反映させることが必要である。

　薬害被害者団体で構成されている全国薬害被害者団体連絡協議会[74]は，毎年8月24日の「薬害根絶デー」に行われる文部科学省との交渉を通じて，全国の医薬部，歯学部，薬学部において，薬害について学ぶ授業の実施と，薬害被害者を講師に招き，薬害被害者の声を直接聞く授業を行うことを求めてきた[75]。例えば，2013年では，文部科学省の管轄下にある全国79の医薬部すべてにおいて，薬害について学ぶ授業が実施されているが，薬害被害者の声を聞く授業の実施は44に止まっており，さらに増やすことも必要である。

3 患者・消費者の教育

　患者・消費者教育も重要である。

　公教育については，薬害肝炎検証再発防止検討会の最終提言に基づき，2012年春から「薬害を学ぼう」[76]という副教材が全国の中学3年生に配布されることとなった。しかし，現在のシステムの下で起

---

[74] 全国薬害被害者団体連絡協議会website．
http://homepage1.nifty.com/hkr/yakugai/（2013.9.8アクセス）
[75] 全国薬害被害者団体連絡協議会．文部科学大臣宛要望書．2013.8.23．
http://homepage1.nifty.com/hkr/yakugai/monbusyou/monbu-youbou2013-8.pdf（2013.9.8アクセス）
[76] 厚生労働省「薬害を学ぼう」website．
http://www.mhlw.go.jp/bunya/iyakuhin/yakugai/（2013.9.8アクセス）

きた教訓に満ちた薬害事件であるイレッサが掲載されていないという問題があり，また十分に活用されているとはいえない状況にある。また，高等学校では，政治・経済，保健体育の分野の教科書に薬害問題についての言及があるが，内容は十分ではない。改善していくことが必要である。

また，国民が広く薬害について学ぶことができるよう，薬害資料館を創設し，あわせて薬害被害者のインタビューなどを含めた資料保存を行うことが必要である。薬害肝炎検証再発防止委員会提言でも資料館の創設が求められている。資料の保存と整理については，アーカイブス学を生かすことが必要であり，平成25年度からようやく資料館創設を目的とした研究班が設置された。

EMA（European Medicines Agency：欧州医薬品庁）は，1995年以来，患者・消費者団体（PCO：Patients and Consumers Organizations）の積極的参加の方針を推進し，EMAからの情報提供はPCOと協議を行う必要があるとされている。PCO（認定基準がある）は，各種委員会やワーキングパーティー正式メンバーとして幅広く参画しているが，一方でトレーニングコースも提供して参加を要請している[77][78][79][80]。

患者・消費者が医薬品を適切に使用するという観点からの教育だけではなく，政策決定等に患者・消費者参画を促し支援するという観点からの教育も重要である。

また，規制当局は，薬害被害者はもとより，薬害オンブズパースン会議，医薬ビジランスセンター，医薬品治療研究会，医学薬学技術者集団等，民間で医薬品監視活動等を行っている組織の意見等について真摯に耳を傾ける姿勢が必要である。

77) European Medicines Agency website, Patients' and Consumers' Working Party.
http://www.ema.europa.eu/ema/index.jsp?curl=pages/contacts/CHMP/people_listing_000017.jsp&mid=WC0b01ac0580028d32
（2013.9.8アクセス）
78) European Medicines Agency, Mandate, objectives and rules of procedure for the European Medicines Agency Human Scientific Committees' Working Party with Patients' and Consumers' Organisations (PCWP).2010.
http://www.ema.europa.eu/docs/en_GB/document_library/Other/2010/02/WC500073497.pdf（2013.9.8アクセス）
79) European Medicines Agency, Work plan for the European Medicines Agency Human Scientific Committees' Working Party with Patients' and Consumers' Organisations (PCWP) 2013.
http://www.ema.europa.eu/docs/en_GB/document_library/Work_programme/2009/11/WC500015233.pdf（2013.9.8アクセス）
80) European Medicines Agency, Information on benefit-risk of medicines: patients', consumers' and healthcare professionals' expectations ; 2009.
http://www.ema.europa.eu/docs/en_GB/document_library/Other/2009/12/WC500018433.pdf（2013.9.8アクセス）

第8章　情報公開

関口正人　SEKIGUCHI Masato

1 情報公開の重要性

　医薬品の医薬品たる価値は，有効性・有用性によってもたらされる。その有効性・有用性は，臨床試験をはじめとする各種研究によって得られたデータ，臨床現場から得られた副作用報告などの情報によって裏付けられる。そのため，医薬品の評価には，このような有効性及び安全性に関する情報が不可欠である。

　医薬品の有効性・安全性に関する情報を最も多く保有するのは，当該医薬品を製造販売する製薬企業である。また，国も，製造販売承認をはじめとする監督権限の行使を通じて製薬会社から多くの情報を取得しているほか，副作用報告や海外規制機関からの情報など，様々なソースから情報を取得している。

　これらの情報の評価に基づいて製造販売承認がなされ，販売にあたっての安全対策措置がとられるが，営利企業である製薬企業は，ともすれば有効性を過大評価し，危険性情報を軽視しがちであり，またこれに対する国の規制権限の行使が適切に行われなかったことが，繰り返される薬害事件の原因となってきた。そのため，医薬品監視の観点からは，医薬品の有効性・安全性に関する情報を，利害関係を持たない民間の研究者に広く公開し，その評価・検討を可能とすることがきわめて重要であると考えられる。

　しかし，こうした医薬品情報の公開に対しては，知的財産保護を理由とする製薬企業からの強い抵抗があり，現在，十分な情報公開がなされているとはいえない状況にある。被験者や患者の協力ないし関与によって得られた有効性・安全性情報は製薬企業の知的財産

と見るべきではないし，また多くの患者の生命や健康に重大な影響を及ぼすことに鑑みれば，その公開による公益の実現がより重視されるべきである。

2 情報の公表

医薬品の有効性・安全性に関する情報を入手する手段として，情報公開法に基づく情報公開請求の手続きを利用することもできるが，このような手続によらずに入手できるよう，より多くの情報が公表されることが望ましい。現在，医薬品の有効性・有用性評価に資する情報としては，以下のような情報が公表されている。

(1) 承認審査に関連する情報

医薬品の承認審査においては，臨床試験結果をはじめとする，当該医薬品の有効性及び有用性を証明するための資料が製薬企業から提出され，これに基づいて審査がなされる。その資料は，有効性を統計学的に証明するに十分な規模が要求され，また信頼性確保のため厳しい規制を受けている。そのため，医薬品の承認審査に用いられた有効性・安全性に関するデータは，医薬品の評価にあたってまず参照されるべき重要なデータといえる。

PMDAのウェブサイト「医薬品医療機器情報提供ページ」[1]では，承認された医療用医薬品の承認審査情報として，審査報告書及び申請資料概要が公表されている[2]。

審査報告書は，PMDAが行った承認審査の審査経過，評価結果等をとりまとめたものである。

申請資料概要は，承認申請添付資料の内容を当該申請企業がとり

---

[1] 独立行政法人医薬品医療機器総合機構（PMDA）「医薬品医療機器情報提供ホームページ」website.
http://www.info.pmda.go.jp/

[2] 独立行政法人医薬品医療機器総合機構（PMDA）「医療用医薬品の承認審査情報」website.
http://www.info.pmda.go.jp/approvalSrch/PharmacySrchInit?

まとめたものである。数百ページにわたる大部なものであることが通常であり，公表されている有効性・安全性情報としては，最も情報量が多い。しかし，「概要」にとどまることの限界があるほか，製薬企業によって作成されるものであるため，自社製品に有利なとりまとめがなされる余地がある。

(2) 再審査に関連する情報

再審査についても，PMDAによる再審査報告書がPMDAの「医薬品医療機器情報提供ページ」に公表されている[3]。

再審査は，市販後調査として行われた使用成績調査，特定使用成績調査及び製造販売後臨床試験や，市販後に得られた副作用報告などに基づいて行われるので，再審査報告書にはこれらについて結果の概要とそれに対する評価が記載されている。しかし，製造販売後臨床試験は必ずしも行われるものではなく，使用成績調査や特定使用成績調査は疫学的手法による厳密なデザインで行われたものではないのが通常であるため，資料としての価値は劣る面がある。

(3) 副作用報告

PMDAに報告された副作用報告の内容も，「医薬品医療機器情報提供ページ」に公表されている[4]。

公表されている項目は，報告年度・四半期，種類，報告職種，報告分類，状況，性別，年齢，身長，体重，転帰，原疾患等，被疑薬，適用理由，経路，一回投与量，投与開始日，投与終了日，被疑薬の処置，再投与による再発の有無，有害事象，有害事象の発現日，併用被疑薬，その他の併用薬，の各項目である。なお，患者データである年齢，身長，体重については，プライバシーへの配慮のためとして，40歳代，160cm台，50kg台というように丸めて表示されている。

---

[3] 前掲2)
[4] 独立行政法人医薬品医療機器総合機構（PMDA）「医薬品関連情報」website．http://www.info.pmda.go.jp/fukusayou/menu_fukusayou_attention.html

3 情報公開法

(1) 情報公開制度の概要

　上記のような公表の対象となっていない情報でも、厚生労働省の保有する情報については「行政機関の保有する情報の公開に関する法律」(以下、「情報公開法」という)、PMDAの保有する情報については「独立行政法人等の保有する情報の公開に関する法律」に基づく情報公開請求の対象となる。

　開示請求は「何人も」行うことができるとされており(情報公開法3条)、請求する情報との利害関係の有無や請求の目的などを問わず、誰でも請求することができる。開示請求書の書式は厚生労働省・PMDAのウェブサイトからダウンロードできる[5)][6)]。

　請求された文書について、行政機関ないし独立行政法人は、原則として開示する義務を負う(情報公開法5条)。非開示とすることができるのは、情報公開法5条各号に定められた非開示事由に該当する場合に限られる。医薬品の有効性・安全性に関する情報の場合、1号の個人識別情報(個人に関する情報であって、当該情報に含まれる氏名、生年月日その他の記述等により特定の個人を識別することができるもの)、2号の法人等情報(公にすることにより、当該法人等又は当該個人の権利、競争上の地位その他正当な利益を害するおそれがあるもの)の該当性が問題となることが多い。

　文書を不開示とする決定がなされた場合の不服申立の手段として、当該行政機関ないし独立行政法人に対する異議申立て(行政不服審査法4条)と、不開示決定の取消請求訴訟を提起する方法がある。異議申立の場合には、内閣府情報公開・個人情報保護審査会(以下、「審査会」という)に対する諮問がなされる。審査会の答申には法的強制力はないが、行政機関は答申に従って異議申立てに対する決定

---

5) 厚生労働省「情報公開」website.
http://www.mhlw.go.jp/jouhou/koukai.html
6) 独立行政法人医薬品医療機器総合機構(PMDA)「情報公開」website.
http://www.pmda.go.jp/guide/koukai.html

を行うのが通例である。

(2) 運用

　情報公開請求に対する厚生労働省の対応の現状は，情報公開に積極的とは言い難い。不開示事由該当性は緩やかに判断されがちであり，ときには，不開示事由に該当するかどうかにかかわらず，厚生労働省が見せたくないものを不開示にしているのではないかと感じさせる場合すらある。そのため，訴訟提起がなされると，不開示事由該当性の主張・立証が困難であると判断して，厚生労働省が自ら不開示決定を変更する場合がある。当初の決定の段階で不開示事由該当性が厳密に判断されていれば，そのような事態は生じないはずである。請求者にとって，訴訟を提起することは容易なことではないのであるから，このような，「訴訟をされたら出すが，されない限りは隠しておく」というような対応は，改められなければならない。

(3) 答申例・裁判例

　医薬品の有効性・安全性に関する情報の不開示が問題となった代表的な答申例・裁判例として，以下のものがある。

① 医薬品副作用・感染症症例票

　　医薬品副作用・感染症症例票の開示請求がなされた事例として，平成14年度005号審査会答申（平成14年4月12日）[7]及び平成14年度008号審査会答申（平成14年4月12日）[8]がある。

　　005号答申は，「患者の略名」，「年齢」，「職業」，治療を受けた「医療機関所在地」，「主な既往歴，患者の体質等」，「副作用・感染症の発現状況，症状及び処置等の経過」が不開示とされたことについて，「職業」欄に記載されている職業に従事する者が全国的にも，

---

[7]「医薬品製造承認申請書及び医薬品副作用・感染症症例票の一部開示決定に関する件（平成13年諮問第105号）」答申書．
http://www8.cao.go.jp/jyouhou/tousin/003-h14/005.pdf

[8]「医薬品副作用・感染症症例票の一部開示決定に関する件（平成13年諮問第183号）」答申書．
http://www8.cao.go.jp/jyouhou/tousin/003-h14/008.pdf

地域的にも少数の特別な職業であるという事情を考慮し，他の記載と照合することにより特定の個人（患者）を識別できる情報であるとした（これは特殊な事例であり，008号答申では職業による個人識別性は否定されている）。また，「主な既往歴，患者の体質等」及び「副作用・感染症の発現状況，症状及び処置等の経過」の欄には，患者の副作用症状，治療内容等が経時的に具体的に記載されており，これらの情報は，個人の生命，健康等に直接かかわる機微にわたる私的な情報であるから，個人を識別することはできない場合でも，公にすることにより，なお個人の権利利益を害するおそれがある（情報公開法5条1号）とした。しかし，情報公開法5条1号ただし書ロの規定は，当該情報を公にすることにより保護される人の生命，健康等の利益と，これを公にしないことによる個人の権利利益を比較衡量し，前者の利益が後者のそれを上回るときにはこれを開示する趣旨であるとした上で，本件症例票の副作用症例については，本件医薬品の安全な使用の観点からこれを公にすることの意義は大きいとして，「年齢」，「医療機関の所在地」，「主な既往歴，患者の体質等」及び「副作用・感染症の発現状況，症状及び処置等の経過」欄については，同号ただし書ロの「人の生命，健康，生活又は財産を保護するため，公にすることが必要であると認められる情報」に該当し，これを開示すべきするとした（なお，「患者の略名」及び「職業」欄は同号ただし書ロ該当性が否定されたが，これは上記の特殊事情が考慮されたためであり，008号答申ではこれらも開示すべきとされている）。

また，「担当医等の意見」欄についても，担当医からの積極的かつ率直な意見の聴取が困難となり，症例報告制度の運営に支障を来すおそれがあるとする厚生省の主張を排斥して，開示すべきとした。

現在，副作用報告の内容の相当部分が公表されているのは，このような答申を踏まえたものである。また，これらの答申から，現在ホームページで公表されていない部分についても，情報公開請求により開示される場合があるといえる。

② **承認申請添付臨床試験報告書**

　承認申請に添付された臨床試験報告書の開示請求がなされた事例として，東京高裁平成19年11月16日判決（訟務月報第55巻第11号3203頁）[9]がある。承認直後から間質性肺炎による大規模な副作用被害を発生させた肺がん用抗がん剤イレッサの承認申請に添付されていた臨床試験報告書の開示請求に対して，判決は，医薬品の承認申請に添付すべき資料の内容について定めた厚生省医薬安全局長通知「医薬品の承認申請について」[10]は，先発医薬品と同一性を有する後発医薬品の承認申請における添付資料の内容や入手方法について特段の制限を設けていないから，先発医薬品の承認申請の添付資料を後発医薬品の承認申請の添付資料として利用することができないわけではなく，もし臨床試験報告書が開示されると，イレッサの競合医薬品の承認申請を行う他の製薬会社にとっては，これを添付資料として利用することによって，独自に添付資料を収集する費用や労力を節約して，競合医薬品について早期に承認を得る可能性が高まるものと考えられるから，イレッサの製造販売企業の競争上の地位が害されるおそれがあるとして，情報公開法5条2号イ（法人等の正当な利益を害するおそれのある情報）に該当するとした。

　再審査を終了した医薬品の後発医薬品（いわゆるジェネリック）の承認申請には臨床試験資料の添付はもともと要求されていないから，判決のいう不利益が生じるのは，イレッサの再審査が終了する以前に後発医薬品の承認申請がなされる場合に限られる。しかし，再審査が終了する以前の後発医薬品の承認申請に臨床試験資料の添付が要求されているのは，再審査が終了していない先発医薬品はその有効性・安全性がなお確立していないから，そのような先発医薬品と同一だというだけでは有効性、有用性の証明と

---

[9] 行政文書一部不開示決定取消請求控訴事件（東京高裁平成19年11月16日判決）判決本文．
http://koukai-hogo-db.soumu.go.jp/judgeBody/247
[10] 平成11年4月8日医薬発第481号

して不十分であるという考え方に基づいている。そうすると，たとえ形式的には先発医薬品の臨床試験報告書を後発医薬品の承認申請に利用することができたとしても，それによって後発医薬品が承認されることはないと考えられる。したがって，現実的には，判決がいうような不利益が生じることは考えがたい。

　判決は，観念的・抽象的な可能性のみから，法人等の正当な利益を害する「おそれ」を認定している点に問題がある。

第9章　医薬品の開発と未承認薬

寺岡章雄　TERAOKA Akio

1　未承認薬の法律的位置づけ

(1)「未承認薬」とは何か

「未承認薬」(unlicensed drug) の「未」は「いまだ，まだ…しない」を意味し，まだ承認されていない医薬品（正確には医薬品候補）を表している。①日本での開発や承認の遅れ（いわゆるドラッグラグ）が問題となっている。国内においては販売承認されていないが海外では販売承認されている医薬品をはじめ，②海外でもまだ承認されていないが有望なデータが得られていて，代替療法のない国内患者に対して有用性が期待される医薬品候補である。これと似た言葉に「無承認薬」がある。無承認薬は，厚生労働省では「無承認無許可医薬品」の用語を用いている。監視取締りの対象となる，販売承認も製造許可もされていないのに薬効を謳った偽医薬品（counterfeit drug）のことである。近年では，中国からのものなどが話題となっている。

このように「未承認薬」という場合，時に混同が見られるものの，単に販売承認されていない医薬品全般をいうのでなく，医学的有用性ないし販売承認が期待されるものをいい，監視取締りの対象となるようなものは含まない。なお，メディアでの用いられ方をみるために，「毎索」（毎日新聞），「ヨミダス歴史館」（読売新聞）のデータベースで検索してみたが，概して同様の用いられ方であった。なお，厚生労働省ではさらに狭く，日本での承認申請そのものや承認の遅れを反映して，米国，英国，フランス，ドイツ，カナダ，オーストラリアのいずれかでは販売承認がなされているが，国内承認がされ

ていない医薬品の意味でもこの言葉を用いている。

「未承認薬」は該当の医薬品がまだ何の適応でも承認されていない場合を言い，既承認だが該当の適応がまだ未承認である「適応外薬」(off label use) は「未承認薬」には含まれない。

海外・日本での開発段階の組み合わせから未承認薬（国内未承認薬）をみると，**表9-1**のようになる。Aは世界的に見捨てられた疾患（neglected disease）の薬であり，公的資金での開発や製薬企業に対するインセンティブ付与の施策などが必要なものである。Cがドラッグラグ克服のために厚生労働省の「医療上の必要性が高い未承認薬・適応外薬検討会議」などで取り組まれている医薬品であり，Eが徐々に増加しつつある国際同時開発の未承認薬である。

表9-1　海外・日本での開発段階の組み合わせからみた国内未承認薬

		海外		
		未着手	開発中	販売承認
日本	未着手	A	B	C
	開発中	D	E	F
	販売承認	G	H	I

網をかけた6つの部分が国内未承認薬
A: 世界的に見捨てられた疾患（neglected disease）の薬
（寺岡・津谷　10）から作成）

（2）未承認薬の薬事法における扱い

医薬品について規定している法規は薬事法（医薬品，医療機器等の品質，有効性及び安全性の確保等に関する法律）である。薬事法は第1条の目的で医薬品などの品質，有効性および安全性の確保のために必要な規制を行うなどで，保健衛生の向上を図るとしている。「医薬品」については第2条（定義）で，日本薬局方に収められているものとともに，人の疾病の診断，治療または予防に使用されるもの，人の身体の構造または機能に影響を及ぼすことが目的とされているもので機械器具などでないものとしている。なお日本薬局方は，医薬品の性状および品質の適正を図るため定めた医薬品の規格基準

書である。これからいうと「未承認薬」も医薬品の範囲に含まれ，保健衛生の向上のために必要な規制を図るうえでの条文が薬事法において必要と考えるのだが，現実はそうなっていない。そうしたことが薬事法の大きな問題点として挙げられる。

(3) 未承認薬についての問題の所在

　医薬品の開発には長い年月を要する。動物実験のあと臨床試験での有効性，安全性の確認を行い，販売承認が申請され，規制庁の審査をパスして販売される。命を脅かされる重篤な疾患に罹患し，既存の代替薬がないなどの患者が，開発中の有望な未承認薬にアクセスできるよう望むのは自然なことである。ここで患者保護と安全確保の観点から，最も優先されるべきオーソドックスな未承認薬へのアクセスは臨床試験への参加である。したがって，問題となるのは，臨床試験への参加ができない患者が未承認薬にアクセスする願望がある場合で，必要とする患者の未承認薬へのアクセスの保証と未承認薬の安全管理および未承認薬へのアクセスで販売承認に必要な臨床試験の実施に困難をきたさないかとの絡みが主要なテーマとなる。

　以下では，患者の未承認薬へのアクセスと未承認薬安全管理の問題について，個人輸入，例外的にアクセスを可能とする公的制度であるコンパッショネートユース，院内製剤の3つの課題を中心に，関連する問題として社会的危機における未承認薬の使用，先端医療における未承認薬の使用，それにこれらの全部に共通する問題として治験以外で生じた副作用(害作用)の報告・評価・伝達の問題について，順次述べる。

2　個人輸入

(1) 個人輸入とは何か

　患者が未承認薬にアクセスする際，オーソドックスで優先されるのは臨床試験への参加である。日本には，患者の臨床試験への参加が可能でない場合に，未承認薬へのアクセスを可能とする独自の公的

な制度は存在せず，問題の多い「個人輸入」に頼らねばならないのが現状である。

「個人輸入」について税関は「個人輸入についてはっきりとした定義はありませんが，一般的には『外国の製品を個人で使用することを目的として，海外の通信販売会社，小売店，メーカーなどから，個人が直接購入すること』といわれています」としている[1]。薬事法に定められた正式の制度ではなく，以下に述べるように，「個人輸入」の言葉から本来連想されるものから離れ，拡大解釈して運用されており問題が多い。

日本で販売を目的としない輸入に関しては薬事法の規制外とされ，医薬食品局の局長通知「医薬品等輸入監視について」（薬発第364号，1982年4月8日）により規制（厚生労働省による形式的チェック）されている。

現状の規制は次のようになっている。

個人で使用することが明らかな数量以内のものは，特に注意を要する医薬品とされる妊娠中絶薬，サリドマイド，経口ニキビ薬，主に中国製のダイエット製品を除き，特に証明などを要しない。数量については，処方せん薬，劇毒薬では1ヵ月分以内，その他の医薬品では2ヵ月分以内とされている。個人が多量に輸入する場合，医師等が患者に使用する場合，先にあげた特に注意を要する医薬品の場合は，「薬監証明」（医薬品の輸入証明書）により，地方厚生局で他人への販売・授与を目的として輸入するものでないことが確認される。「個人輸入」の名称ではあるが，医師が医療機関で複数の患者に用いる薬剤をまとめて輸入することも認められている。税関ではこの薬監証明を確認して通関する。なお，先に挙げた特に注意を要する医薬品の場合は，医師以外の個人輸入が制限されている。

---

[1] 税関「3001 個人輸入とは（カスタムスアンサー）」website. http://www.customs.go.jp/tetsuzuki/c-answer/kojin/3001_jr.htm

(2) 未承認薬サリドマイドが大量に個人輸入され社会問題化

　この「個人輸入」が安全管理上，社会問題化したのが，サリドマイドの大量の個人輸入である。2001年度に未承認薬サリドマイドが多発性骨髄腫などのがん治療剤として年間15万錠も「個人輸入」されていることが報道され，その安全管理が社会的課題となった。サリドマイドは，1950年代後半に睡眠薬などとして服用した妊婦の胎児に四肢奇形をはじめとするさまざまな身体障害を引き起こし，1960年代初頭に販売が中止された世界的な薬害で知られている。それがハンセン病治療剤として復活，1998年に米国でリスク管理プログラムSTEPSの実施とともに承認され，医師による適応外使用は完全に合法である米国の事情とも相まって多発性骨髄腫などのがん治療剤として広範に適用外使用されていた。

　がんなど命を脅かされる疾患に罹患し，他に治療手段のない患者が，自分の命を救うかもしれない有望な未承認薬を試してみたいと要望するのは自然なことである。患者が未承認薬にアクセスするという面からみると，臨床試験への参加が優先されるオーソドックスなプロセスである。しかし臨床試験が行われていない場合には，海外からの輸入など臨床試験以外での入手を考える必要がある。この際に，欧米など諸外国には後で述べるコンパッショネートユース制度という未承認薬を入手する独自の公的な制度があるが日本にはなく，「個人輸入」するしかない現実が現在でも続いている。

　この「個人輸入」であるが，薬監証明の実務においては，1986年6月の厚生省薬務局監視指導課から輸入者へのお知らせにより，当初の患者個人用との通知を超えて「医師個人用として輸入する場合」にも拡大された。また，「医師個人用」の輸入は，医療機関としての輸入にまで拡大運用された。

　これら「個人輸入」は，個人輸入代行業者が行っているのが普通である。厚生労働省は2002年8月の医薬局長通知の「個人輸入代行業の指導・取締りについて」（医薬発第0828014号）において，受動的手続代行行為を輸入販売業にあたらないとした。

しかし，患者に処方する目的で医師・医療機関が輸入する場合やその輸入代行は，適法な個人輸入の範囲を越えている。輸入販売業の許可を受けていない輸入代行業者の仲介によって，大量の未承認医薬品が医療機関に納入されている。医薬品の輸入販売は薬事法第22条および第23条において許可・承認事項とされており，このような事態は，薬事法の脱法行為ともいうべき状況にある。

薬害オンブズパースン会議は，大量の未承認薬サリドマイドが個人輸入されている事態を受けて，2002年10月に厚生労働大臣に「サリドマイドに関する緊急要望書」を提出した[2]。その趣旨は，サリドマイドの輸入および臨床使用について，以下の規制を求めるものであった。

① 輸入は登録許可制とし，輸入目的を臨床試験ないし臨床研究とすべきである。
② 使用は施設内研究審査委員会の審査に基づき，臨床試験ないし臨床研究計画書に従って行うべきである。
③ 使用者には上記の計画書を厚生労働省に提出させるとともに，厚生労働省としての有効性・安全性確認のための基本方針を定めるべきである。

(3) サリドマイド適正使用ガイドライン制定から全例登録・再承認へ

このサリドマイドのその後は，未承認薬の安全管理を考える上で教訓となるので経過を追いたい。

サリドマイドの輸入量は2005年度には54万錠にもなった。厚生労働省の依頼を受けた日本臨床血液学会が2004年に「多発性骨髄腫に対するサリドマイドの適正使用ガイドライン」を作成した。未承認薬使用に対するはじめてのガイドラインであり，使用施設・医師の限定，医療機関における責任医師・責任薬剤師による管理，イン

---

[2] 薬害オンブズパースン会議. サリドマイドに関する緊急要望書. 2002.10.17.
http://www.yakugai.gr.jp/topics/file/saridomaido_req_20021017.pdf

フォームドコンセントの徹底，家庭内の薬剤管理責任者の選定などが定められた。

しかし杜撰な管理が改まらず，「未承認薬の管理・安全性確認システム」についての厚生労働科学研究での試行実施などを経て，サリドマイドの個人輸入に必要な薬監証明発行と連動させた患者登録システムSMUD（後述）実施へと向かうことになる。

サリドマイドは2005年，厚生労働省によりオーファンドラッグ（希少疾患用医薬品）に指定され，国内での治験を経て2008年10月に多発性骨髄腫の適応で再承認された。この際，日本では異例のことであるが，販売承認前に申請資料や審査報告書などが公開され，承認の是非がパブリックコメントに付された。製造販売企業の藤本製薬に対する承認条件として，米国のリスク管理プログラムであるSTEPSを参考にして作成されたサリドマイド製剤安全管理手順（TERMS）の実施が義務付けられた。妊娠可能な女性患者と男性患者は妊娠回避に関する報告を定期的にTERMS管理センターに提出することがこのシステムの鍵である。TERMSの作成には，患者団体の「日本骨髄腫患者の会」とともにサリドマイド被害者団体である「財団法人いしずえ」が重要な役割を果たした。TERMSの実効性については企業から独立した第三者評価委員会による継続的な調査と評価が行われている。

サリドマイドの安全確保については，承認された適応である多発性骨髄腫以外への使用などとの関係で承認後も続く個人輸入による使用の管理も課題である。

厚生労働省は個人輸入の安全対策が社会問題となる中で，厚生労働科学特別研究「未承認医薬品の管理・安全性確認システムに関する研究」（2005年4月〜2006年3月，主任研究者：久保田潔，東京大学大学院医学系研究科薬剤疫学講座）を実施，同研究は個人輸入されたサリドマイドによって治療される患者を，インターネットを介したシステムで登録すべきであると結論づけた。

2010年3月，厚生労働省によって個人輸入されるサリドマイドの登録システムの運用（厚生労働省がNPO法人日本医薬品安全性研究

ユニットに委託）が開始された。この登録システムは，SMUD (Safety Management system for Unapproved Drugs：未承認薬の安全管理システム）と名づけられたが，これは将来医師によって個人輸入されるサリドマイド以外の未承認薬もカバーするシステムに拡大される可能性を考慮したものであった。

続く厚生労働科学研究「個人輸入による未承認薬の医療機関における安全対策に関する研究」（2006年4月～2008年3月，主任研究者：上記に同じ）では，現在のSMUDシステムの原形が大学病院医療情報ネットワーク（UMIN）のリソースを利用して作成された。患者登録(性，生年月日，イニシャル，診断名)が必要である。SMUDは，情報を収集配布する製薬企業が存在しないため，医療従事者間で重篤副作用情報と妊娠の発生に関する安全性情報交換のツールとしても機能する[3]。

このようにSMUDは，製薬企業が関与しない未承認薬使用の登録と安全性情報の収集配布のための公的システムの原形ともみなされる。しかし，同じ医薬品にTERMSとSMUDという2つの異なるリスク管理システムが並存するダブルスタンダード（二重基準）は不合理であり，現在はその解消が課題となっている[4]。

（4）未承認薬の輸入規制と美容目的の未承認医薬品にみる個人輸入の現実

日本国内において，医師が患者に未承認医薬品を処方する場合には，本来，国が定める厳格な要件（①治療上緊急性が高いこと，②代替の治療方法がないこと，③輸入した医師等が自己の責任のもと，自己の患者の診断又は治療に供することを目的とすること）を満たすことが必要とされている。このような厳格な要件が設けられた理

---

[3] NPO日本医薬品安全性研究ユニット「サリドマイド使用登録・管理事業の運用業務（厚生労働省からの請負業務）に関するご案内」website．http://www.dsrujp.org/smudinfo/smudinformation_j.html
[4] 佐藤嗣道．サリドマイドの再承認．In：「薬と社会をつなぐキーワード事典」編集委員会編．薬と社会をつなぐキーワード事典．本の泉社；2011．p.189．

由について，厚生労働省は，未承認医薬品が「違法に国内に流入することを未然に防ぎ，もって，国民の保健衛生上の危害を防止することを目的とする」と説明している[5]。

美容目的の未承認医薬品を使用するケースでは，治療上の緊急性が高いという要件を満たす事例はそう多くないと考えられる。しかし，2012年3月の厚生労働省の発表によれば，2010年度に医師が患者に未承認薬を処方する医療従事者個人用として輸入された医薬品43,291件のうち，輸入（治療）目的が「美容効果目的」とされたものは14,669件（全体の約3分の1〔33.9％〕）にも及んでいる。この数字から，少なくとも美容目的の未承認医薬品については，国が定める上記3要件が極めて緩やかに運用されている実態がうかがわれる。

こうした緩やかな運用が継続して行われると，未承認医薬品が多くの患者に使用されることとなり，未承認医薬品が日本国内に不正に流入することを未然に防止し，また，国民の健康被害防止を図るという未承認医薬品の輸入規制の本来の目的を実現することが困難となるのは明らかである。

このため，薬害オンブズパースン会議は，未承認薬一般に対する規制の強化を求めるため，2012年9月11日，厚生労働大臣および日本美容医療協会，日本美容外科医師会他に対し，「美容目的の未承認医薬品に関する要望書」を提出した[6]。要望書では，厚生労働省に対し，美容目的の未承認医薬品の医療従事者個人用の輸入要件（上記3要件）を厳格に運用することや，使用患者の特定及び副作用症例収集等の体制を構築することなどを求めた。

また，実際に美容目的で未承認医薬品を患者に処方する，美容外科を専門とする医師によって組織される諸団体に対しては，未承認医薬品の使用実態に関する実態調査と結果の公表，そして未承認医薬品を使用する場合のリスクについて患者に懇切丁寧な説明をする

---

5) 厚生労働省，医薬品等輸入監視要領の改正について（平成22年12月27日薬食発1227第7号厚生労働省医薬食品局長通知）．
6) 薬害オンブズパースン会議「「美容目的の未承認医薬品に関する要望書」を提出」website．http://www.yakugai.gr.jp/topics/topic.php?id=815

よう各医療機関（医師）に指導することを求めた。

(5) 厚生労働省の「薬害肝炎事件の検証及び再発防止のための医薬品行政のあり方検討委員会」が個人輸入の規制を提言

　個人輸入については，2007年7月に厚生労働省の「有効で安全な医薬品を迅速に供給するための検討会」が，国の承認を経ない未承認薬の使用についての検討に基づき，保健衛生上の観点から医師等以外の者による個人輸入に制限を加えることを提言した。

　2010年4月には社会的にも話題を呼んだ厚生労働省の「薬害肝炎事件の検証及び再発防止のための医薬品行政のあり方検討委員会」最終提言が，個人輸入に関して次の提言を行った。

・個人輸入として国内で使用される未承認医薬品について，薬監証明により使用実態等を把握し，電子的なデータベース化を行うとともに，当該データを公表すべきである。
・個人輸入された未承認医薬品に係る副作用情報に関して，必要に応じ，広く迅速に注意喚起等を図るべきである。そのためには，使用実績のデータベースの公表のみならず，特にリスクが高い医薬品については，登録制度を導入すべきである。また，医療機関からの副作用情報の積極的な収集・分析・公表はもとより，その他の安全対策についても充実強化を図るべきである。
・個人輸入される医薬品などは，安全性・有効性が十分確認されていないものがあり，そのことについて国民の啓発にも力を入れるべきである。
・特に，インターネットを通じた未承認薬の個人輸入に関する規制を強化すべきである。
・個人輸入代行を装って実質的に未承認医薬品の広告，販売等を行っている者への監視・取締を強化すべきである。
・個人輸入について厳格な対応を行う一方，代替医薬品のない疾患や希少疾病に対し，患者数が極めて少ないことなどにより製薬企業による承認申請等が進まない国内未承認薬については，適正な

管理，安全性情報等の収集・提供及び適正な使用が行われるよう，例えばコンパッショネートユース等の人道的な医薬品の使用手続きの国内導入等の例外的使用システムを構築すべきである。なお，その際は，かえって薬害を引き起こすことにならないよう，また，企業が承認を得るインセンティブを失うことにより未承認状態をかえって長引かせることにならないよう，慎重な検討と制度設計が必要である。
・したがって，構築すべきシステムでは，一方では患者に対する上記未承認薬への例外的なアクセスの要望と，他方では患者の安全性確保や製造販売承認に必要な科学的に評価可能な臨床試験の円滑な実施を妨げないこととの過不足のないバランスを保持する必要がある。

これらはいずれも切実な課題であり，早い時期での実現が望まれる。また，個人輸入問題の抜本的解決については，あとに述べる韓国オーファンドラッグセンター設立の経験や，英国が輸入業者を資格制にしているなどの輸入薬への取り組みの経験が大いに参考になるであろう。

(6) まとめ

輸入販売業の許可を受けていない輸入代行業者の仲介によって，大量の未承認医薬品が医療機関に納入されている。これは医薬品の輸入・販売を許可・承認事項としている薬事法の脱法行為というべき状況にある。薬監証明は，薬事法に位置づけられる未承認薬アクセスの正式な制度ではなく，輸入監視の仕組みである。未承認薬アクセスの制度からみると，多くの公衆衛生上の問題点がある。
① 当該薬が臨床的に妥当なものかの評価がない。対象患者の基準，使用法の基準がない
② 医師の関与がなくとも使用可能である
③ 患者登録がされず，全体の状況が把握できない
④ モニタリングや使用結果の蓄積がない
⑤ 有害事象が報告されない。重大な副作用に対し迅速な対応がとれない

⑥品質の保証がなく，インターネットを通じての輸入代行業者の仲介では偽造医薬品使用の危険がある

あとに述べるコンパッショネートユースなど，公的な未承認薬の使用制度の確立が急がれる。

3 コンパッショネートユース

(1) コンパッショネートユース（CU）とは何か[7)8)9)10)]

CUは，欧米ではすでに制度化されており，基本的に「命を脅かす疾患などの患者に，例外的に未承認薬へのアクセスを可能とする公的制度」である。コンパッショネート（compassionate）には，「情け深い」，「情状を考慮して与えられる」などの意味があり，この制度のもつ倫理的・例外措置的な本質をあらわしている。CUの名称は，EU（欧州連合）が法体系で最も上位にある「規則」（Regulation）で用いているのをはじめ，市民の間でこの制度を呼ぶのに広く用いられている。ただし，米国のFDA（食品医薬品庁）は，公式用語としてはCUの用語は感情的な含意があるとして避け，「未承認薬の治療・診断への拡大アクセス」ないし「拡大アクセス」（expanded access）と呼び，患者・市民に「世間でいわれるCUと同じもの」と説明している。

CUを構成する要素を表9-2に示した。エイズ・がん・希少疾患（難病）などの薬剤がCUの対象となる。CUは，「患者のアクセスの保証」「安全確保」「臨床試験の実施を妨げない」の相反する3つの要素の過不足のないバランスが決定的に重要な制度である。これら3つの要素の過不足のないバランスをとれるのは国（厚生労働省）し

---

7) 寺岡章雄, 津谷喜一郎. 日本では承認されていない薬を安全に使う：コンパッショネート使用制度. 日本評論社；2011.
8) 寺岡章雄, 津谷喜一郎. 未承認薬のコンパッショネート使用：日本において患者のアクセスの願いにどう応えるのか. 薬理と治療2010；38：109-60.
9) 寺岡章雄, 津谷喜一郎. 医薬品のコンパッショネート使用制度（CU）：なにがCUではないのか. 薬理と治療2012；40：831-40.
10) 寺岡章雄, 津谷喜一郎. コンパッショネート使用制度の世界の現状と基本事項. 臨床薬理2013；44：153-56.

かなく，公の制度であることの重要性はそこにある．

表9-2　CUを構成する要素

1. 公の制度（根拠となる法律が存在する）
2. 未承認薬を治療目的に使用
3. 倫理的見地から一定のルールのもとに例外的に使用
4. 重篤または命を脅かす疾患の患者が対象
5. 臨床試験に参加できない患者が対象
6. 既承認の代替薬がない患者が対象
7. 公の制度と関係するが患者の自己負担に一定の配慮

CUは，「患者のアクセス保証」「安全確保」「臨床試験の進行を妨げない」の相反する3要素の過不足のないバランスが決定的に重要な制度

(寺岡，津谷　9))

(2) 世界におけるCUの現状
(a) 米国

　　米国のFDAは，1938年に研究用薬を規制する権限を得て以来70余年，一貫して患者の未承認薬へのアクセスに尽力している．エイズの大流行を受けて，1987年に研究用薬の治療使用を法制化した．研究用薬（Investigational New Drug：IND）の使用承認制度（IND制度）の一環（Treatment IND：治療IND）として位置づけている．インフォームドコンセント，IRB（審査委員会）の審議，GCPの適用など，米国のCUは，実施医師の責務を厳しく求めているのが特徴である．

　　重篤な疾患では第Ⅲ相，生命を脅かされている患者ではさらに第Ⅱ相のものも使用可能としている．大規模な患者集団への使用には第Ⅲ相のエビデンスが必要である．国内開発薬の治療使用を基本とした制度で，開発企業が未承認薬を提供し，企業の承認が前提となっている．企業が未承認薬を有償にする場合はFDAの承認が必要であり，FDAはその際に臨床試験計画の提出を求め，有償とすることが販売承認に必要な臨床試験実施を阻害しないことを確認している．

(b) 欧州

EUは法体系で上位の「規則」でCUを定めている。中央化されている医薬品の販売承認とは異なり、CUでは各国にその運営をゆだねる形がとられている。個別患者のCUは加盟27ヵ国ほぼすべてに存在している。患者集団（コホート）を対象としたCUは、うち10ヵ国程度に存在している。

b1. フランス

1994年に使用の暫定的承認（Autorisation Temporaire d'Utilisation：ATU）制度として創設された。患者指名型は医師が申請、コホート型は企業が申請する。保険適用がされ、患者負担のないことが特徴である。フランスでは、他国では早くに市場撤去されたbenfluorex（Mediator®：メディアトール）が長く使用され被害が拡大した事件で、薬事行政の大規模な見直しがされ、2012年1月医薬品規制改革法が確定した。ATUについても安全性・有効性が強く推定される場合のみATUを承認する、販売承認を前提とし漫然と続けない、副作用モニタリングなどデータ収集を厳密にするなど、厳格化が図られた[11]。

b2. イタリア

1996年に、他国で承認、国内未承認の場合、医薬品庁の事前承認で輸入と使用が可能となった。フランスと同様患者負担がない（目的税で企業が負担、企業が毎年販売促進に支出した費用の5％を国に納め、CUを含む事業に用いる形）。国内の法令整備という点ではイタリアは遅れている[12]。

b3. スペイン

フランス同様、使用の暫定的承認（ATU）制度の形である。スペインは既承認薬の適応外使用もATU制度のもとで対象にしている。2009年の省令で国が使用基準を定め、患者への適用は

---

[11] 前掲9)
[12] Jones Day Commentary. "Compassionate use in Europe: A patchy framework for early market entry". 2010.

病院の判断に委ねるなど，制度がスムーズに機能するよう工夫がされている。

b4. ドイツ

2010年に法令が整備された。支払基金は未承認薬への支出を認めていないため，対象となる未承認薬の費用は企業が負担している。

b5. 英国

英国には1968年の The Medicine Act制定時から販売承認を要しない3種類の重要な例外医薬品が存在する。①個々の患者のために特別に作製された適切な医療用製剤，②個々の患者のために輸入した医療用製剤，③生薬製剤である。このうち「スペシャルズ」(specials) とも呼ばれる前2者がCUに該当する。英国ではこれら製造医薬品，輸入医薬品の取り扱い業者を登録制とし，未承認薬管理に関する種々の義務を課すなど，官民連携でCUが運営されている。

また，英国医薬品庁（MHRA）は，国内開発中の未承認薬について早期アクセススキームを製薬企業などとともに作成し，2014年4月からスタートさせた。このスキームは2006年に提案されていたがやっと実現し，新法は必要としない。命を脅かされている，あるいは重度に消耗性の体調にある患者が対象である。このスキームの第1のステップは，英国医薬品庁が新薬を有望な革新的医薬品（PIM）に指定する。第2ステップは，早期アクセススキームにおける使用の承認である。対象医薬品は1年間に5-12と考えられている。第二相段階のものが対象となる[13]。

(c) その他の諸国

c1. カナダ

特別アクセスプログラム（Special Access Program：SAP）

---

[13] BMJ online. 2014.3.14. MHRA. Early Access to Medicines Scheme(EAMS). http://www.mhra.gov.uk/Howweregulate/Innovation/EarlyaccesstomedicineschemeEAMS/index.htm

のもとで，医師の申請によりケースバイケースで承認される。食品医薬品規則集に1986年の改訂で医学的な緊急性がある場合に未承認薬の使用を例外的に認める規定ができ，1990年代にこの医学的な緊急性の解釈が拡張され，重篤ないし命を脅かす疾患を含むようになり，プログラムの名称もSAPとなった。提供される未承認薬は無料が多い。有料になる場合は，費用は患者，病院，公共保険，民間保険のいずれかが負担する。

c2. オーストラリア

特別アクセススキーム（Special Access Scheme：SAS）のもとで，ケースバイケースで承認される。1996年に治療用製品規則集が制定され，医薬品は承認され治療用製品リストに収載されてから供給されることになった。この際にリストに収載されていない製品に個人単位でアクセスする例外の1つとしてSASを定めた。命を脅かされている患者では，事後承認でよいとしているのが特徴である。

c3. 韓国

隣国の韓国では，未承認薬を輸入し供給する独自の施設の創設（韓国オーファンドラッグセンター）と，欧米の制度の積極的導入（Treatment IND）により，CUが進んでいる。

韓国オーファンドラッグセンターは，難病患者などの未承認薬へのアクセスを重視して，1999年に開設された。薬事法にも記載のある公益法人で，未承認薬の輸入・供給を中心に活発に事業を展開している。また，同国の薬事制度の国際化の取り組みの一環として，未承認薬の治療使用制度（Treatment IND）が2002年に導入された。

患者にとっては，国内開発の未承認薬がなければ，国外承認薬の輸入を望むのは自然の成り行きであり，国外承認薬の輸入を患者のために行う韓国オーファンドラッグセンターと，国内開発薬の治療使用を行うTreatment INDの両者を積極的に推進する韓国は，CUの注目すべき先進国である。

(3) 日本における未承認薬の公的な供給の経験とCUに関連した動き

(a) 日本における未承認薬の公的な供給の経験

公的なCUがまだ存在しない日本であるが，限られた分野などにおいては，生命を脅かし他に代替する治療手段のない疾患に対して，倫理的観点から未承認薬の管理・供給が公的に行われてきている実例が存在する。

a1. 熱帯病薬

国際交流が活発化するなかで現地において感染した熱帯病が日本に持ち込まれる場合が増加し，治療に必要な医薬品への対処が急務となった。1980年に研究者と行政が協力して厚生省（当時）の「輸入熱帯病の薬物治療法に関する研究班」が発足し，輸入した未承認薬を治験薬の形で患者に無償提供する新たな供給ルートが開かれた。その後，研究班の名称などは変わっても2014年4月の現在まで継続されている[14]。また，研究班のデータを参考に国内承認される薬剤もいくつか生まれている。

a2. エイズ治療薬

エイズは世界的な流行でCUの法制化をもたらした疾患である。患者数の規模からも治療薬への対処は急務であった。さらに日本ではHIVに汚染された非加熱血液製剤の流通が多数のHIV感染者・エイズ患者を生み出し，約2000人のHIV感染者・エイズ患者の半数は血友病患者という状況があり，その救済が社会的にも急務となっていた。エイズが契機となった欧米同様，コンパッショネートユースの制度化が必要であったのだが，日本では治験の形に類した対処がされた。

ひとつは「拡大治験」[15] である。厚生省薬務局（当時）は

---

[14] 「わが国における熱帯病・寄生虫症の最適な診断治療体制の構築」に関する研究班website.
http://trop-parasit.jp/index.html

[15] ライフ・エイズ・プロジェクト（LAP）「エイズ治療薬の今後の取り扱いについて」website. 厚生省薬務局原通知は1996年4月.
http://www.lap.jp/lap2/data/ks/koutiryo.html

1996年，承認前においても，希望する患者に幅広くエイズ治療薬が届くようにとの趣旨で，通常の治験と並行して拡大治験を実施した。患者のインフォームドコンセントは文書合意が求められた。拡大治験では，治験手続きの迅速化・簡略化が重点的に図られた。拡大治験は国立病院・療養所で実施され，国立国際医療センター内に共同審査委員会（共同IRB）が設置された。契約手続きなどを書類の郵送で行うことが可能で，企業から医療機関への治験薬の郵送も可能となり，通常2〜3ヵ月かかっていた治験薬の使用開始までの期間が2〜3週間に短縮された。スタブジン，ラミブジン，リトナビル，メシル酸サキナビルなどが対象品目であり，これらのエイズ薬の大部分がその後販売承認された。

　一方エイズ治療薬の中でも，日和見感染症治療薬など，国内の需要が少ないものについては，先の熱帯病研究班の経験を生かして，1996年厚生省（当時）の「HIV感染症治療薬の開発促進に係る研究班」が組織された。この研究班も名称などは変わっても，2014年4月の現在まで継続されている[16]。対象患者の多さもあり，文書の回収・整理・保管などを行う事務局を臨床試験受託機関（CRO）に委託している。また，研究班の薬剤を用いて健康被害が生じた場合を想定し，医師賠償責任保険への加入が推奨されているが，この保険は厚生労働省と保険会社の間で協議され，とくに研究班の活動による賠償事故についても補償されることが成文化されている。

a3. ハンセン病治療薬

　上記の熱帯病薬，エイズ治療薬と異なり，現在では歴史的経験である。ハンセン病は，1996年にらい予防法が廃止されるまで，患者を国立療養所などのハンセン病療養所に隔離し，治療が行われたという経緯がある。そうしたなかで，1980年代

16）厚生労働省・エイズ治療薬研究班website.
http://labo-med.tokyo-med.ac.jp/aidsdrugmhw/mokuji.htm

に国が未承認薬のクロファジミンなどのハンセン病の多剤併用療法に用いる薬剤を一括購入して使用した。また1999年サリドマイドをドイツのグリュネンタール社と契約して入手し、ハンセン病の治療に用いた。

a4. その他の未承認薬の公的供給に関連した経験

限定的であるが、他にも次の未承認薬の公的供給に関連した経験がある。

- 追加的治験・安全性確認試験の形での供給（治験に類した形での供給）　2005年〜
- 生活保護医療補助での未承認薬の供給　2008年〜
  国民の一部分を対象としたものではあるが、CUを先行実施した形である。国内で未承認の薬剤であっても、必要と判断される場合は、国が薬剤費を負担して供給されることになった。
- 保険外併用療養での未承認薬の供給　2008年〜
  未承認薬のアクセスは、保険外併用療養を通じても一定可能である。評価療養のうちの先進医療に未承認薬の使用が認められた。薬剤費は「治験に係る診療」の場合は特例的な要素がはいるが、他は全額患者負担である。

(b) 日本版CU導入の動き

b1. 厚生労働省
「有効で安全な医薬品を迅速に提供するための検討会」

国の承認を経ていない未承認薬の使用について、2007年4〜6月の会議で論議し、CUを日本に導入する検討を求める報告書を7月にまとめた。このあと、厚生労働省が英米独仏のCUについての調査、日本での未承認薬使用の実態調査などを行った。

b2. 厚生労働省「薬害肝炎事件の検証及び再発防止のための医薬品行政のあり方検討委員会」

2010年4月の最終提言で、CUなどの人道的な医薬品の使用手続きの国内導入について提言し、慎重な制度設計と検討を求めた。構築すべきシステムの要は、1) 患者の未承認薬への例

外的なアクセスの要望，2）患者の安全確保，3）販売承認に必要なエビデンスをつくる臨床試験の実施を妨げないこと，の3つの過不足のないバランス保持にあると指摘した。

b3. 厚生科学審議会医薬品等制度改正検討部会

　上記の最終提言を受けて，2011年3〜12月の厚生科学審議会医薬品等制度改正検討部会で，CUの具体化について検討がされた。ここで検討された日本版CUは，「致死的な疾患や日常生活に著しい支障がある疾患で，代替治療がないなど医療上の必要性が高い医薬品・医療機器について治験に参加できない患者でもアクセスできる制度」である。

　しかし，他の多くの議題とともに検討されたこともあり，十分詰められず「さらに丁寧な議論が必要」とされた。議論が詰められなかった事項に，1）健康被害などの責任問題と救済問題，2）有害事象の取り扱い，3）患者負担の問題，4）臨床試験への影響，がある。これらの課題はCUの理念や海外での対処の経験に基づき十分解決が可能である。その際，1）患者の自己責任を過度に強調しない，2）CUでの有害事象は治験とは区別して取り扱うが，同時に重大な有害事象には速やかな伝達など適切に対処する，3）患者の自己負担に適切に配慮する，4）臨床試験への影響は開発後期のものが対象の場合はあまり問題とならず，第Ⅱ相の期待度の高い未承認薬を対象として考慮する場合は，FDAが行っているように企業が有償にする場合に企業に価格の設定書とともに臨床試験の計画書を提出させ，臨床試験に影響しないことを確認する，が重要と考える。

　日本版CU制度で対象として想定されているのは，海外ではすでに承認され，国内開発中の医薬品である。CUは外国の制度であるだけに，日本への導入に際してはまずスタートしやすい形でスタートするのが大事である。将来の課題としては，輸入薬への拡大（英国や韓国の制度が参考になる），開発薬への拡大（海外でも未承認のもの。国際的同時開発時代のCUともいえる）などがある。また，患者保護の観点などからCUは

Treatment INDの形をとることが望ましく，日本におけるIND制度の試行実施の意味合いを兼ねて組み合わせるなども選択肢のひとつとなるであろう。

b4. 患者の未承認薬アクセス制度に関する最近の動き

その後厚生労働省は，「厚生科学審議会医薬品等制度改正検討部会」の報告書を受け，2013年予算に新たなアクセス制度に関連したパイロットスタディを行う予算を計上した。その内容については，厚生労働省医薬食品局審査管理課の担当官が，日本臨床薬理学会の「臨床薬理」誌（2013年3月発行）に「医療上必要性の高い医薬品のアクセスについて」のタイトルで解説している[17]。

それは，未承認薬と適用外薬の両方を対象とし，医師主導治験と治験薬・先進医療に関連する保険外療養の仕組みを用いて実施医療機関などを限定した届け出制の患者アクセスの実現を図るものである。

厚生労働省は2005年に，患者の未承認薬へのアクセスについて，承認申請のための治験が終了したものなどを対象に，承認後の使用実態を想定した追加試験，安全性確認試験を前倒しで行う，企業依頼治験の枠組みで対処を試みたが普及しなかった。その原因としては，企業主導の治験として実施された場合，薬事承認に不利なデータが出現し得ることなどが阻害要因と推測された。このため，医師主導治験で実施対象施設などを限定して実施する方向で，医療機関側が過重な負担とならない手順や解決すべき課題を検討することにした。治験薬の治療目的の利用においてもGCPが準拠されている米国FDAの仕組みに注目し，GCPに準拠し保険とも併用可能とするよう医師主導治験の仕組みを活用することにした。これに関連して2012年12月にGCPの手続きを効率化して医師主導治

---

[17] 宮田俊男．医療上必要性の高い医薬品のアクセスについて．臨床薬理2013；44：161-6.

験の負荷を軽減した。これらにより，「医師自らが届け出ることができ，評価療養でもある医師主導治験の制度を活用して，アクセス制度の創設に向けて，アクセス充実対策事業を実施予定である」としている[18]。

この厚労省のアクセス制度のパイロットスタディとして，2013年後半に国立がんセンターで抗がん剤レゴラフェニブを消化管間質腫瘍（GIST）に適応外使用した医師主導試験が行われた[19]。また2014年5月に国立がんセンターで薬事・食品衛生審議会医薬品第二部会で承認が了承された前立腺がん治療剤カバジタキセルを正式承認を待つ患者が使用できる医師主導試験が開始される[20]。この試行中の日本型CU制度は，評価療養の一環である医師主導治験が活用されている点で患者の経済的負担への配慮がなされている長所がある。治験薬の形でのアクセスは，熱帯病とエイズの両治療研究班の経験もあるが，届け出制が想定されていることも併せ，患者のアクセスの保証，安全確保の両面で十分機能し得るかの危惧が残されている。

そのような日本版CU制度の試行事業が行われている中で，CU制度を突き崩す可能性のある事項が起こっている。政府の規制改革会議が2014年3月27日に提起した混合診療絡みの「選択療養」制度である。日本の皆保険制度は，保険診療と保険外診療の併用を禁じてきた。しかし，混合診療解禁の論議で焦点となった未承認薬へのアクセスについては「保険外併用療養」の「評価療養」として，例外的に併用が認められている。厚労省の専門家会議が未承認薬を選定している。しかし，規制改革会議は患者の未承認薬へのアクセスが十分保証されていないとして，「選択療養」という新たな仕組みを設け

---

[18] 前掲17)
[19] 日刊薬業，2013年7月20日報道．
[20] 日刊薬業，2014年5月7日報道．

ることを提案した。患者による選択を重視し，患者と医師が使用に合意し契約した未承認薬は，保険外併用として原則認める仕組みである。規制改革会議では2014年6月の政府答申に織りこみ，2015年の通常国会に関連法案を提出したいとしている。これに対し，日本医師会や患者団体は安全性が危惧されるなどの理由で反対を表明した。

　未承認薬へのアクセス制度は，1）患者の未承認薬へのアクセスの保証，2）安全性の確保，3）臨床試験の実施を阻害しない，の相反する3要素のバランスが要となる制度である。患者と医師の合意で原則アクセスを認める選択療養は3要素のバランスをとれる制度ではない。

　未承認薬へのアクセス問題は，本来の理念に基づき，3要素を総合した制度であるCU制度のもとで解決を図るべきである。

　CU独自の単一制度とすることは，次の意義をもっている。

❶ 未承認薬のアクセスに特化した制度があることは患者にとってわかりやすい。生死にもかかわることで，制度やその中で発信される情報がわかりやすいことは安心につながる。

❷ 医薬品の開発は長い期間が必要である。承認を待てない代替薬のない患者が有望な新薬に例外的にアクセスできる制度は，医薬品にとって基本となる重要な制度である。

❸「患者アクセス促進のために販売承認の迅速化を」とは，よく言われることである。しかし，患者の生命を脅かす重篤な疾患に期待される新薬は，新規性が非常に高いものであるだけに，審査を急いで審査期間を逆に短縮するのは安全面で危険性が高い。販売承認は慎重に行い，それまで待てない条件下にある患者には，CUのもとで例外措置としてアクセスを認めるのが合理的である。

❹ CUの創設を通じて，①患者の未承認薬への例外的アクセス，②医薬品を承認する条件・時期，③市販後監視，という連続して関連する3つの課題を整理し，一貫した制度体系として機能させられる。

(4) まとめ

コンパッショネートユース（CU）は，「命を脅かす疾患などの患者に，例外的に未承認薬へのアクセスを可能とする公的制度」であり，欧米やオーストラリア，韓国などですでに制度化されている。CUは，①患者の未承認薬へのアクセス，②患者の安全確保などの安全管理，③臨床試験の進行を妨げない，の相反する3つの要素の過不足のないバランスが要となる制度である。

日本にはこの制度がなく，命を脅かす疾患など重篤な疾患を罹患し，代替薬がなく臨床試験にも参加できない患者が有望な未承認薬にアクセスする手段は，安全管理や偽造薬問題など問題の多い「個人輸入」しかなく，CUの創設が急がれる。

CUの日本への導入については，公衆衛生の観点から，厚生労働省の「有効で安全な医薬品を迅速に提供するための検討会」が2007年に，また同省の「薬害肝炎事件の検証及び再発防止のための医薬品行政のあり方検討委員会」が2010年に提言し，2011年に厚生科学審議会医薬品等制度改正検討部会が具体化を検討した。治験に参加できない患者を対象にした制度の創設では一致したが，「さらに丁寧な議論が必要」とされ，結論が得られていない。詰められなかった問題には，①健康被害などの責任問題と救済の問題，②有害事象の取り扱い，③患者負担の問題，④臨床試験への影響などがある。これらの課題はCUの理念や海外での対処の経験に基づき十分解決が可能である。

その後，欧米タイプのCU制度の日本への導入について，2012年12月に日本製薬工業協会(製薬協)薬事委員会が製薬協で設計したたたき台を提案し，患者や産官学の議論を呼びかけた[21]。

一方厚生労働省は，薬事法の改正を必要としない従来の医師主導治験と治験薬・先進医療に関連する保険外併用療養の仕組みを用い，未承認薬と適応外薬の両方を含めた，実施医療機関などを限定

---

21) 桑原雅明．製薬業界としてのコンパッショネート使用制度（医薬品アクセス制度）に対する考え方．臨床薬理2013；4：157-60．

した届け出制の日本版CU制度の試行を進めている。このアクセス制度は，例えば「有効で安全な医薬品を迅速に提供するための検討会」の提言や製薬協のたたき台案が薬剤費は患者負担としているのと対比して，治験薬という点で患者負担の軽減をはかっている長所がある。しかし，届け出制が想定されていることなどで，先に挙げた相反する3要素の過不足のないバランスが要である中で十分機能し得るかの危惧も残されている。

そうした中で2014年3月，政府の規制改革会議が未承認薬への患者アクセスに関して，混合診療絡みの選択療養制度を提起した。患者による選択を重視し，患者と医師が使用に同意し契約した未承認薬は保険外併用療養として原則認める仕組みである。規制改革会議では2015年の通常国会に関連法案を提出したいとしている。これに対して日本医師会や患者団体は安全性が危惧されるなどの理由で反対を表明した。選択療養制度は未承認薬へのアクセスで要となる患者のアクセス保証，安全性確保，臨床試験の実施を阻害しないの相反する3要素のバランスをとれる制度ではない。

本稿脱稿後，「患者選択医療」は「患者申出療養」（仮称）と名称を変え創設することで行政改革相と厚労相が合意，2014年6月に閣議決定された「規制改革実施計画」に組み入れられた。当初の「患者選択医療」にはなかった，有効性・安全性の事前承認，実施する医療機関の限定，現行の評価療養と同様保険収載につなげるようにするなどが加わった。2015年の通常国会での法改正を目標に，社会保障制度審議会医療保険部会と中医協で制度具体化の議論が進められる。

未承認薬へのアクセス問題は本来の理念に基づき，3要素を総合した独自の制度であるCU制度のもとで解決を図るべきである。

4 院内製剤

(1) 院内製剤の位置づけ

法的には明確な定義がないが，重要な未承認薬のひとつに「院内

製剤」がある。

　院内製剤について2012年9月の国会での政府答弁書[22]は,「法令上特段の定義は設けられていないが,厚生労働省としては,一般に病院内において,医師の指示の下,当該病院の患者に施用すること等を目的として製造される医薬品をいうものと考えている」としている。また答弁書は,医療法および医療法施行規則の規定に基づき,「病院の管理者に対して,医療に係る安全管理のための体制の確保に当たって,院内製剤を含め,医薬品の安全使用のための業務に関する手順書に基づく業務の実施等を求めており,個々の病院において,その実情に応じて,適切に対応しているものと考えている」と述べている。

　このように院内製剤はあいまいな位置にあり,より明確な法的規制や指針が必要であろう。

　院内製剤は,多様な疾病,病態をもつ様々な患者に最適な薬物療法を実施するためには,薬事法による承認を取得して供給されている医薬品だけでは必ずしも十分なものでないため,医療ニーズに応えて病院薬剤師により調製されてきた歴史がある。院内製剤がきっかけとなり,薬事承認を取得した医薬品も,イソジンシュガー（褥創,皮膚潰瘍治療）,塩酸モルヒネ坐剤（がん性疼痛の鎮痛）,クロモグリク酸ナトリウム点眼液（アレルギー性がん疾患）など多数存在する[23]。

　兵庫県立病院の新人研修標準マニュアル（2009年3月）は,院内製剤について次のように記している[24]。

　「薬剤部で調製される薬剤は,院内製剤,自家製剤,病院薬局製剤などと称される。現在のところ法的には明確に定義されていないが,

---

[22] いわゆる院内製剤に関する質問に対する答弁書.
参議院第180回国会. 2012.9.4.
http://www.sangiin.go.jp/japanese/joho1/kousei/syuisyo/180/syup/s180237.pdf
[23] 日本病院薬剤師会. 院内製剤の調製及び使用に関する指針（Version 1.0）案. 2012.6.20.
http://www.jshp.or.jp/cont/12/0621-2.pdf
[24] 兵庫県立病院. 新人研修標準マニュアル（改訂版）. 2009.3.31.
http://www.pharm-hyogo-p.jp/manual/kyoutsu-manual/km01.pdf

業として製薬企業が薬事法により規定されている医薬品とは区別されている。院内製剤調製は，調剤の延長あるいは準備行為として広義の調剤と解釈されている。近年，医薬品は製造と品質管理に関する基準（GMP），臨床試験の実施に関する基準（GCP），製造物責任（PL）法など，製造と臨床使用に関して法的な規制が強まっている。法的にあいまいな院内製剤といえども倫理，安全性面での検討が必要であり，特に院内製剤の要請にあたって院内の責任体制の明確化を図る必要がある」

また，次のように記している。

「院内製剤の調製そのものは医薬品の製造であるが『薬でない製造』という理由で薬事法の規制から除外されている。院内製剤は病院薬剤師の専門性に委ねられた『放任行為』として法的な規制がされていない。平成7年に施行された製造物責任法（PL法）は医薬品にも適用されたが，院内製剤がPL法の対象になるかは不明である」

この最後の部分はこのマニュアルの作者の誤解で，製造物責任法は，製造物の欠陥により人の生命，身体，財産に被害が生じた場合の製造業者等の損害賠償責任について定め，被害者の保護を図っている。また，製造物の安全対策をうながし，被害を防止することを目的として制定されている。この主旨からいって，院内製剤もその対象になると考えるのが自然である。

院内製剤といってもその内容は多様で，中にはまったく新しい製剤を作るものまで含まれており，患者保護・安全管理の上からも取り組みの強化が求められている。

(2) 院内特殊製剤の従来の分類と診療報酬

院内特殊製剤については，従来からその新規性ないしリスク管理の観点から次の3分類がされてきた。

分類Ⅰ　薬価基準収載医薬品を薬事法で承認された範囲で使用する場合

分類Ⅱ　薬価基準収載医薬品を使用するが，薬事法で承認された適用範囲外の場合

分類Ⅲ　薬事法未承認・薬価基準未収載医薬品を使用する場合
　診療報酬では，1992年4月の診療報酬改訂で調剤技術基本料にこの分類Ⅰの院内製剤を対象として「院内製剤加算」が新設された。調剤技術基本料とは，薬剤師が常時勤務する保険医療機関で，院外処方せんを交付せず投薬した場合に算出可能で，薬剤師が安全に調剤を管理することを評価する意味合いがある。ただ，多くの院内製剤は，分類ⅡまたはⅢであり，この加算の対象外であることが多い。

(3) 日本病院薬剤師会が院内製剤の初の統一的指針

　院内製剤については，2012年にはいり名古屋大学病院で，規格よりも有効成分が少ない医薬品が調製され，産婦人科外来で使われていたことが問題になった。院内製剤への対応を急いだ日本病院薬剤師会は，2012年6月院内製剤初の統一的指針として「院内製剤の調製および使用に関する指針（Ver.1）（案）」を公表した[25]。指針では院内製剤をリスク管理の観点から次の3つのクラスに分類している。

　　クラスⅠ　注射剤など人体への侵襲性が大きい場合や主薬として
　　　　　　　試薬を治療・診断目的に用いる場合
　　クラスⅡ　承認された投与経路の変更，手術時マーキング用など
　　　　　　　治療・診断目的でない場合，原材料の医薬品に添加剤
　　　　　　　などを加えて打錠，局方品を治療・診断目的で適用範
　　　　　　　囲外で製剤化
　　クラスⅢ　医薬品をカプセルに充填，局方品の適応範囲内での製
　　　　　　　剤化，組織保存液

　そのうえで，院内製剤調製に必要な院内手続きとして，クラスⅠでは倫理性を審査する委員会での承認と文書による患者への説明と自由意思による同意，クラスⅡでは倫理審査委員会での承認は必要だが，患者への同意文書の必要性は委員会が判断，クラスⅢでは使用目的などのリストを院内の適切な委員会に報告することでよいと

---

[25] 日本病院薬剤師会．院内製剤の調製および使用に関する指針（Ver.1.0）．
2012.7.31.
http://www.jshp.or.jp/cont/12/0731-1.html

している．当該の医療機関に倫理審査委員会がない場合は，日本病院薬剤師会に設置された「臨床研究倫理審査委員会」の審査を受けることが可能である．

院内製剤の流通範囲は当該医療機関内のみとし，適切な管理を行うとしている．費用請求については，各医療機関が判断すべきものであるが，クラスⅠおよびⅡに属する製剤については患者に費用請求を行わないのが原則としている．

なお，「院内製剤」と紛らわしい名称のものに「薬局製剤」がある．「薬局製剤」は「薬局製造販売医薬品」の略称である．これは処方せんを受け付けられる保険薬局が，薬局製造販売業の許可をとって必要な設備や器具を使用して製造する医薬品で，風邪薬など2013年2月現在で385種類あり，薬局が直接患者・生活者に販売できる．これは未承認薬ではなく，処方内容は厚生労働省が「薬局製剤指針」で定めている．

(4) まとめ

院内製剤は，法的に明確な定義がないが，必要な患者の未承認薬へのアクセスにおいて重要な位置を占めている．院内製剤と一口に言っても，その内容は多様であり，日本薬剤師会の調製および使用に関する指針にもあるように，リスクによって分類し適切な管理を行うことが重要で，法的規制も視野にいれて，安全確保の取組みを深めていく必要がある．

5 社会的危機における未承認薬の緊急使用

原子力発電所災害やパンデミック（世界的流行病）に対応した未承認薬使用である．日本においては，社会的危機における未承認薬の緊急使用などの規制スキームが整備されていない．

2011年3月の東日本大震災と福島第一原子力発電所災害のあと，長崎大学のShimazawaとIkedaが，同年8月Lancet誌にこれらの社会

的危機に対する備えについで寄稿している[26]。事故後に急性放射症候群の未承認薬の輸入を試みた際にあらためて認識したことであるが，日本には未承認薬の緊急輸入を規制するスキームがほとんどないことを指摘している。化学的（chemical），生物学的（biological），放射線学的（radiological），核物質（nuclear）の毒性物質を，その頭文字をとってCBRN物質と総称するが，CBRN物質による緊急事態は容易に国境を越えるので，それらに関連する規制を整備するよう提言している。

米国では「アニマルルール」[27]を定め，ヒトでの臨床試験が倫理的でなく実施できない場合に動物試験結果で販売承認できるようにしている。このルールでは，①CBRN物質の毒性ないしはそれらを軽減・予防する物質に関する病理学生理学的メカニズムが合理的によく理解される，②これらの効果がヒトでの反応を予測する1つの動物種で十分に証明されないならば，1つ以上の動物種で証明される，③動物試験でのエンドポイントが，ヒトでの期待する効果，通常は生存の延長または発病率の予防に明確に関連がある，④動物とヒトにおける薬物力学的・薬物動態学的あるいは他の信頼できるデータ・情報がヒトでの効果がある投与量の選択を可能にする場合には，ヒトでの有効性を表すデータとして信頼できる，としている。FDAは，このアニマルルールにより，2003年に神経ガス治療剤ピリドスチグミン，2006年にシアナイド中毒治療剤ヒドロキソコバラミン，2012年に肺ペスト治療剤のシプロフロキサシンとレボフロキサシンを承認した。

なお，社会的危機の際に未承認薬を例外的・緊急的に承認できるとの条項は，米国，EU，日本のそれぞれに存在している。

米国では，2004年より緊急使用承認（Emergency use authorization:

---

26) Shimozawa R, Ikeda M. "Development of drugs against chemical, biological, radiological, or nuclear agents." Lancet 2011; 378: 486.
27) FDA. Animal rule summary. 2011.12.9.
http://www.fda.gov/downloads/EmergencyPreparedness/MedicalCountermeasures/UCM283166.pdf

EUA）の規定がある[28]。米国の市民や軍隊を攻撃するのに用いられるCBRN物質に対する公衆衛生保護の強化のために，2004 年のProject BioShield Actによって連邦食品医薬品化粧品法（Federal Food, Drug, and Cosmetic Act：FD&C Act）が修正されたものである。緊急事態の宣言のもとで未承認の医薬品・医療機器，または承認されている医薬品・医療機器の未承認の用法を緊急に承認する。EUAは既存の代替製品がないときに，CBRN物質によって引き起こされた重篤あるいは命を脅かす疾患・状態を診断・治療・予防する医学的対策としてとられる。このEUAにより，2008 年に郵便関係者に対するドキシサイクリンハイクレート錠の緊急用キットが緊急承認された。2009年のH1N1インフルエンザパンデミックの際は未承認の抗ウイルス剤（ノイラミダーゼ阻害剤）ペラミビルの静脈注射用製剤が緊急承認された。

EUにおいては，指令2001/83/ECで，加盟国は，害を与えうる病原性作用物質，毒素，化学薬品，核照射などの，疑いのあるないしは確実な広がりに反応して未承認薬の配布を暫時的に承認することができると定めている[29]。なお，EUの法体系で指令は，加盟国に対し一定の効果を実現させることを求めるが，その方法は加盟国の裁量に委ねられており，加盟国は指令に従い自国の国内法を制定する仕組みとなっている。

日本の緊急時に対応する法律の規定として薬事法の「特例承認」がある。薬事法14条3は「特例承認」として，国民の生命および健康に重大な影響を与えるおそれがある疾病の，まん延その他の健康被害の拡大を防止するために必要な医薬品または医療機器であり，その使用以外に適当な方法がなく，かつその用途に関し，外国で販

---

28) FDA. Emergency preparedness and response. Emergency use authorization. 2013.7.23.
http://www.fda.gov/EmergencyPreparedness/Counterterrorism/ucm182568.htm
29) Directive 2001/ 83 / EC Article 5, 2 2004.11.28.
http://www.edctp.org/fileadmin/documents/ethics/DIRECTIVE_200183EC_OF_THE_EUROPEAN_PARLIAMENT.pdf

売, 授与などが認められているものには特別の承認を与えることができるとしている。2010年1月にこの「特例承認」の規定が新型インフルエンザ輸入ワクチンにはじめて適用された。それ以降は2014年4月の現時点まで適用はない。

漆原・松井・川上は，2012年11月20日に開催された日本薬剤疫学会第18回学術総会で「医薬品の特例承認制度とパンデミック事例の日米比較」について発表し，米国EUA制度と日本の特例承認制度は，自国で未承認の薬剤の緊急使用という点で目的を同一にする。しかし，米国EUA制度は世界で全く新規の未承認薬にも適用しうる。一方，日本の特例承認は，日本では未承認であるが，他国で既承認の医薬品を日本国内に迅速に輸入し，使用可能にするための制度であり，米国EUA制度とは対象薬剤または医療機器の範囲が根本的に異なっている。特例承認制度の本来の目的を効果的に達成するためには，海外や日本で未承認の薬剤の緊急使用を考慮する必要があるのでないかと，そのための制度設計の見直しを提言している[30]。

日本では原子力発電所災害やパンデミック(世界的流行病)など社会的危機における未承認薬の緊急使用についての規制スキームが整備されていない。化学的（chemical），生物学的（biological），放射線学的（radiological），核物質（nuclear）の毒性物質を，その頭文字をとってCBRN物質と総称するが，CBRN物質による緊急事態は容易に国境を越えるので，それらに関連する規制を整備する必要がある。その際，科学的・医学的に見て合理的な内容となるようにすることが重要である。

6 先端医療での未承認薬の使用

幹細胞などのmedicinal product を用いる先端医療が世界的に注

---

30) 漆原尚巳，松井沙矢子，川上浩司．医薬品の特例承認制度とパンデミック事例の日米比較．日本薬剤疫学会第18回学術総会抄録集．p.72-3.

目されている。日本でも山中伸弥（京都大学）が開発した人工多様性幹細胞（iPS細胞）に関する2012年のノーベル生理学・医学賞受賞を契機に，難病治療への応用などに対する期待が高まっており，これらの安全を担保する仕組みの構築が喫緊の課題となっている。

これまでは，医療行為などにおいて，「ヒト幹細胞を用いる臨床研究に関する指針」（大臣告示）などが示されているが，法令上特段の規制がなく，安全性の担保などについては医療機関や医師の裁量に委ねられていた。事業者が再生医療を製品として市場に流通させる場合は，薬事法の規制を受けるが，薬事法は再生医療製品の特性を踏まえた仕組みにはなっていなかった。これらのことからとりわけ安全性を担保する仕組みの構築が必要である。

これに関連して再生医療の推進に関する3法案が2013年通常国会への提出をめざして検討されてきた。1つは，議員立法の「再生医療を国民が迅速かつ安全に受けられるようにするための施策の総合的な推進に関する法律案」（以下，再生医療推進法案）である。2つは，厚生労働省提出の再生医療の新法「再生医療等の安全性の確保等に関する法律案」（以下，再生医療新法案），3つは再生医療の関連製品を早期に承認できる仕組みを導く薬事法改正案（以下，薬事法改正法案）である。これら3法案について安全性の担保の観点からは再生医療新法案の内容が最も注視された。

議員立法による再生医療推進法案については，衆議院厚生労働委員長案の形で国会提出され，2013年4月26日に参議院本会議で可決，成立した。同法は，再生医療を推進する土台となる「基本法」の位置づけで，「最先端の科学的知見を生かした再生医療を世界に先駆けて利用する機会を国民に提供する」を国の責務とし，研究開発や普及促進などの基本方針を定め，必要な法制上，財政上，税制上の措置を講じるよう国に求めている。その際，生命倫理に配慮するとともに安全性確保に向けた仕組みづくりをするよう国に求めている[31]。

---

31) 読売新聞，2013年4月26日報道．

他の2法案については通常国会では審議に入らないまま継続審議となり，2013年11月の臨時国会で成立した。

薬事法改正法は，医薬品や医療機器とは別に「再生医療等製品」の区分を新設した。安全性などが確認されれば，販売期間を限定し，販売先を専門家に限るなどの条件をつけて早期に承認できるようにした。安全性対策についても，使用成績に関する調査や感染症の定期報告を行うことを義務付けた。改正と併せて薬事法の名称を「医薬品，医療機器等の品質，有効性及び安全性の確保等に関する法律」に変更した。

再生医療新法は，規制対象が人間の細胞を使った治療行為すべてで，研究段階にある大学などでの臨床研究も含む。利用する細胞の種類やリスクの大きさに応じて3段階に分け，リスクの大きいiPS細胞や胚性幹細胞（ES細胞）など第1種再生医療等による治療は，提供計画について特定認定再生医療等委員会の意見を聴いた上で，厚生労働大臣に提出して実施する。一定期間の実施制限期間を設け，その期間内に，厚生労働大臣が厚生科学審議会の意見を聴いて安全性等について確認する。安全性等の基準に適合していない時は，計画の変更を命令する。比較的リスクが低いと考えられる治療は，提供計画について，第2種では特定認定再生医療等委員会，第3種では認定再生医療等委員会の意見を聴いた上で，厚生労働大臣に提出して実施する。

先に，安全性の担保の観点からは再生医療新法案の内容が最も注視されると述べた。この法案について安全性・有効性の担保その他の観点から，先端医療の研究に携わる研究者達から法案の内容を危惧する論文[32]が提出されていた。

木村らは，新法案は「迅速で安全な再生医療の提供」を目的とし，薬事法外で細胞培養加工の医療機関外への委託を可能とし，そこに

---

[32] 木村泰子，西村秀雄，菊池克史，福島雅典．「再生医療等の安全性の確保等に関する法律案」への懸念．医薬品医療機器レギュラトリーサイエンス 2013；44：594-601．

イノベーション（技術革新）を期待しているが，次のような重大な問題点があると指摘している。
① 新たな規制の枠組みは，国際ルールである薬事法の領分である。別個の規制をするべきでない。
② 企業が未承認の再生医療製品製造を受託し，医療機関に提供し対価を得ることが可能となる。これは未承認薬の業としての製造販売であるとともに，自由診療での患者への有償提供が横行し，健康被害事故の多発が危惧される。
③ 安全性は謳われているが，有効性評価はまったく言及されていない。有効性が実証されていない製品の提供につながる。
④ 費用と労力がかかる治験での開発は敬遠される。国際競争力のある再生医療技術の開発は，GMP，GLP，GCPにもとづく薬事法に基づく開発しかない。「イノベーションの創出」につながらない。
⑤ 再生医療等提供基準の適合審査は，厚生科学審議会のような諮問機関でなく，強い独立性・中立性と権限をもつ行政機関によるべきである。そうでないとレギュレーションはできず，厚生労働大臣は責任をもった判断ができない。
⑥ 再生医療は自由診療による安易な治療法でなく，薬事法のもとで開発し，安全性・有効性の担保された再生医療の実施こそが国民利益となる。
　これらの指摘は当を得ており，重大な指摘であると考える。

　山中伸弥の人工多様性幹細胞（iPS細胞）開発の業績などに対するノーベル賞などで，「再生医療製品」への期待が高まっている。一方これらの新たな医療技術に対する国民の心配もある。国民が安心して再生医療を受けられるために，安全性の担保についての地道で着実な取り組みが必要である。2013年秋に成立した再生医療新法は安全性の担保などで重大な問題点があり，今後の動きを注視したい。

7 未承認薬の安全性情報の報告・評価・伝達

最後に，これらの未承認薬使用に共通する安全性確保面での重要な課題として，治験以外で生じた未承認薬の副作用(害作用)報告・評価・伝達の問題について述べる。

治験においては，臨床試験での副作用情報の報告，動物試験・薬理試験などのデータとの照合も含む評価，それらの伝達は定型的なものとして進行する。なお，「治験」とは日本独自の用語で，人における試験を一般に「臨床試験」というが，薬や医療機器の候補を用いて国の製造販売承認を得るためのデータを集める臨床試験を特に「治験」と呼んでいる。

治験以外での未承認薬使用では，副作用(害作用)の報告義務さえも定かでない。また，製薬企業が関与しない場合もある。しかし，これらの未承認薬使用で生じた重篤な副作用はすみやかに関係者に知らされ，必要な場合は行政により使用中止を含む措置がとられる必要がある。ここでは，そうした重要性について，抗がん剤ボルテゾミブでの経験を述べたい。

(1) 抗がん剤ボルテゾミブでの経験

湯地らは，国内未承認薬の安全対策について多発性骨髄腫治療剤ボルテゾミブ(ベルケイド®)での経験を報告している[33]。同剤はFDAが2003年5月に承認，2004年5月に日本で治験が開始された。治験に参加できない多発性骨髄腫患者には個人輸入されたボルテゾミブが投与されたが，そのなかで重篤な有害事象である間質性肺障害が4例に発症しているのが，専門医が連携した調査で判明した。

このことは独立行政法人医薬品医療機器総合機構 (PMDA)，製薬会社，個人輸入代行業者，関連学会に報告され，治験も17例目の

---

[33] 湯地晃一郎，小松恒彦，上昌広，小林和彦．国内未承認薬の安全対策に関する研究：ボルテゾミブの経験を通じて．臨床薬理の進歩2009；30：167-70.

症例が肺障害で死亡したため休止された。ゲフィチニブ(イレッサ®)で肺障害が多発した直後でもあり，第三者評価委員で協議され，CTなどの画像検査で肺に異常を認める患者を除外することでボルテゾミブ投与が再開された。当時は治験薬の副作用は非公開で，臨床試験参加医師以外には知らされなかった。

血液学会・臨床血液学会の全国調査で46例中7例が肺障害を発症，3例が死亡していた。マスコミが報道し，PMDAも企業に公表を要請した。ボルテゾミブは2006年12月に発売されたが，使用適正基準を作成し，リスクのある患者は投与から除外することで，肺障害の発症が激減した（2007年12月発表の全例調査結果では666例中肺障害は24例，死亡3例）。湯地らは，臨床試験以外のものを含む未承認薬による有害事象について，情報収集・公開の制度が重要なこと，医師，製薬企業，規制当局，患者，家族，一般人のあいだでの情報共有が重要であること，マスコミによる周知も大きな役割を果たすことが示唆されたとしている。

最先端の未承認薬が用いられる場であるだけに，重篤な有害事象のすみやかな報告とその情報のすみやかな共有がきわめて重要であり，万全が期される必要がある。

(2) 報告された安全性データの活用

報告された安全情報データは販売承認申請での治験薬の安全性データを補完し，総合的評価に活用されるべきである。これに関して栗原・清水[34)]は，欧米では治験以外で得られたデータも，新薬開発にかかわらずすべて法に基づく「研究」と位置付けて行政が管理するシステムとなっているため，そのデータが将来利用可能なデータとして蓄積されるとしており，そうした方向がめざされるべきであろう。

---

34) 栗原千絵子, 清水直容. 医薬品リスクマネジメントをめぐるICH, FDA, CIOMSの動向. 臨床評価2005；32：443-56.

(3) まとめ

　未承認薬使用に共通する安全性確保面での重要な課題として，臨床試験以外で生じた未承認薬の副作用（害作用）報告・評価・伝達の問題がある。治験以外での未承認薬使用では，副作用（害作用）の報告義務さえも定かでない。製薬企業が関与しない場合もある。しかし，これらの未承認薬使用で生じた重篤な副作用はすみやかに関係者に知らされ，必要な場合は行政により使用中止を含む措置がとられる必要がある。また，報告された安全性データは蓄積され活用されるよう制度整備を進めるべきである。

第10章　一般用医薬品

中川素充　　NAKAGAWA Motomitsu

1　一般用医薬品について

　一般用医薬品[1]とは，「医薬品のうち，その効能及び効果において人体に対する作用が著しくないものであって，薬剤師その他の医薬関係者から提供された情報に基づく需要者の選択により使用されることが目的とされているもの。」である（薬事法25条1号）。

　一般用医薬品は，医療用医薬品に比べて効き目が穏やかで，副作用も比較的少ないとされている。そのため，怪我や病気の初期段階や症状が軽い場合に，患者個人の判断で購入し使用されている。また，近時では，医療費削減の見地から「セルフメディケーション」（自分自身の健康に責任を持ち，軽度な身体の不調は自分で手当てすること[2]）という考え方が広がっており，一般用医薬品は一定の役割を果たしているとされる。

　しかし，過去には，サリドマイド事件やスモン事件のように一般用医薬品において大規模で深刻な薬害事件が発生している[3]。現在でも，スティーブンス・ジョンソン症候群[4]等のような生命にも関わり，重篤な副作用がある被害が発生している。

　一般用医薬品による副作用被害，薬害は，使用者数も多いため，

---

[1] 「大衆薬」，「市販薬」などとも言われる。
[2] Guidelines for the Regulatory Assessment of Medicinal Products for Use in Self-Medication, WHO Geneva, 2000.
[3] その他，アンプル感冒用剤によるショック死，解熱剤によるライ症候群，PPA配合感冒用剤による脳出血など様々な事例がある。
[4] 高熱とともに口唇，口腔，眼結膜，外陰部に高度の発赤，びらん，出血などの粘膜病変が，さらに全身の皮膚に紅斑，水疱，びらんが認められる重篤な全身性疾患

ひとたび起きると被害者数は莫大になる。しかも，診療記録や処方箋などがないため当該医薬品を服用した事実の証明が困難であることが多い。

ところが，最近では，医療用医薬品を一般用医薬品に転換する（さらには，一般用医薬品の分類のランクを下げたり，さらには医薬部外品としたりする）動きが見られる。

一般用医薬品は，人体に対する作用が著しくないとされていても，過去の薬害や現在も起きているスティーブンス・ジョンソン症候群のように重篤な副作用被害が発生している。しかも使用上の注意の不徹底や不必要な使用による被害発生も特徴的である。他方，一般用医薬品の適応となっている疾患の大半が本来は医療機関での受診が必要なものか，そもそも「治療」が必要であるかどうか疑問の多いものである。

こうした実態からすれば，一般用医薬品に対する規制については，医療用医薬品と同様にすべきであり，決して緩和などをしてはならないはずである。

しかし，実態は，その逆で，販売主体，方法，説明内容などにおいて緩和されている。そこで，本章では，販売制度を概観しつつ，現状の問題，あるべき姿を明らかにする。

2 対面販売の原則

一般用医薬品は，OTC薬とも言われている。OTCとは，"over the counter"，「カウンター越し」を意味する。かつて，ヨーロッパの薬局では，医師の処方箋の不要な医薬品を薬剤師がカウンター越しで手渡していたことから，こうした名称が付いたものとされている。つまり，一般用医薬品は，処方箋が不要ではあるものの，本来，カウンター越しで専門家である薬剤師の関与なしに購入することができなかったのである。

2006年改正前の薬事法でも，医薬品販売時に薬剤師や薬種商などが購入者へ情報提供するように求められていたため[5)][6)]，原則的な販

売形態は，対面販売であった。

しかし，その販売における実態は，薬剤師が不在の店舗が多数存在しており，医薬品に関する情報提供も十分ではなかった。他方，経済界等からは，以前から一般用医薬品の販売に関する規制緩和の要求がなされていた。

3 薬事法改正と医薬品の販売制度

(1) 2006年改正薬事法について

2004年4月，厚生労働省に厚生科学審議会医薬品販売制度改正検討部会が設置され，一般用医薬品販売制度に関しての検討がなされた。

これは，一般用医薬品の販売に関する規制緩和の要求に呼応するものであった。一般用医薬品の販売規制の緩和を求める動きは，以前から経済界などから強く求められていた。例えば，経団連（現在の日本経団連）は，1995年，政府の規制緩和推進計画に取り入れるべき事項の一つとして「医薬品の一般販売業許可の基準（薬剤師の配置など）の大幅緩和」を要求していた。政府も，1997年3月28日の規制緩和推進計画・再改訂において，「医薬品のうち人体に対する作用が比較的緩和で，販売業者による情報提供の努力義務を課すまでもないものについて，一般小売店においても販売できるよう，医薬品のカテゴリーを見直す」ことを決めており，2000年3月31日の規制緩和3ヵ年計画では一般販売業における薬剤師配置義務の見直しが盛り込まれた。

これに対して，消費者，薬害被害者のなかでは，薬剤師等による対面販売の原則が守られていない現状を追認しようとする動きに対して，批判的な意見が強く，むしろ，薬剤師業務を強化し，情報提

---

5) 旧薬事法77条の3第4項
6) 薬事法の一部を改正する法律の施行について（昭和50年6月28日薬発第561号厚生省薬務局長通知）．

供を徹底させるべきとの意見が強かった[7]。

しかし，規制緩和の流れに抗することはできず，一般用医薬品のリスク分類に基づき，適切な情報提供のあり方，薬剤師に加えて新たな「専門家」による販売形態を定める方向付けが既定路線となった。

そこで，消費者や薬害被害者などは，国民の生命・健康の安全確保の見地から，対面販売の原則を維持させるべく様々な働きかけをした[8]。

その結果，2006年6月，一般用医薬品の販売に関して，新たに「登録販売者」という資格を創設するとともに，一般用医薬品のリスクの程度に応じて専門家による適切な情報提供を行うことなどを規定した改正薬事法が成立した。

しかし，2006年改正薬事法及び施行規則により，今まで事実上放置されていたインターネット販売が実質的に禁止となったことから，ネット販売業界からの反発が強く，訴訟にまで至った。また，実際の販売現場では，適切な情報提供がなされないまま販売されていたり，「登録販売者」の不正受験問題など様々な問題を抱えている。

(2) 一般用医薬品の製造・販売の承認から市販後の安全調査・対策

本来，医薬品の製造販売承認は薬事法14条1項により厚生労働大臣が行うこととされている。しかし，一般用医薬品のうちかぜ薬，解熱鎮痛薬，胃腸薬など大半のもの[9]については，薬効群ごとに「一般用医薬品製造販売承認基準」が定められており，薬事法施行令80条により，承認権限が都道府県知事に委任されている（地方委任品目）。そして，こうした地方委任品目の範囲は拡大している[10]。

---

[7] 薬害オンブズパースン会議．一般用医薬品販売の規制緩和に関する意見書．2003.11.27.
http://www.yakugai.gr.jp/topics/file/deregulation_op_20031126.pdf

[8] 薬害オンブズパースン会議．医薬品販売制度改正に関する意見書．2005.11.24.
http://www.yakugai.gr.jp/topics/file/051124iyakuhinhanbaikentoukai.pdf

[9] 平成23年6月1日厚生労働省告示第176号

[10] なお，医薬部外品も同様に，本来は厚生労働大臣が承認を行うが一定の品目は，承認権限が都道府県知事に委任されている。

市販後の安全調査・対策の要請は，医療用医薬品と同様であり，重篤な副作用等については報告義務が課されている。特に新一般用医薬品（ダイレクトOTCおよびスイッチOTCなど）については，新しい医薬品として一般消費者が使用することに鑑み，承認から一定期間，使用者や薬局等から直接情報を収集する市販後調査（PMS）が求められている。

しかし，一般用医薬品は，医療用医薬品と異なり，処方箋等がなく購入できる。そのため，薬剤師のみならず，登録販売者や使用者本人からの情報を幅広く収拾する必要がある。

(3) 医薬品の販売許可制度

医薬品を販売できるのは，薬局[11]と医薬品販売業など[12]である。

薬事法改正前まで，医薬品販売業は，一般販売業（小売一般販売業，卸売一般販売業），薬種商販売業，配置販売業，特例販売業に分けられていた。

これが，改正薬事法により，店舗販売業，配置販売業，卸売販売業に再編された。

薬局は，医療用医薬品を含むすべての医薬品販売が認められている（医療用医薬品については，処方箋が必要）。また，薬局製造販売医薬品（薬局製剤）の販売もできる。

店舗販売業は，一般用医薬品の販売のみ行うことができる。

配置販売業は，一般用医薬品のうち経年変化がしにくいなど厚生労働大臣が定める基準[13]の医薬品の配置販売を行うことができる。

経過措置については，後述する。

---

11) 薬剤師が販売又は授与の目的で調剤の業務を行う場所（薬事法2条11項）
12) ほかに，医薬品製造販売業者（が自社製品等を，薬局，医薬品製造販売業者，医薬品製造業者，医薬品販売業者に売る場合），医薬品製造業者（が自社製品を医薬品製造販売業者，製造業者に売る場合）である（薬事法24条1項但書）。
13) 配置販売品目基準（平成11年2月6日厚生労働省告示第26号）
　①経年変化が起こりにくいこと。
　②剤型，用法，用量等からみて，その使用方法が簡易であること。
　③容器又は被包が，壊れやすく，又は破れやすいものでないこと。

(4) 一般用医薬品の分類と販売従事者
① 一般用医薬品の分類

2006年改正薬事法では，一般用医薬品について，大きく「第一類医薬品」，「第二類医薬品」，「第三類医薬品」に分類している[14]。そして，それぞれに応じて，販売に従事できる者の限定や販売方法の規制を行っている。

〈第一類医薬品〉

その副作用等により日常生活に支障を来す程度の健康被害を生ずるおそれがある医薬品であって，その使用に関し特に注意が必要なものとして厚生労働大臣が指定するもの及び新一般用医薬品（薬事法14条8項1号）として承認を受けてから厚生労働省令で定める期間を経過しないもの。

〈第二類医薬品〉

その副作用等により日常生活に支障を来す程度の健康被害を生ずるおそれがある医薬品であって厚生労働大臣が指定するもの（第一類医薬品を除く）。

なお，このうち特別の注意を要するものが指定二類医薬品。

〈第三類医薬品〉

第一類及び第二類医薬品以外の一般用医薬品。

---

[14] 具体的な分類については，平成17年12月15日付けの厚生科学審議会医薬品販売制度改正検討部会報告書に従って実施されている。同報告書では，以下のとおりに分類している。
- 一般用医薬品としての市販経験が少なく，一般用医薬品としての安全性評価が確立していない成分又は一般用医薬品としてのリスクが特に高いと考えられる成分は，安全性上特に注意を要する成分として独立した分類とすることが適当であり，これを第一類とする。
- 残った成分を2つに分類することとし，その分類の基準となるリスク（健康被害の程度）としては，日常生活に支障を来すおそれの有無が分類の根拠として適当であると考え，「まれに日常生活に支障を来す健康被害が生じるおそれ（入院相当以上の健康被害が生じる可能性）がある成分」を第二分類とする。
- 「日常生活に支障を来す程度ではないが，身体の変調・不調が起こるおそれがある成分」を第三類とする。

その上で，一般用医薬品に配合される主たる成分について，各成分のリスクの評価をもとに，「スイッチOTCの市販後調査（PMS）期間中又はPS終了後引き続き副作用等の発現に注意を要するもの」に相当する成分を第1類に，「相互作用」，「副作用」及び「患者背景」のいずれかの項目でリスクの高い成分を第2類に，それ以外を第3類に機械的に振り分ける。

具体的な振り分けについては,2006年の薬事法改正の準備として,一般用医薬品のリスクに応じた分類の検討がなされ,2006年11月,薬事・食品衛生審議会に諮問がなされた。

しかし,これによれば,風邪薬や胃腸薬などの大半が第二類以下に分類され,薬剤師以外の者が販売することを制度化するものとなってしまう。そのため薬害被害者や市民団体からは,批判の声が上がった[15]。

医薬品のリスク分類は,その危険性を総合的に判断する必要があり,特に実際の副作用発生情報を重視する必要がある。例えば,最も副作用発生リスクの高い,かぜ薬・解熱鎮痛剤,抗コリン剤を含有する胃腸鎮痙鎮痛薬・制酸剤等について,第二分類に分類されていることなど極めて問題であった。

しかし,この問題は,改善されることなく,むしろ,後述のように,分類の緩和方向での変更がなされる医薬品が増加している。

② **販売従事者及び販売方法について(薬事法36条の5)**

第一類医薬品については,薬剤師による販売でなければならない。陳列方法としては,陳列設備から1・2メートル以内の範囲に購入者等が進入することが出来ないようになっていることが必要である(薬局等構造設備規則9条ロ)。

第二類医薬品については,薬剤師または登録販売者による販売でなければならない。陳列方法としては,指定第二類医薬品に関して,情報提供をするための設備から7メートル以内の範囲で陳列することが必要である(薬局等構造設備規則10条ハ)。

第三類医薬品については,薬剤師または登録販売者による販売でなければならない。

陳列に際しては,医薬品以外のものとの区別や第一類から第三類の分類区分による陳列をしなければならない[薬事法57条の

---

15) 薬害オンブズパースン会議,一般用医薬品のリスク分類に関する意見,2007.1.12.
http://www.yakugai.gr.jp/topics/file/070112ippanyouiyakuhin%20pabukome.pdf

2］。最近のドラッグストアなどは健康食品や化粧品，さらには食品なども販売されている実態があることから，これらと医薬品を区別し，さらに医薬品のリスクに応じた区別を徹底させることで，誤って購入し，服用するという事態を防止することが目的である。

しかし，実際には，第一類医薬品の空き箱を第二類医薬品，第三類医薬品と同列に陳列する脱法的な陳列や依然として医薬品以外のものと同列に陳列されていることも多い。

③ **販売の際の説明，情報提供**

第一類医薬品については，購入者から相談がない場合であっても，薬剤師は，情報提供をしなければならない。そして，情報提供に際しては，原則として書面による情報提供が必要である［薬事法36条の6第1項］[16]。そして，その情報提供に際しては，薬剤師が薬局または店舗内の情報提供を行う場所で，購入者と対面で行わなければならないとされている［薬事法施行規則159条の15第1項］。

第二類医薬品については，購入者から相談がない場合，医薬品に関する情報提供は，努力義務であるとされる。そして，情報提供に際しては，薬剤師または登録販売者が，薬剤師が薬局または店舗内の情報提供を行う場所で，購入者と対面で行わなければならないとされている［薬事法施行規則159条の16］。

第三類医薬品については，医薬品に関する情報提供義務は定められていないものの，購入者から相談があれば，応じなければならないとしている。また，郵便等による通信販売が認められている［薬事法施行規則15条の4］。

このように改正薬事法は，すべての一般用医薬品に関して，購入者から相談があった場合，薬剤師または登録販売者の情報提供が義務づけられている。また，第一類医薬品及び第二類医薬品に関しては，販売に際して，購入者に対する情報提供を原則として

---

[16] 但し，購入者が不要と意思表明をした時を除く（同条第4項）。

義務づけている。そして，第一類医薬品，第二類医薬品に関しては，対面販売を原則としている。しかし，このことは後述のインターネット販売との関係で問題となる。

郵便等の通信販売については，薬局や店舗のない離島の居住者やこれまで通信販売で継続的に特定の医薬品を購入してきた人などに配慮して，例外的に第二類医薬品等の郵便等による通信販売を認める経過措置がとられている[17]。

しかし，第一類医薬品を購入する際に説明がない事例や薬剤師による説明でない事例，薬剤師による説明でも文書を用いていない事例，（分類問わず）相談に対して適切な回答がない事例などが相当数見られるのが現状である[18]。

④ **登録販売者について**

登録販売者は，薬事法改正において新たに創設された医薬品の販売従事者に関する資格である。一般用医薬品のうち第二類医薬品（指定第二類医薬品を含む）及び第三類医薬品を販売することができる。

改正前は，一般販売業では，薬剤師（国家試験）の配置が必要であり，薬種商販売業では，薬種商販売業の試験（都道府県が実施）に合格する必要があったが，特例販売業や配置販売業は，試験を経た者の配置は義務となっていなかった（但し，都道府県の許可が必要）。

そこで，改正薬事法では，登録販売者という制度を設け，店舗販売業者，配置販売業者は，薬剤師もしくは登録販売者を置かなければならないとすることで，専門家による説明，対面販売の理念の実現を図ろうとした。

---

[17] 「薬事法施行規則の一部を改正する省令の一部を改正する省令」（平成21年5月29日薬食発第0529002号）により，2年間の経過措置がとられた。さらに，平成23年5月27日，経過措置がさらに2年間延長された。

[18] 厚生労働省．平成23年度一般用医薬品販売制度定着状況調査結果について（概要），調査結果報告書．
http://www.mhlw.go.jp/bunya/iyakuhin/ippanyou/pdf/gaiyou-h23.pdf
http://www.mhlw.go.jp/bunya/iyakuhin/ippanyou/pdf/houkoku-h23.pdf

登録販売者の試験は，都道府県知事が実施するものであり，受験資格としては，①薬科大学，各学部の卒業者，②一定の医薬品販売業での実務経験[19)]を要件としている。

　しかし，一定の医薬品販売業での実務経験というのが，薬科大学や各学部の卒業者と同等の知識・素養を有するものとして扱うことについては疑問である。そのため，例えば，試験合格者に対する充実した研修等が求められるところである。

　また，実務経験に関しては，既存配置販売業[20)]のもとにおける実務経験でも実務経験とするという経過措置がとられているが，これについては，実務経験の実態が見えなくなること（不正受験問題）や薬剤師・登録販売者の指導・監督下での実務経験がないので問題であるとの批判がなされている[21)]。

⑤ **経過措置について**

　薬事法改正により，医薬品を販売できるのは，薬局と医薬品販売業（店舗販売業，配置販売業，卸売販売業）となり，一般用医薬品の販売従事者として，薬剤師のほかに新たに登録販売者という資格が創設された。

　そして，既存の医薬品販売業について，以下の経過措置がとられた。

　薬種商販売業については，現に営業している薬種商販売業のうち既存薬種商[22)]については，登録販売者とみなされた。また，旧薬種商[23)]についても，引き続き薬種商を続けることができる措置がとられた。

---

19) ①高卒以上の学歴で，1年以上薬局，医薬品販売業で薬剤師，登録販売者の管理及び指導の下で実務に従事した者
　　②4年以上，薬局，医薬品販売業で薬剤師，登録販売者の管理及び指導の下に実務に従事した者
20) 薬事法改正の施行の際，配置販売業としての許可を受けていた者
21) 薬害オンブズパースン会議．登録販売者試験受験資格に関する要望書．2012.10.25．
http://www.yakugai.gr.jp/topics/file/touroku_hanbaisha_shiken_jukenshikaku_youbousho.pdf
22) 改正前薬事法により薬種商販売業の許可を受けている者
23) 改正前薬事法の特例時効に該当して薬種商販売業の許可を受けたとみなされる者

配置販売業についても，現に営業している配置販売業者なら，従来通りの配置販売が認められる措置がとられた。

特例販売業についても，現に営業している特例販売業者については，当面の間，従来どおりの販売を認められる措置がとられた。

しかし，こうした措置は，既存業者の温存を図るだけで，対面販売の原則を維持しつつも，一般用医薬品のリスクの程度に応じて専門家による適切な情報提供を行うという改正薬事法の趣旨にそぐわないものである。

4 一般用医薬品をめぐる近時の問題

(1) 子ども用かぜ薬問題

いわゆるかぜ症候群（普通感冒）の諸症状[24]の緩和に効果を出すように，解熱鎮痛剤・鎮咳去痰薬・抗ヒスタミン剤などを複合した医薬品を総合感冒薬というが，このうち小児への用法を有する一般用医薬品（OTC医薬品）の子ども用かぜ薬である。

かぜ薬は，もともとかぜ症候群の症状を緩和するだけで治癒させる効果はなく，特に小児では有効性の根拠が乏しく，かつ，危険であるとされ，アメリカでは死亡例も報告されている。そのため2007年後半より，欧米各国の医薬品規制機関が相次いで小児へのかぜ薬・咳止め薬の使用を制限している。

しかし，我が国では添付文書に注意喚起が追記されただけで[25]，再評価も行われていないのが現状である。

そもそも，かぜ薬自体にかぜを治癒させる効果がないこと，小児が自己の症状を適切に訴えることが困難であること，患者による直接の副作用被害報告制度がなく厚生労働省が被害実態を把握していないことなどから，子ども用風邪薬に対しては，強い規制をかける

---

24) 頭痛・発熱・咽頭痛・筋肉の痛み・咳・くしゃみ・鼻水・鼻づまりなど
25) 例えば，「小児に服用させる場合には，保護者の指導監督の下に服用させること」「2歳未満の乳幼児には，医師の診療を受けさせることを優先し，やむを得ない場合にのみ服用させること」など

とともに，有効性・安全性の情報提供が不可欠であろう[26]。

(2)「正露丸」問題

本書を読んでいる方の中には，学生時代に「腹痛」をおこして保健室に行くと「正露丸」を渡された人は少なからずいるだろう。

「正露丸」をはじめとするクレオソートが入った止寫薬（下痢止め薬）は，医療用医薬品ではなく，一般用医薬品として現在でも広く使われている。

しかし，クレオソートは，①高濃度で細胞を傷害し，②強い腐食性があり，しかも解毒薬がなく，③劇薬に指定されていて，④ヒトに対する発がん性が否定されていない薬剤である[27]。添付文書の中には，「皮膚に付着したらせっけん及び湯を使ってよく洗ってください」とまで記されているものがあるほど強力な成分である。

多くの下痢は，腸管内に停滞している有毒物質等を排除しようとする生体の防御反応であるから，下痢止め薬を服用しなくても原因物質が除かれると自然に治癒する。しかも，細菌性の急性下痢などには下痢止め薬の服用は禁忌である。

3-(2)で述べたように，一般用医薬品の大半は，薬効群ごとに「一般用医薬品製造販売承認基準」が制定されており，クレオソートも「胃腸薬の製造（輸入）承認基準」（昭和55年4月22日制定，昭和61年3月28日改正）に含まれている。一旦，この「承認基準」に記載された成分は，製剤としての品質保証を試験する規格試験と安定性に関する加速試験だけで容易に一般用医薬品として承認されており，問題点が指摘されても再評価がなかなかなされない問題がある[28]。

---

[26] 薬害オンブズパースン会議．OTC小児用かぜ薬等に関する要望書．2010.11.17.
http://www.yakugai.gr.jp/topics/file/20101117kodomokazegusuriyoubousho.pdf
[27] 薬害オンブズパースン会議が調査を委託した「医薬品・治療研究会」の報告によれば，動物実験の結果からヒトの場合の中毒量を推定すると常用量の約2～4倍となる．常用量の約2～4倍の量は，時には，「効かない」と判断して，服用してしまう量ともいえる．
[28] 薬害オンブズパースン会議．正露丸等クレオソート製剤の販売中止などを求める要望書．2000.1.31.など

(3) 一般用医薬品の取り扱いの緩和について
① スイッチOTC薬について

　医療用医薬品のなかには，一般用医薬品に転換されることがある。スイッチOTC薬[29]といわれるものである。

　スイッチOTC薬は，1983年に解禁となった。イブプロフェン（解熱鎮痛薬），シメチジン・ラニチジン・ファモチジン（H2ブロッカー），ニコチン（禁煙補助薬），ジクロフェナクナトリウム（外用消炎鎮痛薬）などが代表例である[30]。

　スイッチOTC薬は，「セルフメディケーション」における選択の幅が広がるとしてすすめられてきたが[31]，実際には，医療機関への受診を抑制する効果を指摘する意見もある。

　しかし，これまで医療現場において，医師の診察，処方によって使用されていた医薬品であることから，その転換，取り扱いは慎重になされるべきであり，重大な副作用の発現や重大な疾病を隠す危険性のある医療用医薬品を転換させることがあってはならない。

　実際に，1997年9月にスイッチOTC化されたH2ブロッカーについては，①血液障害など重大な危険 ②多い相互作用の危険 ③癌・潰瘍など重篤な病気の発見を遅らせる危険等が指摘されている[32]。

　そのため，①重大な副作用がないこと，②適応の判断等が容易

---

29) "Switched-OTC drug"
30) 国内で医療用医薬品としての使用実績のないものが，いきなり一般用医薬品として販売される場合もある。これをダイレクトOTCという。例えば，ミノキシジル（脱毛薬）が挙げられる。
31) 厚生労働省一般用医薬品承認審査合理化等検討会で提示されたスイッチOTC薬として選択される基本要件。
　・医療用としての使用実績があり，再審査又は再評価が終了しており，副作用の発生状況，海外での使用状況，再審査又は再評価結果等からみて一般用医薬品として適切であること
　・医師の指導監督なしで使用しても，重篤な状態になるおそれのないもの（初回医師の診断を受けた後の再使用を含む）
　・習慣性，依存性，耽溺性がないこと
　・麻薬，覚せい剤，覚せい剤原料，毒薬，劇薬でないこと
　・薬物相互作用により重篤な副作用が発生しないこと（「使用上の注意」で対応できる範囲）
　・国民の選択の幅の拡大が期待できるもの
32) 薬害オンブズパースン会議，H2ブロッカー配合胃腸薬に関する意見書：H2ブロッカー配合胃腸薬と薬剤師不在問題．1999.6.10．
　http://www.yakugai.gr.jp/topics/file/h2_op_19990610.pdf

であること(相互作用,適応の誓約がない,または,容易に知ることができること),③使用方法が簡便であることが,少なくとも必要である。

なお,スイッチOTC薬は,原則として発売後4年間は,第一類医薬品に分類される。

② **一般用医薬品のリスク分類の変更について**

一般用医薬品については,薬事法改正後,リスク分類の変更が何度か行われている。その一部は,厳格化であるが,大半はリスク分類の緩和(第一類を第二類に変更するなど)である。

例えば,2011年1月7日には,いずれもスイッチOTCであったアゼラスチンやケトチフェン(内服)など6種類が,第一類医薬品から第二類に変更された。

しかし,一般用医薬品におけるリスク分類は,国民の生命・健康を保持する観点から,医薬品の成分のリスクに応じて,販売する者の専門性,情報提供義務に差異を設けているのであり,安易に変更を行うことは許されないものというべきである[33]。

③ **医薬部外品について**

医薬部外品とは,以下の目的で,かつ,人体に対する作用が緩和な物であって機械器具等でないものをいう。
- 吐きけその他の不快感又は口臭若しくは体臭の防止
- あせも,ただれ等の防止
- 脱毛の防止,育毛又は除毛
- 人又は動物の保健のためにするねずみ,はえ,蚊,のみ等の駆除又は防止

医薬部外品は,一部を除いて,製造販売承認を取得しなければならない(薬事法14条)。販売については,人体に対する作用が緩和であることなどから,一般用医薬品と異なり,許可制度はない。

---

[33] 薬害オンブズパースン会議.一般用医薬品のリスク分類に関する意見書:ケトチフェン及びケトプロフェンについて.2010.11.19.
http://www.yakugai.gr.jp/topics/file/20101119ippannyouiyakuhinrisukubunruiikensho.pdf

しかし，使用者が小麦製品に対するアレルギー症状を発症したことが問題となっている「茶のしずく石鹸」問題[34]のように，医薬部外品であっても重大な副作用被害は生じることに留意すべきである。

④ 指定医薬部外品について

改正薬事法において，新たに定められた区分である。改正前の「新指定医薬部外品」及び「新範囲医薬部外品」を指す。

「新指定医薬部外品」は，医薬品として承認されているもののうち，「作用が緩和で専門家による情報提供を要しないもの」として，医薬部外品と同様に一般小売店でも販売できるものである。1999年3月により，15製品群（ドリンク剤，トローチなど）が指定された[35]。

「新範囲医薬部外品」は，新指定医薬部外品に引き続き，医薬品から医薬部外品に移行したものである。2004年7月に15製品群が指定された[36]。これも医薬部外品と同様に一般小売店でも販売できるものである。

こうした動きは，実質的に，医薬品の一部について情報提供の義務を課すまでもないと認めたことになるものであり，その後の医薬品の規制緩和につながるものであった。実際に，改正薬事法で，これらは，医薬部外品として，医薬品としての規制そのものが外されてしまったのである。

(4) インターネット販売問題

① インターネット販売問題とは？

医薬品をインターネットサイトを通じて通信販売することに関する諸問題である。

改正前薬事法では，医薬品販売時に薬剤師や薬種商などが購入

---

[34] 加水分解コムギ（グルパール19S）を含有した石鹸製品の使用者に小麦含有食品を摂取してその後に運動した際に全身性のアレルギー（運動誘発性のアレルギー）が多数発生した事件。

[35] 医薬品販売規制緩和に係る薬事法施行令の一部改正等について（平成11年3月12日医発第280号厚生省医薬安全局長通知）．

[36] 一般用医薬品から医薬部外品に移行する品目の範囲について（平成16年7月16日薬食発第0716006号厚生労働省医薬食品局長通知）．

者へ情報提供するように求められ[37) 38)]，対面販売が原則と理解されていたものの，通信販売を明示的に禁止はしていなかった。通信販売は，当初，伝統薬などさほど広がっていなかったが，1990年代後半からのインターネットの普及により，直接，薬局などに行かなくとも，購入できるという利便性から，インターネット販売が広がっていくことになった。

しかし，他方で，本人確認方法の曖昧さなどが指摘され，医薬品の大量購入，大量服用などといった事件も発生した。また，薬局製剤や医療用医薬品まで販売したり，中には，偽物の医薬品を販売したりする業者なども現れた。

② 改正薬事法による規制について

薬事法改正に際しては，一般用医薬品の通信販売について認めるか否かについて，かなりの議論がなされた。そして，「厚生科学審議会医薬品販売制度改正検討部会報告書」は，「対面販売」を原則とし，「対面販売」になじまないインターネット販売については，第三類を除き，慎重に対応すべきであるとした。

そして，改正薬事法では，第三類医薬品を除いて，通信販売が禁止されることになった［薬事法施行規則15条の4など］。

ただし，これまで継続的に使用していた者や離島など薬局等がない地域に居住していた者などの継続の要望も強く，以下のような，経過措置が定められた。

・薬局開設者が，薬局及び店舗販売業の店舗が存しない離島に居住する者に対して郵便等販売を行う場合
・既存薬局開設者が，改正省令の施行前に当該既存薬局開設者から購入し，又は譲り受けた薬局製造販売医薬品又は第2類医薬品を改正省令の施行の際現に継続して使用していると認められる者に対して，当該医薬品と同一の医薬品の郵便等販売を行う場合

---

37) 旧薬事法77条の3第4項
38) 薬事法の一部を改正する法律の施行について（昭和50年6月28日薬発第561号厚生省薬務局長通知）．

しかし，薬事法改正後も，インターネット事業者を中心として，医薬品のネット販売を求めるようネット署名やロビー活動を続けており，また，薬害被害者団体や消費者団体は，対面販売の原則の維持を求めており，未だ決着の付かない問題となっている。

しかも，ネット業者の中には日本の法規制の及ばない海外に販売拠点を置き，個人輸入という販売形態で第三類以外の医薬品等を販売する業者など方の規制をかいくぐるものも現れた。

③ ネット販売をめぐる意見

一般用医薬品のインターネット販売については，インターネット事業者などを中心とした「対面販売」規制撤廃の意見と薬害被害者，消費者団体などの「対面販売」規制維持の意見とが強く対立している。

規制撤廃の意見としては，

- 消費者の利便性の確保［わざわざ店舗に行かなくとも購入できる。障害者や離島における利便性。人に知られたくない医薬品もある。］
- 対面販売の維持は，事業者間の公平性の阻害になる［ネット業者の参入を妨げる］。
- 店舗販売でも対面販売が定着していない。
- 店舗販売にインターネット，電話等の販売が劣るというデータはない。
- 有資格者の常駐は人件費コストが過大である。
- 情報機器の進化（テレビ電話・ファックス・デジタルコードなどの存在）。

などが挙げられている。

規制維持の意見としては，

- 一般用医薬品も薬害，副作用被害が起きていること[39]。

---

[39] 2004年から2007年に医薬品副作用救済制度による給付が行われた2743件のうち，原因薬剤に一般用医薬品を含むものは139件（5％）あった。一般用医薬品による健康被害の内訳としては，スティーブンス・ジョンソン症候群，中毒性表皮壊死症など重篤な副作用被害が最も多く，少なくとも7人が死亡している。原因薬剤の半数以上は，第2類の総合感冒薬である。

・医薬品の購入者と五官を通じて直接対応することにより，個々の事情に応じたきめ細かな情報提供を行い，また，相談対応ができることを通じて医薬品の安全性を確保するというのが対面販売の趣旨であるが，現在の発達した情報機器であっても，このようなきめ細かな情報提供・相談対応はできない。
・購入者がリスク情報を正しく認識するか否かを把握するには，直接の対面販売による必要がある［どれだけ丁寧に情報が書かれていても，購入者が薬による副作用を充分認識していない場合には，リスク情報を読み飛ばしたりしたまま，同意ボタンや購入ボタンを押してしまうという危険性が高く，また，これをチェックすることが困難である。］。

などが挙げられている。

④ ネット販売規制をめぐる訴訟

改正薬事法の対面販売等に関する規制［薬事法施行規則15条の4など］については，インターネット事業者から，省令の改正規定が委任命令としての適法性を欠き，憲法22条に違反するなどとして，第一類及び第二類医薬品の郵便等による通信販売ができる地位の確認及び対面販売等に関する規制の無効確認などの訴訟が提起された。

第一審[40]は，省令の改正規定は抗告訴訟の対象となる行政処分には該当しないとして，その無効確認の訴えなどを却下するとともに，地位確認の訴えについては，省令の規定は薬事法の委任の趣旨を逸脱するものではなく，規制目的を達成するための手段としての必要性及び合理性も認められるから憲法22条1項違反ではないなどとして，インターネット事業者らの請求を棄却した。

他方，第二審[41]及び最高裁[42]は，対面販売等の規制について，例外なく第一類・第二類医薬品の郵便等販売を禁止したことは，

---

40) 東京地裁平成22年3月30日判決．判例タイムズ1366-112.
41) 東京高裁平成24年4月26日判決．判例タイムズ1381-105.
42) 最高裁第二小法廷平成25年1月11日判決．判例タイムズ1386-160.

薬事法の委任の趣旨の範囲内において規定されたものとは認められず，薬事法の委任の趣旨の範囲を逸脱した違法な規定であり，無効であるとし，インターネット事業者らの地位確認の訴えを認めた。

しかし，第二審，最高裁判決は，結局，法律による委任の限界という形式的な議論で，対面販売等の規制を違法としているものに過ぎない。したがって，法律に明文の規定を設けてインターネット販売を禁止することを違法としたものではないし，インターネット販売により一般用医薬品の安全な使用が確保できるとしたものでもない。

⑤ **2013年改正薬事法**

その後，厚生労働省は，「一般用医薬品のインターネット販売等の新たなルールに関する検討会」を設置し，新たなルールを検討することとなったが，賛成・反対の意見がまとまらなかった。こうしたなか，政府は，原則として，インターネット販売を認める方向にした。

そして，2013年12月6日，一般用医薬品のインターネット等による販売を認める薬事法改正が成立し，2014年6月12日に施行となった。

その内容は，一般用医薬品については，一定のルールにおいて特定販売（インターネットを含む通信販売）を認めるものである。具体的には，薬局・薬店の許可を受けた有形の店舗のみ特定販売ができること，注文を受けた薬局・薬店において専門家が販売を行うこと，情報提供・販売した専門家の氏名等を伝達すること，専門家の氏名・販売時刻の記録を作成・保存すること（一類は義務，二類・三類は努力義務），インターネット以外の対面や電話での相談体制を整備すること，店舗閉店時にインターネット販売を行う場合にはテレビ電話の設置など薬事監視を行う仕組みを整備すること，オークション販売やレビュー・口コミなどの禁止，モール運営者の薬事監視への協力などが定められている。

また，第一類医薬品のうち医療用医薬品から一般用医薬品に移

行して間もないスイッチ直後品目と劇薬を新たに要指導医薬品[43]として,薬剤師の対面による情報提供・指導が必要であるとした[44]。

　少なくとも,インターネット販売において「対面販売」と同等の安全性確保の方策がとられない限り,現時点では,インターネット販売は認めるべきでない。2013年の薬事法改正は,2006年改正薬事法,それ以前から求められていた「対面販売」による一般用医薬品の安全性確保という趣旨をいかに保持していくかが問われていくことになるであろう。

---

43) 要指導医薬品のうちスイッチ直後品目については,原則3年で一般用医薬品に移行させることになっている。
44) なお,医療用医薬品(処方薬)については,省令ではなく法律で対面販売が規定された。

第11章　医薬品被害の救済

鈴木利廣　SUZUKI Toshihiro

はじめに

　本章は被害者側弁護士の立場に立っての，医薬品被害の救済に関する論稿である。

1　被害者運動としての民事訴訟

(1) 被害者の要求と被害者運動の目的

　医薬品を原因として納得できない人身被害を受けた被害者は，以下のような当然の願い（要求）をいだく。これらの被害者の願いは大別して被害救済（③④）と薬害根絶（①②）であり，それを権利化することが被害者側弁護士の役割でもある。なおこれらの願いは広く人身被害を受けた者の願いでもあり，薬害の被害者に限ったものではない。

　これらの願いの実現に向けて被害者運動が展開されることになる。

① 検証（原因究明，情報開示，説明責任の履行）

　　自分は，家族は，なぜこのような被害を受けたのか，その原因を究明し，加害構造や被害に関する情報を開示し，説明責任を履行してほしいとの願いである。

② 再発防止（薬害の根絶）

　　上記の検証に基づき，二度と同様の被害が起こらないよう再発防止策（薬害根絶策）を実施してほしいとの願いである。

③ 責任の明確化と謝罪

　　その被害について責任ある立場の組織等に対し，責任を認めて

謝罪してほしいとの願いである。

④ 恒久対策と補償・賠償

　　責任ある立場の組織等に対し恒久対策（元の身体に戻し，安心して生活できるための対策）と補償・賠償に努力してほしいとの願いである。

⑤ その他（社会的制裁）

　　以上のような願いに誠実に対応しない加害者に対しては，社会的制裁（行政処分，刑事責任等）を加えてほしいとの願いである。

(2) 繰り返される薬害と薬害訴訟の歴史

　　社会的に許容されない医薬品被害（薬害）は，第二次大戦後，ジフテリア予防接種禍事件（1948年，京都，島根で84名の乳幼児が死亡，被害者数約1000名）以降数多く繰り返された（**表11-1参照**）。

　　ここでは薬害訴訟に発展した代表的な7つの薬害について簡略な紹介をしておきたい。被告は主として製薬企業と国である（クロロキン薬害訴訟は医療機関も被告とされた）。

　　これらの被害は，被害者本人の生命健康被害のみならず，家族破壊，人間関係の喪失という悲惨な状況を生み出した。

　　また，被害発生を放置したことにより，被害の拡大を招くことにもなった。

① サリドマイド剤（睡眠薬，胃腸薬）による
アザラシ肢症（胎児奇形）

　　妊婦が本剤を服用することで，胎児奇形が引き起こされる薬害である。

　　1957年10月に西ドイツにおいてグリュネンタール社が製造販売を開始し，58年1月には日本において大日本製薬他が製造販売を開始した。60年には米国における承認申請に対しFDAが承認を留保した。そして，61年11月にいわゆるレンツ警告により西ドイツでは12日後に回収が開始された。ところが，日本では大日本製薬と厚生省が12月に情報入手していたにもかかわらず，大日本製

表11-1　薬害事件年表
（○の番号は本文中の薬害訴訟の番号，下線はそれ以外の事案）

年	事案
1948年	ジフテリア予防接種禍（84人の乳幼児が死亡）
1953年	キノホルム販売開始
1955年	②スモン発生，③クロロキン輸入開始
1956年	抗生剤ペニシリンショックが社会問題化（4年間に108人死亡）
1958年	①サリドマイド販売開始
1959年	③クロロキン網膜症報告
1961年	①サリドマイド被害報告（レンツ報告）
1964年	⑥フィブリノゲン製剤承認
1965年	アンプル風邪薬によるショック死相次ぐ（10年間に38人死亡）
1970年	種痘副作用障害で提訴（死亡者は400人以上）
1971年	抗生剤ストマイ被害提訴
1972年	④⑥第9因子複合体製剤輸入開始
1973年	ワクチン訴訟集団提訴　筋注による筋短縮症が山梨で多発（全国で3000人），その後訴訟へ　⑤ヒト乾燥硬膜輸入開始
1975年	抗生剤クロマイ被害提訴
1978年	～④⑥抗血友病濃縮製剤本格承認（1980年代半ばまでに約2000人に及ぶHIV感染被害）
1993年	④薬害エイズ被害が顕在化し始める。
1987年	⑤ヒト乾燥硬膜によるヤコブ病報告　⑥フィブリノゲン製剤による肝炎集団発生
1988年	MMRワクチン導入，1993年に無菌性髄膜炎の発生率が高いことで中止。
1989年	老人性痴呆薬ホパテン酸カルシウム被害（死者11人）
1993年	抗ウィルス剤ソリブジン承認・抗癌剤併用で死者16人・自主回収
1997年	喘息薬ベロテックエロゾルによる喘息患者死が社会問題化
2002年	⑦肺癌治療薬イレッサ薬害社会問題化
2006年	インフルエンザ治療薬タミフルが社会問題化
2013年	子宮頚癌予防ワクチンの副反応が社会問題化

薬は厚生省に対し「レンツ報告は科学的理由なし」として販売を継続した。同年5月に出荷停止，9月に回収開始となった。回収は西ドイツに遅れること約10ヵ月であった。

被害児数は1,200～1,400名（認定患者数309名：1959～69年出生児）ともいわれ，救済訴訟は1963年以降，名古屋地裁，京都地裁，東京地裁その他5地裁の8地裁に係属し，74年10月に確認書締結，和解となった。

② **キノホルム剤（整腸剤）によるスモン**
（SMON：亜急性脊髄視神経抹消神経症）

1934年にスイスのバーゼル化学工業社（のちのチバガイギー社）が製造販売を開始し，翌35年に副作用報告がなされた。36年に日本薬局方に劇薬指定され（39年解除），45年にアメーバ赤痢に限定すべき警告（60年FDAも同様の勧告）がなされるも日本では53年に八州化学（のちの田辺製薬に合併）が製造販売を，チバガイギー社が輸入を開始し，武田薬品工業が販売を開始した。副作用のない安全な整腸剤と宣伝された。しかし，55年に後にスモンと名付けられる副作用が発生し，64年には厚生省研究班が設置され，70年にキノホルム原因説が発表され，販売使用中止が通達された。

処方薬のみならず，一般用医薬品の中にもこの成分が存在し，被害者数は約12,000名（原告数 6,928名）ともいわれ，救済訴訟は1971年以降32地裁で係属し，77年に東京地裁で一部原告の和解が成立するも，78年から79年にかけて9地裁での原告勝訴判決[1]が下され，79年に確認書が締結され，約6,500名が救済された。

③ **クロロキン製剤（リウマチ，腎炎治療薬）による網膜症**

1946年に米国において抗マラリア剤として販売され，48年に

---

[1] 金沢地裁昭和53年3月1日判決．判例時報879-29．
東京地裁昭和53年8月3日判決．判例時報899-48．
福岡地裁昭和53年11月14日判決．判例時報910-33．
その後の広島，札幌，京都，静岡，大阪，群馬の各地裁判決は判例時報920号，950号に掲載．

「クロロキンの慢性毒性の研究」（視力障害）が発表されるも，日本ではその後の55年に吉富製薬によって輸入が開始された。そして，59年にはクロロキン網膜症が報告されるも，吉富製薬は60年に適応症を拡大し，武田製薬，小野薬品，住友化学が販売を開始した。65年には厚生省製薬課長が日本製薬団体連合会安全性委員会からクロロキン網膜症報告を聞き，自らは服用を中止するも，薬務局長通知による警告は69年と遅れた。71年被害者の厚生大臣への直訴がマスコミ報道され，翌72年に被害者の会が結成されて，製薬会社からドクターレターが配布されるも，製造中止は74年まで遅れ，回収もされなかった。

　被害者数は約2,000名（被害者の会）といわれ，救済訴訟は1975年に東京地裁に提訴（国，企業，医療機関）され，82年に第一次一審判決（原告勝訴），87年に第二次一審判決（国の責任否定），88年に第一次二審判決（一部の医療機関と国の責任否定），94年に第二次二審判決（国の責任否定，高判昭和63年3月11日判時1271号），95年に第一次最高裁判決（国の責任否定，最判平成7年6月23日民集49-6-1600）と経過した。企業及び医療機関とは和解が成立し，国の責任は否定された。

④ **血液製剤（第8，第9凝固因子製剤）による
ヒト免疫不全ウィルス（HIV）感染**

　医療用血液は古くから肝炎等の感染症の原因とされてきた。1943年に米国において，肝炎感染対策として血液製剤（黄熱ワクチン）の病原性ウィルスの加熱不活化法が開発されていた。日本では64年にライシャワー米大使が輸血により肝炎感染を合併し，医療用血液を献血で賄う閣議決定がなされ，75年にはWHOや厚生省血液問題研究会が国内献血を勧告していた。

　このような中，先天性凝固因子欠乏症である血友病の治療薬（補充療法）として，72年に第9因子製剤の輸入が開始され，78年には第8因子製剤を含め本格輸入が始まった。そして，79年にはドイツにおいて凝固因子製剤のウィルス対策として加熱不活化技術が開発されていた。

他方，81年6月に米防疫センター（CDC）は後にAIDSと名付けられる奇病を報告し，82年7月には血友病3症例を報告した。これをうけて米国では12月に医療用血液のドナースクリーニングが開始され，83年3月にはFDAが加熱製剤を承認し，5月にはAIDSウィルスが分離された。

日本では83年6月に厚生省エイズ研究班が発足し，8月に日本の血友病エイズ症例が確認され，84年2月から加熱製剤の治験が開始されるも，3月には研究班が血友病治療法を変更しない旨の報告をし，85年7月に第8因子，12月に第9因子の加熱製剤が承認されるも，86年頃まで非加熱製剤の出荷が続くことになった。

被害者数は1,500～2,000名ともいわれ，死亡者は685名（2014年3月現在）にのぼった。救済訴訟は1989年に大阪・東京の両地裁で提訴され，95年に両地裁が結審され，和解勧告がなされ，96年3月に両地裁にて和解・確認書が締結された。訴訟手続で救済された被害者は二次感染者を含め，1,380名である。

⑤ **ヒト乾燥硬膜によるクロイツフェルト・ヤコブ病（CJD）**

1973年にヒト乾燥硬膜を医療用具として日本BSS社輸入販売を開始した（製造元はドイツのビー・ブラウン社）。87年に米国CDCが本症例を報告し，FDAが警告を発し，ビー・ブラウン社は殺菌方法をアルカリ処理に変更して対策を講じたが，感染源となった非アルカリ処理製品は未回収のままであった。日本では95年から96年にかけて厚生省調査によって43症例が報告され，97年には厚生省が回収命令を発した（79年の薬事法改正で回収命令権が規定されて以降初めて）。

被害者数は原告数125名（2012年8月現在）とされている。救済訴訟は96年に大津地裁，97年に東京地裁で提訴され，2001年に大津・東京両地裁で結審・和解勧告がなされ，02年3月に両地裁で和解・確認書が締結された。

⑥ **血液製剤によるC型肝炎ウィルス（HCV）感染**

医療用血液による肝炎感染は古くから指摘され，1963年に厚生省・血清肝炎調査研究班が設置された。ところが，肝炎感染の

原因とされた血液製剤については，64年にフィブリノゲン製剤（F剤）が，72年に第9因子製剤が承認され，78年に第8因子製剤の本格輸入が開始された。77年に米FDAによってF剤の承認取消がなされるも，日本ではその後も販売が継続された。87年にF剤による肝炎感染が集団発生し，非加熱製剤の回収，加熱製剤の承認と進展するが，加熱でも感染被害が発生した。被害が止まったのは93年の不活化法（SD処理）の導入からであった。

被害者数は1万人以上ともいわれるが，救済訴訟の原告数は約2,100名（2013年現在）である。救済訴訟は国・田辺三菱製薬と同社の子会社ベネシス・日本製薬を被告として2002年に東京・大阪で，翌03年に福岡・仙台・名古屋で提訴された。判決は06年6月21日に大阪地裁（判例時報1942-23），8月30日に福岡地裁（判例時報1953-11），07年3月23日に東京地裁（判例時報1975-72），7月31日に名古屋地裁，9月7日に仙台地裁と続き，11月7日の大阪高裁和解勧告，12月23日の福田康夫首相の政治決断により，08年1月11日薬害肝炎救済法（通称）[2]が制定され，1月15日原告団・弁護団と国との基本合意書締結，9月28日原告団・弁護団と田辺三菱との基本合意書締結，12月14日原告団・弁護団と日本製薬との基本合意書締結により解決に向かった。

⑦ **イレッサ（肺癌治療薬）による間質性肺炎**

2002年7月に世界で初めて日本で承認され（審査期間5ヵ月），3ヵ月後の10月に緊急安全情報が出され，その後何度も添付文書が改訂され，現在もなお使用されているが，その有効性や安全性には疑問の多い医薬品である。

被害者数は急性肺障害2,328名，死亡者857名（2012年9月現在）とされている。救済訴訟は2004年に大阪・東京両地裁で提訴され，11年から12年にかけて東京・大阪両地裁が和解勧告す

---

[2] 特定フィブリノゲン製剤及び特定血液凝固第IX因子製剤によるC型肝炎感染被害者を救済するための給付金の支給に関する特別措置法（平成20年1月16日法律第2号，最終改正：平成24年9月14日法律第91号）.

るも，被告らはこれを拒否し，大阪地裁判決（企業責任認容，国賠責任棄却），東京地裁判決（全面認容），東京高裁判決（全面棄却），大阪高裁判決（全面棄却），最高裁判決（全面棄却）と経過した[3]。

(3) 現代型訴訟としての薬害訴訟と社会的運動

加害者が被害者の願いに誠実に対応しないことが多く，薬害被害者の運動は，前記の願い（要求）を実現すべく，司法（民事訴訟）による加害責任の明確化へと進まざるを得ない。

司法判断（和解勧告所見又は判決）を武器に，司法の力と被害者の社会的運動によって，加害者に責任の受け入れをせまることになる。

そしてこの社会運動は，被害者・原告団が運動の全面に立って行動し，これを弁護団と支援運動がサポートすることになる。

被害者による社会的運動は，加害者に向けられたものの他，報道機関や国会議員のみならず，多くの人々への呼びかけ等広汎な運動へと展開される。

以下，運動を展開するうえで重要な被害者弁護団の役割と原告団の団結について述べる。

① 被害者弁護団の役割

(a) 被害者の結集をはかる

多くの被害者は泣き寝入りを強いられている。その被害者の声を結集すべく，電話相談や被害調査等が活用される。

(b) 被害者への共感を広げる

被害者への共感を広げるために，被害者と共に集会等を企画し，支援の輪を広げる。更に報道機関へ被害の実相や加害の構造に関する情報を提供して報道につなげる。また，国会議員への情

---

3) 大阪地裁平成23年2月25日判決．
東京地裁平成23年3月23日判決．判例時報2124-202．
東京高裁平成23年11月15日判決．判例タイムズ1361-142，判例時報2131-35．
大阪高裁平成24年5月25日判決．
最高裁第三小法廷平成25年4月12日判決．

報提供によって，国会審議につなげる。

このような活動によって被害者の共感を広げ「国民のいかりに火をつける」（アーサー・キノイ）ことで社会運動を広げてゆく必要がある。

(c) 訴訟戦略

もとより弁護団の中心的役割は訴訟による裁判官への説得活動である。

訴訟提起前からの調査活動を通じて主張と証拠の整理を開始し，迅速かつ充実した審理計画の一翼を担い，勝訴的な和解勧告又は判決を得ることが当面の目標である。この訴訟手続の戦略については，改めて後述する。

② 原告団の団結

泣き寝入りと分断を強いられてきた被害者の団結・組織強化を図るためには，何と言っても要求の統一化が必要である。一人一人の要求をすべての被害者の要求としてとりまとめてゆく「統一要求書」づくりによって，要求の明確化と被害者運動の統一が図られるのである。

その要求は大別すれば，前記のように被害救済と薬害根絶の2つに集約されることになる。

被害者要求の統一化がなされないと，運動は分裂してゆくことにもなりうる。このことは薬害スモン事件や薬害エイズ事件の教訓でもある。

(4) 戦略的訴訟手続論
① 被告の選択

手続的な訴訟戦略は被告の選択から始まる。

被害者運動の目的が被害救済と薬害根絶であれば，国の法的責任を明らかにすることが不可欠である。製薬企業の法的責任だけを明確にしても，金銭的賠償以外の要求を実現することは残念ながら極めて困難である。

医療者，医療機関を被告に加えることは，投薬証明や専門家証人

の協力を得にくくし,更には被告の数が膨大になり訴訟の長期化をもたらすことにもなる。また,そもそも薬害の責任を医療者・医療機関に対し追及することの是非も問題となりうる。医療者・医療機関の責任については,訴訟外において,医療者・医療機関としての自律的な専門職責任を促すことに努力するのが原則となっている。

② **計画審理**

1998年の新民事法訴訟の施行により,計画審理の考え方が導入され,薬害訴訟は実務的には4年以内の早い時期に終結させることが目標とされている[4]。なお,前記の7つの薬害訴訟においては,提訴から1審終了(和解又は判決)までは3年8ヵ月から8年2ヵ月の期間となっている[5]。

そこで,以下の争点と証拠の整理手続及び集中証拠調についての計画審理に基づく戦略が必要である。

薬害訴訟における法的論点は極めて多義にわたっている。後述するように,国と製薬企業の損害賠償責任要件たる,①予見可能性論(過失論,企業の製造物責任については後述する),②有効性・有用性の欠如,③国賠法上の過失・違法性論,④損害論,⑤因果関係論(共同不法行為論を含む),⑥除斥期間と消滅時効である。これらの法律論を検討するための証拠は膨大であり,新しい法律論や医薬の専門的知見が関係する。

訴訟期間を決定する主な要因は,当事者の主張立証の準備期間と裁判所の審理計画である。

すべての論点について,争点と証拠の整理が完了してから証拠調に入るのではなく,論点ごとに争点と証拠の整理を行い,完了した論点について順次証拠調手続に移行し,証拠調手続をできる限り論点ごとの集中証拠調の考え方で計画することが望ましい[6]。

---

4) 森 宏司. 計画審理の理論と実際. 判例タイムズ1147-68 (2004年).
5) サリドマイド東京訴訟8年2ヵ月,スモン東京訴訟7年3ヵ月,クロロキン訴訟6年2ヵ月,HIV東京訴訟6年5ヵ月,ヤコブ大津訴訟5年4ヵ月,肝炎大阪訴訟3年8ヵ月,イレッサ東京訴訟6年4ヵ月
6) 前掲4)

弁論期日の間には進行協議期日を入れて計画審理を逸脱しないようにする必要がある。

多地裁提訴型の場合，集中証拠調期間の短縮のために，複数の専門家証人を各地裁に分散して，裁判所の許可の下，録画を残して，尋問調書とともに他地裁に提出することも一案である。薬害肝炎訴訟では，録画は許可されなかったが，「分散審理」[7]の考え方で被告らの同意の下で5地裁で専門家証人の取調を分散して行った。

証拠調の最終段階は原告本人尋問の集中証拠調化である。HIV東京訴訟では，週1回，全日の証拠調（1日当たり3家族の尋問）を東京地裁の法廷において，12週間連続で，左陪席裁判官を受命裁判官として行った。この手続は後の民事訴訟法改正で第268条として立法化された。

③ **和解か判決か**

一般に，和解は互譲による合意によって成立し，判決は裁判官の法的判断となり，内容や期間の長短等で，被害者（原告）にとっても一長一短である。

薬害訴訟の目的は司法による被告らの法的責任の明確化であり，これは全面解決への手段であり，過程にすぎない。つまり，被害救済や薬害根絶策の実施は，この責任の明確化を武器に，司法権と社会運動の力によって，原告被害者らが被告との基本合意によって勝ち取って実現することになる。責任が明確になるのであれば，上訴権が留保されている判決よりは和解勧告所見が望ましいとも言える。勝訴判決なら被告らの控訴阻止を社会運動で実現しなければ，被告の控訴によって解決が長期化することにもなりかねない。

---

[7] 分散審理とは，民事訴訟法第7章（大規模訴訟の審理の特則）の考え方，すなわち直接主義をある程度後退させて迅速な審理を実現する方式を類推するもので，専門家証人の証拠調を多地裁で分散して審理するやり方である。

(5) 被害者運動の到達点

司法により責任の明確化がなされた後は①被告らに責任を受け入れさせた上で被害者への謝罪②被告らとの間で基本合意を締結し，被害救済と薬害根絶，そして今後の定期協議の約束をさせる必要がある。そして，基本合意後に全面解決を実現させてゆくことになる。

個々の原告に対する金銭的賠償については，基本合意に基づいて訴訟上の和解により実現することになるが，場合により被害救済特別措置法の制定がなされることもある（薬害肝炎の例[8]）。

恒久対策については厚生労働省の社会保障政策の拡充と予算措置のみならず，特別立法（例えば肝炎対策基本法）が制定される場合もある。

薬害根絶については，事件の検証と再発防止のための薬事法改正等に進展させなければならない。

過去の事例においても，サリドマイド事件における承認制度の見直し（「医薬品の製造承認等に関する基本方針」），スモン事件における薬事法改正，薬害エイズ事件における薬務局組織改革策，薬害ヤコブ事件における薬事法改正，薬害肝炎事件における「薬害再発防止のための医薬品行政等の見直しについて（最終提言）」[9]等がある。

2 損害賠償責任

ここでは薬害訴訟において問題となる損害賠償責任について述べることとする。

(1) 因果関係論

薬害は医薬品による人為的に作られた被害であり，既知の疾病とは異なるため，医薬品と被害の因果関係を訴訟上証明することは困難を極めてきた。

---

[8] 前掲2)
[9] 法改正が予定されたが，2014年5月現在，いまだ法改正には至っていない。

① 事実の証明論

　事実的因果関係の証明については，最判昭50.10.24民集29-9-1417（東大ルンバール事件判決）が以下のとおり判示し，これが先例として確立している。

　「訴訟上の因果関係の立証は，一点の疑義も許されない自然科学的証明ではなく，経験則に照らして全証拠を総合検討し，特定の事実が特定の結果発生を招来した関係を是認しうる高度の蓋然性を証明することであり，その判定は，通常人が疑を差し挟まない程度に真実性の確信を持ちうるものであることを必要とし，かつそれで足りる」

　そして，この高度の蓋然性の証明は多くの判例により，以下の間接事実，すなわち①原因と結果との科学的関連性②時間的先後・近接性③他原因との比較等の証明により推認されてきた。

② 疫学的因果関係論

　ところで，公害や薬害の場合，被害は新規の疾患であるため，科学的関連性の証明は既知の医学薬学的知見により証明することには困難が伴い，疫学的証明（疫学的因果関係論）が用いられてきた。

　疫学は病気の発生原因に関する学問で，以下の4条件がある場合に病気の原因を特定するものである。

　ⅰ．問題の因子が発症の一定期間前に作用
　ⅱ．作用程度と疾病罹患率の相関
　ⅲ．因子の分布消長と流行の特性が矛盾なく説明可能
　ⅳ．作用機序が生物学的に矛盾なく説明

　スモン判決ではこの疫学4条件を参考に，以下の4要件でキノホルムとスモンの一般的因果関係（科学的関連性）を肯定した。

　ⅰ．発症以前の服用（先行因子性）
　ⅱ．販売量と発生数の比例相関（相関関係）
　ⅲ．行政措置後の激減，終熄
　ⅳ．量と反応の関係（なお，福岡地判と静岡地判は動物実験の結果も引用している）

なお，疫学的因果関係によって証明できるのは因子と集団における疾病の一般的因果関係であり，因子と特定の患者の疾病との個別的因果関係の証明は，時間的先後・近接性及び他原因との比較をも検討のうえ認定されることになる。なお，当該疾患が薬原病であるスモンのように他の原因ではみられない特異的疾患である場合には疫学的因果関係が個別的因果関係をも推認することになる。

③ 個別的因果関係論

　個別的因果関係の証明にとって重要なことは他原因との比較である。

　まず特定の原因（A）と他原因（B）との関係については，一般的に①択一的関係（A又はB）②競合的関係（AでもBでも）③共同的関係（A＋Bで）の3通りがある。が，薬害では主に競合的関係が問題となる。

　薬害肝炎では，輸血との比較が問題となり，東京地裁判決（東京地判平19.3.23判時1975-72）では大量輸血との併用事案において血液製剤とHCV感染との因果関係が否定された。なお，薬害事案ではないが集団予防接種によるB型肝炎感染事案（最判平18.6.16判時1941-28）では母子感染との比較が問題となり，母子感染の可能性が低いことを前提に集団予防接種とB型肝炎感染の個別的因果関係を認定している。

　競合的関係の場合，他原因Bを肯定してもA原因との因果関係が否定されるわけではない。競合的関係でA原因との個別的因果関係が否定されうるのは，A原因の可能性が乏しく，しかもB原因の可能性が大である場合に限定されるべきである。

④ 企業責任・国賠責任と医療過誤責任との競合

　当該医薬品の使用について医師・医療機関の医療過誤責任が肯定される場合，企業責任や国賠責任はどのような影響を受けるかが，問題となる。広島地判昭54.2.22判時920-19（スモン），東京高判昭63.3.11判時1271（クロロキン），福岡地判平18.6.21判時1953-11（薬害肝炎）は，責任の競合として因果関係を肯定している。

(2) 製薬企業の責任
① 不法行為責任と製造物責任

　　企業責任では不法行為責任（民法709条）と製造物責任（製造物責任法3条・1995年施行）が問題となる。

　　製造物責任では不法行為責任と異なり「過失」（結果の予見可能性を前提とする回避義務違反）が要件とされず「欠陥」（通常有すべき安全性の欠如　同法2条3項）が要件とされるため，被害発生の予見可能性を要しないが，製造者側に開発危険の抗弁（欠陥の認識不可能性）が認められている（同法4条1号）。

　　なお，イレッサ薬害訴訟の最高裁判決[10]では，「引渡し時点で予見し得る副作用について，製造物としての使用のために必要な情報が適切に与えられることにより通常有すべき安全性が確保される関係にある」として警告上の欠陥について予見可能性を要するとした。この点『詳解　製造物責任法』（升田純．商事法務研究会；1997）は，「警告上の欠陥であっても，過失責任あるいは実質的に過失責任と同様の運用をすることは製造物責任法の趣旨を損うものであり，製造物責任法上予定されていない考え方である。」としている。また，この最判はイレッサが警告上の「欠陥」に該当しないとしており，「欠陥」に該当するとしたうえで開発危険の抗弁を認めて免責したものではない。

　　不法行為責任でも製造物責任でも承認・販売開始時の責任と市販後の責任が問題となる。また，どちらも医薬品の販売自体の責任と警告表示欠如の責任が問題となりうる。

　　また，医薬品の販売自体の責任においては，当該医薬品の有効性・有用性の有無が問題となりうる。有効性・有用性の欠如は不法行為責任においては，過失ないし違法性の要件として，製造物責任においては欠陥の要件として論じている。

　　一般に，不法行為責任の過失要件より製造物責任の欠陥要件の

10）前掲3）

方が被害者側にとって立証が緩和されていると解されているが，実際にはそうとも言えない。そればかりか，加害行為の悪質性の立証を要しない欠陥責任では，裁判官への説得が不充分になる危険があるとも言えよう。私見では，薬害企業責任の立証はむしろ不法行為責任を踏まえることの方が重要と考える。

② **予見可能性の有無**

(a) **医薬品の安全確保義務**

この安全確保義務とこれに基づく調査義務を強調することで，被害発生の予見可能性の認定を容易ならしめる効果がある。

クロロキン薬害に関する東京高裁昭63.3.11（判時1271-400）は次のように判示している。

「医薬品の製造または輸入を業とする者は，人の病気の予防，治療に供する目的とはいっても，その反面，前記のような本質的に人の身体，健康に有害な危険が顕在もしくは内在する化学物質たる医薬品を製造し，輸入し，ひいてはこれを販売して当然利潤を得ているのであるから，その製造，販売等に伴う法的責任は非常に重いものであるといわざるを得ず，薬事法の諸規定を遵守しなければならないのは無論のこと，その時々の最高の医学，薬学等の学問技術水準に依拠して，医薬品の最終使用者である医師や患者らを含む一般国民に対し，その本来の使用目的（治療効果）以外の働き，作用による危険を未然に防止するよう努めなければならない注意義務があり，その注意義務の内容も医薬品の開発，製造段階から販売，使用後の段階までにわたる広汎なものであると解せられる。」

(b) **予見可能性の程度**

不法行為責任における予見可能性に関する通説は具体的予見可能性説であるが，過去の下級審判決では一方において事実上の緩和認定を，他方においては予見可能性の程度に応じた回避義務の態様（薬害スモン，東京地判昭53.8.3判時899-48）を問題にして予見可能性の立証を緩和する工夫がなされている。

事実上の緩和認定については，例えば，薬害スモン（東京地判昭53.8.3判時899-48）では「（後に名付けられた）スモンとの関

連性を推認しうる何らかの神経障害」の予見が可能であればよいとした。

(c) 有効性・有用性

医薬品は有効性があって，加えてそれを著しく超える危険性がない場合に有用性ありとして承認される（薬事法14条2項3号参照）。

この要件は，不法行為責任においては過失又は違法性要件として，製造物責任に置いては欠陥要件として位置づけられ，判例においては，いずれも被害者側（原告側）の立証責任とされている。しかし，医薬品の承認審査においては，薬事法上（14条2項3号），有効性・有用性の立証責任が製薬会社にあるとされていることとの比較において不適当である。ちなみにこの有用性に関してクロロキン薬害における最判平7.6.23（判時1539-32）は以下のように述べている。

「治療上の効能，効果と副作用の両者を考慮した上で，その有用性が肯定される場合に初めて医薬品として使用が認められるべきものである」

「その時点における医学的・薬学的知見の下で，当該医薬品がその副作用を考慮してもなお有用性を肯定しうるときは，厚生大臣の薬局方収載等の行為は，国家賠償法1条1項の適用上違法の評価を受けることはない」

(3) 国家賠償責任

被害の完全救済や薬害の根絶は，国の法的責任に基づいてのみ実現可能となる。そこで薬害訴訟においては国を被告として国家賠償責任を追及することになる。

医薬品の販売は薬事法により国（厚生労働大臣）の承認を要し，市販後においても国の規制に服することになる。そこで，承認行為（作為）と市販後規制権限不行使（不作為）について，国賠責任の有無が問われることになる。なお，誤った承認行為については，作為の過失論で構成するか，それとも規制権限不行使の不作為の違法性で構成するかについての問題があるが，承認の誤りを肯定する判決が少ない中で，薬害スモン判決（金沢地判，前橋地判）及び薬害肝炎判決（大

阪地判，福岡地判）は前者すなわち作為の過失論で構成している。

問題は市販後の規制権限不行使についてであるが，最高裁はクロロキン薬害事件について，次のように判示して裁量権消極的濫用論を採用した。

「厚生大臣が当該医薬品の副作用による被害の発生を防止するために前記の各権限を行使しなかったことが直ちに国家賠償法1条の適用上違法と評価されるものではなく，副作用を含めた当該医薬品に関するその時点における医学的・薬学的知見の下において，……右権限不行使が許容される限度を逸脱して著しく合理性を欠くと認められるときは，その不行使は副作用による被害を受けた者との関係において同項の適用上違法となる」

また，学説においては，以下のような事情の有無を総合的に判断して裁量権の有無や逸脱を判断すべきとしている[11]。

ⅰ．国民の生命身体健康等に対する具体的危険の切迫（危険の切迫性）
ⅱ．行政庁が危険の切迫を知り，又は容易に知りうること（予見可能性）
ⅲ．権限行使すれば容易に結果発生を防止できること（結果回避可能性）
ⅳ．行使しなければ回避できないこと（行政手段の補充性）
ⅴ．国民が権限行使を期待していること（期待可能性）

従って，危険の「切迫」「容易に知りうること」「容易に……防止できること」等を証明して，権限不行使が許容限度を逸脱していることを基礎づけることは容易ではない。

医薬品被害の特殊性，すなわち生命健康被害の重大性，迅速な対応の欠如がもたらす被害の拡大性，製薬企業の安全努力の期待困難性，更には国に安全確保義務があること等からすれば，医薬品安全性確保行政には裁量権を安易に認めるべきではないと解する（裁量

---

11) 例えば，大浜啓吉. 行政裁判法（行政法講義Ⅱ）. 岩波書店；2011. p.425.

権収縮論,裁量権否定論)。

(4) 医療者・医療機関の損害賠償責任

医薬品の有害作用による被害についての医療者・医療機関の医療過誤責任については,発生責任(適応外使用,投与方法の誤り,説明義務違反)と治療責任(副作用の誤診,投与中止の遅れ,治療義務違反)が問題になりうる。過去の薬害事案における医療過誤責任が問題になった訴訟事案は,クロロキン薬害訴訟と筋短縮症訴訟である。

(5) 損害論
① 損害額の算定

人身損害における損害額算定については,交通事故事案で慣例化し通説判例でもある差額説に基づく個別損害積上方式と損害事実説(死傷損害説)が対立している。差額説は,損害を,不法行為がなければ被害者が現在有していたであろう仮定的利益状態と不法行為がなされたために被害者が現在有している現実の利益状態との間の差額とする。他方損害事実説は,被害者に生じた一定の不利益な事実(死傷等)自体を損害とみる。

公害や薬害事案においては,損害事実説的立場に基づいて包括一律請求論が主張され,下級審判例もこれを肯定してきた。包括請求論とは,加害行為により生じた全人間的破壊による損害を総体として包括的に捉え,これへの賠償を包括して肯定する方式をいい,一律請求論は同一被害の多数被害者間で損害額に差を設けない請求方式をいう。

また,近年新民事訴訟法117条の新設に伴い定期金賠償論が再評価されてきたが,サリドマイド薬害のように賠償金の一部を50年間の年金とした和解例もある。

なお,スモン,薬害エイズにおいては,和解における解決として健康管理手当(生活保障的定期給付)が賠償の一部として合意された。

② 損害の立証論

損害事実説や包括請求論においては，原告本人尋問等による被害立証が重要視される。

例えば，HIV東京訴訟では，HIV感染症の進行性，不可逆性，差別による社会関係の喪失，性感染症としての恋愛・結婚・出産による二次感染の危険，家族への被害の拡大等が立証され，裁判所による和解勧告所見において「何らの落ち度もないのに，前記のように悲惨というほかないような死に至る苦痛を甘受せざるを得ないことは，社会的，人道的に決して容認できるものではないと考える。」と述べられた。

なお，包括一律請求論に対しては，人身損害の個別性が軽視され，必ずしも請求額の高額化にはつながらず，かえって各原告の共通損害のみの評価につながりかねない，との批判もある。

3　その他の被害救済制度

(1) 医薬品副作用被害救済制度等

医薬品の有害作用による損害について製薬企業の損害賠償責任を被害者が立証することが困難であることから，スモン訴訟解決の過程で法律（現在は「独立行政法人医薬品医療機器総合機構法」）に基づく「医薬品副作用被害救済制度」が1980年に創設され，医療費，障害年金，遺族年金，遺族一時金等が支給されている。いわゆる無過失補償制度である。なお，一部医薬品については制度対象から除外されている。そこで，薬害エイズ，薬害ヤコブの解決に基づき，2004年に生物由来製品感染被害救済制度が併設された。更に，イレッサ薬害をきっかけに，この制度において除外されている抗がん剤の副作用被害救済制度の併設に向けて，2011年6月厚労省検討会が設置されたが，2012年8月「とりまとめ」において「制度設計の根本的な考え方に難しい問題がある」「引き続き，……実現可能性について検討を続けていくべき」として，先送りされた。

なお，同様の救済制度は，予防接種法に基づく予防接種による健

康被害救済措置が同法に規定されている。

本項では以下現行の医薬品副作用被害救済制度についての問題点について述べる。

① **医薬品と被害との因果関係の認定**

因果関係認定の緩和という立法事実からすれば，疑わしきは，被害者の利益に判断されるべきであるが，近年の下級審判例では，民事訴訟上の事実認定の原則である高度の蓋然性が要求されている（東京地判平20.5.22判時2018-3）。

② **医療過誤責任との競合の可否**

本制度では医薬品の不適正使用による有害作用の場合について救済対象から除外されている（法4条6項参照）。また，法（16条2項2号，18条1項，2項）は賠償責任を有する者がある場合について，不支給，給付中止等を規定している。このことから，医療過誤責任との競合を否定する見解がある。

他方，前記賠償責任が製造物責任を想定していること，本制度が「見舞金的色彩をもった独特の給付」（機構ウェブサイトＱ＆Ａ14）であることから，医療過誤責任との競合を肯定することも可能である。

この問題は，無過失補償制度のあり方ともかかわる論点であるが，本制度が本来的に無過失損害賠償責任として，過失（不適正使用を含む）の有無にかかわらず，かつ因果関係の認定も緩和して，早期の被害者救済を図る制度であるべきであることから，医療過誤責任が肯定されうる場合も救済し，後に損害賠償責任が肯定された場合には，その限度で本制度による給付との調整を図ることが望ましいといえる。

その点が不明確な状況において，医療過誤責任との競合を否定することは被害者救済の観点から妥当とはいえない。

③ **審議・決定選択の不透明性**

本制度の因果関係や適正使用の認定に関する審議過程が不透明であり，不支給決定の理由が簡略すぎて説明責任が欠如している。より透明性の高い制度設計が求められる。

④ 支給除外としての胎児死亡

　　医薬品による胎児への有害作用の結果，胎児が死産となった場合には，救済制度の対象から除外されている（法4条6項の副作用の定義参照）。

　　しかし，損害賠償責任においては，胎児死亡が両親の損害と評価されており（賠償額は一部の例外を除いて800〜1000万円程度であり，両親の慰謝料を超えて，胎児の生命侵害への考慮もあるとも言いうる），妊娠4ヵ月以上の死産・死胎については，法律上届出が義務づけられ（厚生労働省令），埋葬も許可制（墓地埋葬等に関する法律）となっており，解剖（死体解剖保存法）を含め人の死亡と同様の取扱いを受けている。また，分娩直前の胎児死亡と新生児仮死にて出産した児の新生児期における死亡との間には，両親のみならず社会の人々の心情においても格別の差がない。更に，本基金救済は，「見舞金的色彩」（Q&AのQ14）のもので，遺族にも支給されている。よって，法改正によって遺族一時金・葬祭料に準じた支給を行うことが望ましいと考える。

(2) 医薬品の有害作用をめぐる紛争解決システム

　製造物責任法が制定された際に，衆議院商工委員会附帯決議をもって，検査・調査・研究機関の体制整備及び裁判外紛争処理（ADR）の充実強化が求められた。そして，医薬品に関しては日本製薬団体連合会に医薬品PLセンター及びPL審査会が設置されたが，その実効性については定かではない。被害救済を支える無過失補償制度やADRも充分に機能しているとは言い難い。

　救済機能が充分でないばかりか原因分析や臨床評価も行われていないため再発防止機能がない。

　医薬品副作用被害救済制度の開始（1980年）や，製造物責任法施行（1995年）以降も，喘息薬ベロテックエロゾル（1997年），肺がん治療薬イレッサ（2002年），インフルエンザ治療薬タミフル（2006年）が社会問題化し，いまだに解決されていない。

　従って，医薬品の有害作用による被害の救済については，いまだ

に薬害訴訟（民事訴訟）の役割が重要といわざるを得ない。

参考文献

- 田井中克人，和気正芳．ジフテリア予防接種禍事件：戦後史の闇と子どもたち．かもがわ出版；2012．
- 全国サリドマイド訴訟統一原告団，サリドマイド訴訟弁護団編．サリドマイド裁判（全4巻）．サリドマイド裁判記録刊行委員会；1976．
- スモンの会全国連絡協議会編．薬害スモン全史（全4巻）．労働旬報社（現・旬報社）；1981-1986．
- クロロキン全国統一訴訟原告団・弁護団編．クロロキン薬害事件資料集（全2巻）．ラ・モデンナ；1981．
- 東京HIV訴訟弁護団編．薬害エイズ裁判史（全5巻）．日本評論社；2002．
- 薬害ヤコブ病被害者・弁護団全国連絡会議編．薬害ヤコブ病の軌跡（全2巻）．日本評論社；2004．
- 薬害肝炎弁護団編．薬害肝炎裁判史．日本評論社；2012．

あとがき

　私が患者側弁護士として医薬品の安全性を強く意識し始めたのは，薬害エイズ訴訟を担当している時期（1989～96年）であった。その時期は日本における製造物責任法（94年制定）や情報公開法（99年制定）の立法化を日本弁護士連合会（日弁連）が強く推進していた時期でもあった。90年に日弁連調査団の一員として米国のFDAを訪れた際に，「日本で約2600件／年しか報告されない医薬品副作用報告が，米国では約78,000件／年も報告されているが，日米のどこが異なるのか」と質問してみた。係官は「日本の医薬品の方が10倍以上安全だからではないか」とジョークで返し，その後こう説明した。「米国では医薬関係者からだけではなく患者も含めて世界中から報告を受けて分析をしています。そして政府が入手した情報は情報公開の対象となります。」情報がより多く還流することで，安全性が向上するというわけである。

　当時米国の市民団体パブリックシチズン（医療分野では「ヘルスリサーチグループ」という部門を有している）のラルフ・ネーダー氏が「情報は民主主義の通貨」と表し，医薬品の安全性分野でも同様のことが言えることを実感した。

　96年に薬害エイズ事件が和解・確認書締結で山を越えた時期に，弁護団は医薬品の民間監視を目的とする薬害オンブズパースン会議（97年設立）を発足させた。

　その後に担当した薬害肝炎事件の問題意識も重なって，公的な薬務行政監視組織の必要性も認識した。そして2010年には厚労省の

「薬害肝炎事件の検証及び再発防止のための医薬品行政のあり方検討委員会」の最終提言において，薬務行政の根本的見直しが提言された。

　この最終提言が出された頃には，安全性確保のためには法政策のみならず，これを裏付ける薬事法学の研究が不可欠であることを認識するに至った。

　それから4年，本書の執筆者である6名とともに，本書出版を当面の目的として薬事法学研究を重ねて，今般やっとのことで出版が実現した。

　本書の社会的意義については出版社であるエイデル研究所の理解を得て研究会がスタートしたものの，原稿が遅れ遅れになり，出版社の山添路子さんと清水皓毅さんにはご心配をおかけした。この場をお借りして感謝を申し上げたい。

　出版社からは今後の医薬品安全性の向上や薬事法学の発展のために学会・研究会づくりや雑誌の発刊等の助言も頂いた。どこまで実現できるやら不安も少なくないが，今後の薬事法学研究に努力したいと考えている。

2014年9月
鈴木利廣

索引

事項索引

ア行

愛知県がんセンター事件 …………… 194
亜急性毒性 ………………… 52, 61, 207
アザラシ肢症（胎児奇形）…………… 349
アニマルルール …………………… 319
アメリカ医科大学協会（AAMC）
　……………………………… 127, 128
アメリカ国立衛生研究所（NIH）
　……………………………… 127,164
安全対策調査会 …………………… 248
イエローカードシステム …………… 275
イエローレター ……………………… 93
医学雑誌編集者国際委員会（ICMJE）
　………………………………… 174,179
医学的適応性 …………………… 12,14
医師主導市販後臨床試験 …………… 176
医師と企業の関係に関する世界医師会声明
　………………………………………… 131
医事法学 ………………………… 10,12
医制発布 ………………………… 10,14
イタイイタイ病事件 ………………… 102
一般販売業 ……………… 24, 330, 332, 336
一般用医薬品（OTC薬）
　………………………… 21, 27, 48, 328-347
一般用医薬品製造販売承認基準 …… 331, 339
一般用医薬品のインターネット販売等の
　新たなルールに関する検討会 ……… 346
医薬情報担当者（MR）……………… 78, 273
医薬品安全性確保対策検討会 ………… 40
医薬品医療機器情報提供ページ …… 283
医薬品・医療機器等安全性情報報告制度
　………………………………………… 245
医薬品監視の4原則 ……………… 15, 96, 104
医薬品広告の3要件 ………………… 148
医薬品産業ビジョン2013 ……………… 99
医薬品第一部会 ………………… 67, 199

医薬品第二部会 ………………… 67, 199, 311
医薬品治療研究会 ………………… 280
医薬品添付文書の見直し等に
　関する研究班 …………………………… 44
医薬品等安全性情報報告制度 ……… 75, 245
医薬品等適正広告基準 …………… 147, 270
医薬品の安全性に関する非臨床試験の
　実施基準（GLP）…………… 27, 29, 41,
　　　　　　　　　　　　　　　53, 61, 207
医薬品の製造承認等に関する基本方針
　………… 26, 28, 73, 85, 221, 245, 359
医薬品副作用被害救済基金 ………… 31, 47
医薬品副作用被害救済・
　研究振興調査機構 ………………… 36, 47
医薬品副作用被害救済制度 ………… 31, 367
医薬品リスク管理計画（RMP）
　………………… 15, 94, 252-259, 266, 273
医薬部外品 ………… 23, 146, 200, 329, 341
医療機関報告（イエローカードシステム）
　……………………………… 75, 245, 275
医療基本法 …………………………… 13
医療契約論 …………………………… 13
医療保険制度改革法（ヘルスケア改革法）
　………………………………… 128, 136
イレッサ ……………… 11, 69, 94, 102, 110,
　　　　　　　　　243, 270, 275, 362, 367
因果関係 ………………… 72, 107, 109, 110,
　　　　　　　　　245, 357, 359, 368
インターネット販売問題 ……………… 342
院内製剤 …………………… 292, 314-318
院内特殊製剤 ………………………… 316
インフォームド・コンセント
　………………… 12, 135, 165, 194, 197
エイズ（後天性免疫不全症候群）
　………… 18, 38, 73, 115, 159, 167,231,
　　　　　　243, 301, 306, 352, 366, 367

H2ブロッカー ……………………………………… 340
疫学研究
　　………167, 184, 190, 244, 248, 256, 277
疫学的因果関係論 ……………………………… 360
エンドポイント………………………………… 212-221
延命効果……………………………………71, 160, 215
欧州医薬品庁（EMEA, EMA）
　　………117, 130, 199, 225, 248, 269, 280
欧州製薬団体連合会（EFPIA）…………… 131
大阪大学事件 …………………………………123, 133
オーファンドラッグ→希少疾病用医薬品
オタワ声明……………………………………………… 180
オピニオン・リーダー………………………………… 249
卸売販売業 ………………………………………332, 337

カ行

回収命令 …………………………………………… 91, 353
改善命令 …………………………………………… 89, 267
開発危険の抗弁………………………………………… 362
開発ラグ…………………………………………………… 160
拡大治験……………………………………………159, 306
過失 ………………………… 108, 357, 362, 364, 367
金沢大学付属病院事件………………………………… 195
環境政策における予防的方策・予防原則の
　　あり方に関する研究会報告書………… 105
環境と開発に関するリオ宣言……………………… 105
患者からの副作用報告制度
　　………………………………… 77, 244, 272, 275
患者登録システム（SMUD）………………… 296
患者の権利 ……………………………………………13, 16
患者の自己決定権 …………………………………150, 196
患者保護及医療費負担適正化法
　　………………………………………………113, 185
患者向医薬品ガイド………255, 257, 265, 272
患者向説明文書………………………………257, 272

関税及び貿易に関する一般協定（GATT）
　　………………………………………………… 99, 241
感染症定期報告制度 ……………………………… 46, 73
環太平洋戦略的経済連携協定（TPP）……… 99
キーフォーバー・ハリス修正法………… 26, 203
希少疾病用医薬品（オーファンドラッグ）
　　……………………… 35, 36, 37, 82, 217, 225,
　　　　　　　　226, 231, 296, 300, 305
規制改革会議 ………………………………311, 312, 314
規制緩和……………………………………14, 18, 48, 99, 152,
　　　　　　　　241, 330, 331, 342
規制権限不行使 ……………………………………… 30, 364
キノホルム ……………………30, 108, 242, 351, 360
基本原理……………………………………………… 10-14
基本合意書 …………………………………………100, 354
行政裁量 ………………………………………………… 69
行政法学………………………………………………… 12-14
緊急安全性情報
　　…………………37, 88, 92-94, 107, 240, 243
緊急使用承認（Emergency use
　　authorization：EUA）……………………… 319
緊急命令 ……………………………………32, 45, 87, 91
筋短縮症訴訟 …………………………………………… 366
くすりのしおり…………………………………………… 264
クロイツフェルト・ヤコブ病（CJD）
　　………………………………………… 44, 243, 353
クロロキン
　　………………… 10, 108, 242, 349, 363-366
血液製剤…………………… 17, 39, 45, 115, 243,
　　　　　　　　306, 352, 353, 361
血友病 ………………………… 38, 115, 243, 306, 352
ゲルシンガー事件 ……… 122, 125, 126, 128
研究活動の不正行為に関する特別委員会
　　………………………………………………………… 177
研究と診療の区別 …………………………… 158, 163
研究不正……………………………………………176, 191

研究倫理審査委員会（IRB）
　　　……………………… 192, 302, 307, 317
健康管理手当（生活保障の定期給付）……306
降圧薬………………………………65, 212, 214
恒久対策………………………… 39, 100, 349, 359
高血圧症治療薬の臨床研究事案に関する
　　検討委員会……………………… 177, 193
厚生科学審議会医薬品等制度
　　改正検討部会……………… 309, 310, 313
厚生科学審議会医薬品販売制度
　　改正検討部会報告書……………… 333, 343
厚生省血液問題研究会………………………352
公知申請…………………………………… 233
公的基金……………………………… 188, 278
公的資金………… 115, 126, 139, 178, 187, 291
高度先進医療……………………………… 236
ゴースト・ライティング…………………… 173
コード・オブ・プラクティス…………… 271, 273
国際医科学団体協議会（CIOMS）…………166
国際医薬品モニター制度……………………28
国際共同治験……………………………… 239
国際製薬団体連合会（IFPMA）……… 180, 182
コクラン共同計画…………………………… 172
国立大学附属病院長会議UMIN
　　臨床試験登録システム………………… 180
個人輸入………………………232, 292-300, 313
誇大広告の禁止………………………… 146, 268
国家賠償責任……………………………… 364
骨粗鬆症………………………………142, 143, 213
子ども用かぜ薬問題……………………… 338
個別的因果関係論………………………… 361
コモン・ルール…………………………… 165, 166
コンパッショネート・ユース（CU）
　　…………………………………… 301-314

サ行

催奇形性……………………………25, 53, 61, 207
罪刑法定主義…………………………………12
再審査
　　………32, 36, 42, 82, 85-89, 99, 216, 288
再審査期間
　　…………… 36, 71, 82, 216, 217, 232, 284
再審査適合性調査……………………………79
再審査報告書…………………………… 223, 284
再生医療等製品…………………………… 323
再発防止…………………………39, 91, 179, 194,
　　　　　　　　　　　　 243, 348, 359, 369
再評価…………………………28, 29, 32, 42, 85-90
再評価適合性調査……………………………79
サブグループ……………………………… 175
サブパートH………………………………… 71
サリドマイド事件………… 25, 31, 73, 85, 222,
　　　　　　　　　　　　 242, 245, 328, 359
サリドマイド製剤安全管理手順（TERMS）
　　………………………………………… 296
産学連携……………………………… 122, 126
産業活力再生特別措置法……………… 124, 132
サンシャイン条項
　　……… 113, 118, 128, 129, 136, 137, 185
3倍の法則……………………………………97
ジェネリック………………………………84, 288
自家製剤…………………………………… 315
子宮頸管熟化促進剤……………………… 141
自己決定権……………… 12, 150, 165, 196, 197
指示警告上の欠陥………………………… 268
市場分野別個別協議（MOSS協議）
　　……………………………………35, 99, 241
施設内審査委員会………………………… 192
事前届出義務…………………………… 70, 267
実対照薬…………………………………… 209
実定法………………………………………10, 11

疾病啓発型広告 …… 144, 145, 148, 150, 154
自発報告 ……………………………… 73, 255
市販後安全対策 ……… 40, 42, 46, 51, 72, 236,
　　　　　　　　　　　238-246, 252-260
市販後調査（PMS）………… 42, 79, 284, 332
市販直後調査 ……………… 42, 77, 78, 255,
　　　　　　　　　　　　　256, 257, 273
ジフテリア予防接種禍事件 ………… 22, 349
市民参加 ……………………… 104, 115, 116
受診推奨広告 ………………… 144, 148, 152
ジュネーブ宣言 ……………………… 163
腫瘍縮小効果 ………………… 71, 161, 215
奨学寄付金 ………………… 126, 133, 176
条件付承認 …………………………160, 229
使用上の注意の改訂
　　　………… 93, 94, 107, 255, 256, 264
使用成績調査
　　　……79, 80, 81, 82, 253, 255, 256, 284
小児適応 ……………………………… 232-234
承認拒否事由 ………………… 32, 88, 204
承認事項 ……… 44, 68, 90, 118, 267, 295, 300
承認事項の一部変更
　　　………… 33, 65, 82, 87, 90, 225, 230, 233
承認条件 …………… 70, 161, 204, 229, 296
承認審査 ……… 25, 26, 41, 45, 52, 59, 65, 67,
　　　　　　 169, 198-237, 239, 258, 266, 283
承認審査情報 …………………………223, 283
承認申請資料 ……38, 52, 199, 203, 207, 261
承認整理 ……………………… 82, 89, 200
承認取消 ……………… 33, 39, 88-90, 230, 354
使用の暫定的承認（Autorisation Temporaire
　　　d'Utilisation：ATU）制度 …………… 303
情報公開
　　　………16, 137, 183, 223, 261, 282-289
情報公開制度 ……………………… 16, 285
情報公開法 ………16, 183, 261, 285-289

情報提供 …………33, 46, 92, 261, 263, 272,
　　　　　　　　　273, 283, 329, 331, 335,
　　　　　　　　　339, 343, 345, 346
処方箋薬ユーザーフィー法（PDUFA）
　　　………………………………………… 225
新医薬品承認審査概要（SBA） ……………221
審議結果報告書 ……………………… 223
審議参加に関する遵守事項 …………… 134
人材育成 ……………………………244, 278
審査報告書 ………… 223, 257, 261, 264, 283
審査ラグ ……………………………… 160
審査料 ………………………………… 225
人種差 ………………………………… 212
シンスロイド事件 ……………………… 187
申請資料概要 ………… 183, 223, 261, 283
迅速承認制度 ……………… 198, 215, 220
迅速承認プログラム ………………214, 220
人体実験 ……………160, 163, 164, 167, 178
真のエンドポイント
　　　………………… 162, 212, 212-218, 246
新範囲医薬部外品 ……………………… 342
新薬承認申請（NDA） …………………… 220
新有効成分含有医薬品 ………………… 67, 84
信頼性
　　　………29, 40, 52, 61, 124, 203, 208, 226
スイッチOTC ……………… 332, 340, 341
スティーブンス・ジョンソン症候群
　　　……………………………………328, 329
スピン（Spin） ……………………… 175, 176
スモン（SMON） ‥18, 30, 48, 102, 108, 154,
　　　　　　　242, 351, 360, 363, 364, 366, 367
製造販売後臨床試験
　　　………………… 79, 81, 201, 204, 255, 284
製造販売承認
　　　…… 50, 51, 52, 58, 70, 82, 90, 282, 325
製造販売承認制度 …………… 50, 51, 58, 67, 72

377

製造物責任 ················· 357, 362, 364, 368
製造物責任法
　　　　　········· 69, 268, 316, 357, 362, 369
成長戦略 ·· 241
生物医学・行動学研究における被験者
　　　保護のための国家委員会········ 158, 164
生物由来製品····································44, 46, 73
生物由来製品感染被害救済制度············ 367
生命倫理4原則································· 12, 166
製薬業界と患者団体との関係に関する
　　　行動規範······································ 117
世界医師会··········· 127, 131, 157, 163, 184
世界保健機関（WHO）
　　　·························· 29, 45, 150, 180, 270
セルフメディケーション··············· 328, 340
先進医療評価制度······························· 235
先端医療······························ 292, 321, 323
全米大学協会（AAU）············· 127, 128, 185
措置命令·· 33
ソリブジン事件········37, 39, 43, 44, 106, 266
損害論······································· 357, 366

タ行

第一次再評価 ······························28, 86, 87
第一類医薬品················ 333-336, 341, 346
第三者監視評価組織 ····························· 244
第Ⅲ相臨床試験······················ 71, 81, 161, 211
第三類医薬品······················ 333-336, 343
代替エンドポイント····················· 161, 246
大腿四頭筋訴訟··································· 108
第二次再評価·································· 86, 87
第Ⅱ相臨床試験······································ 71
第二類医薬品····························· 333-336
対面販売の原則······· 329, 330, 331, 338, 344
代理エンドポイント
　　　·························· 71, 191, 212-218, 220

タスキギー事件 ································· 164
立入検査·· 34
タミフル········· 126, 133, 172, 184, 185, 369
治験············· 33, 40, 53-57, 72, 80, 156, 159,
　　　　　183, 188, 190, 192, 195, 207,
　　　　　221, 224, 239, 306, 325
治験実施医療機関·················40, 41, 56, 57
治験実施計画書························· 56, 57, 224
治験審査委員会······················· 57, 163, 192
治験薬 ··········· 57, 195, 306, 310, 313, 326
治験薬概要書······································· 56
知的財産·········· 12, 126, 138, 183, 191, 282
知的所有権······················· 122, 222, 261
地方委任品目······································ 331
茶のしずく石鹸··································· 324
中央薬事審議会······························ 40, 43
ディオバン→バルサルタン
データベース
　　　······· 179, 180, 181, 182, 185, 290, 299
適応外使用
　　　············· 232, 234, 294, 303, 311, 366
添付文書改訂········70, 87, 92, 161, 243, 248,
　　　　　255, 257, 265, 267, 274
統計学的有意差 ································· 209
動物実験······························29, 52, 110, 112,
　　　　　207, 238, 292, 360
投薬証明 ··· 356
ドクターレター······························ 91, 352
特定使用成績調査············· 79, 80, 255, 284
特別アクセスプログラム
　　　（Special Access Program：SAP）··· 304
独立行政法人医薬基盤研究所···················· 47
独立行政法人医薬品医療機器総合機構
　　　（PMDA）············ 47, 65, 94, 183, 198,
　　　　　203-208, 223, 258, 283
特例許可制度····································· 39

特例承認制度 …………………………… 228, 321
特例販売業 ………………… 24, 332, 336, 338
ドラッグ・ラグ ………… 160, 190, 239, 240

ナ行

731部隊 ……………………………………… 167
ニコチン（禁煙補助薬）……………… 340
二重盲検比較試験 ……………………… 203
日米EU医薬品規制調和国際会議（ICH）
　……………… 40, 45, 103, 208, 239, 253
日米構造協議 ………………………… 99, 241
日本製薬工業協会（製薬協）
　……………114, 117, 132, 137, 185, 273, 313
日本版CU制度 ………………… 309, 311, 314
日本版バイ・ドール条項 ……………… 132
日本薬局方 ………………… 19, 32, 291, 351
ニュルンベルク綱領 …………………… 163
脳循環・代謝改善薬 …… 64, 200, 201, 209

ハ行

バイオックス（VIOX）
　…………… 102, 125, 129, 152, 251, 260
配置販売業 ………………… 24, 332, 336, 337
バイ・ドール法 ……………………… 126, 132
パキシル ………………… 149, 152, 171, 179
パブリケーション・バイアス
　……………… 121, 171, 172, 179, 182, 187
パブリックコメント …………… 116, 153, 296
バルサルタン（ディオバン）
　…………… 126, 176, 178, 193, 269, 270
ハンセン病治療薬 ……………………… 307
販促資料 …………………………………… 214
パンデミック ………………… 318, 320, 321
被害救済 ……………… 31, 47, 100, 102, 231,
　　　　　　　　　　 348, 356, 359, 367
非開示事由 ………………… 183, 261, 285

被害者運動
　……… 18, 31, 38, 48, 102, 348, 356, 359
非加熱濃縮血液製剤 …………………… 243
被験者保護
　……………… 156, 158, 162, 163, 190, 192
被験者保護法 ……………………… 189, 191
ヒト乾燥硬膜 …………………… 44, 45, 353
ヒト免疫不全ウィルス（HIV）……… 39, 40,
　　　　 45, 243, 306, 307, 352, 358, 367
非盲検非対照試験 ……………………… 205
病院薬局製剤 …………………………… 315
評価療養 ………………………… 308, 311, 314
病気づくり ………………………… 120, 139
費用対効果 ………………… 105, 106, 178, 236
非臨床試験 …………………… 27, 52, 207
非劣性試験 ……………………… 169, 210
ファーストトラック制度 ……………… 214, 220
フィブリノゲン製剤 ………… 243, 262, 354
複合エンドポイント …………………… 218
副作用・感染症報告制度 ………… 72, 75
副作用報告義務 ……………………… 50, 234
副作用報告制度 …………… 27, 54, 73, 77,
　　　　　　　　 244, 245, 272, 275, 276
副作用モニター制度 ………………… 27, 73
不法行為責任 ……………………………… 362
プラセボ（偽薬）……… 141, 169, 206, 208
フランス医薬品・保健製品安全庁（ANSM）
　……………………………………………… 210
ブリッジング試験 …………… 206, 211, 239
不良医薬品
　………18, 19, 21, 25, 33, 48, 199, 200
ブルーレター（安全性速報）……… 93, 94
フルオロウラシル（FU）系抗がん剤
　………………………………… 37, 43, 94
ブロックバスター ………………………… 98

プロトコール
　　　　……115, 139, 173, 175, 182, 187, 195
プロモーションコード
　　　　………………… 132, 133, 271, 273
米国医師会雑誌（JAMA）…………… 173
米国科学アカデミー医学研究所（IOM）
　　　　………………… 185, 225, 251, 260
米国研究製薬工業協会（PhRMA）……… 152
米国食品医薬品局（FDA）
　　　　……… 103, 123, 127, 129, 143, 152,
　　　　　199, 208, 220, 248, 251, 263, 302
米防疫センター（CDC）………………… 353
ヘルシンキ宣言
　　　　………… 131, 157, 163, 166, 194, 196
ヘルスアクション・インターナショナル
　　　　（HAI）………………………… 117, 276
ヘルス・リサーチ戦略連携オフィス
　　　　（OSCHR）……………………………… 188
ベルモント・レポート（被験者保護の
　　ための倫理原則およびガイドライン）
　　　　…………………… 157, 158, 164-167
法解釈学（実定法学）………………… 11,12
法政策学（立法学）…………………… 11,12
保険外併用療養 ………… 308, 311, 313, 314
保険薬価収載 ……………………………… 236

マ行

マーケティング戦略 ………16, 120, 121, 138,
　　　　　　　　　　　139, 143, 154, 160
マスコミ ………………………………326, 352
マスメディア ……………………………… 274
慢性毒性 ………………… 52, 61, 207, 352
未承認薬 ………………… 235, 236, 290-327
水俣病事件 ……………………………… 102
無過失損害賠償責任 ……………………… 368
無過失補償制度 …………………………367, 368

無作為化比較試験 ………… 71, 169, 205, 231
無承認薬 …………………………………… 290
無増悪生存期間 …………………………… 161
メディアトール ……………………103, 303
メディカリゼーション
　　　　……………… 120, 139, 143, 154
免許鑑札制 ……………………………… 20
モデル・コア・カリキュラム ……………… 279

ヤ行

薬害肝炎 ………… 11, 49, 100, 102, 170,
　　　　　243, 260, 354, 359, 364
薬害肝炎事件の検証及び再発防止のための
　　医薬品行政のあり方検討委員会
　　　　……………… 70, 94, 100, 104,
　　　　　111, 243, 299, 308
薬害根絶デー ……………………………… 279
薬害訴訟 ………… 88, 100, 102, 107, 349,
　　　　　355, 357, 358, 359, 364
薬害ヤコブ ………44, 102, 243, 359, 367
薬剤疫学 ………………………………277, 321
薬剤師 ………… 19, 20, 23, 317, 328-337
薬事・食品衛生審議会（薬食審）
　　　　…………… 66, 183, 199, 250, 311, 334
薬事分科会 ……………………………66, 67, 199
薬事分科会審議参加規程 …………… 134, 249
薬事法改正 ………… 23, 26, 31, 33, 34, 35,
　　　　　37, 39, 44, 48, 330
薬事法学 ……………………………… 10-14
薬事法制定 ……………………………… 25
薬種商 ………20, 24, 329, 332, 336, 337, 342
薬舗 ……………………………………… 20
薬舗開業試験 …………………………… 19
薬監証明 ………… 293, 294, 296, 299, 300
薬局開設の許可制 ……………………… 24
薬局モニター制度 ……………………… 28

優越性試験 ·································170, 210
優先審査 ·················36, 221, 226, 228, 232
優先審査制度 ···············214, 220, 226, 228
用量反応試験 ·································205, 211
予見可能性 ·····················108, 357, 363, 365
四日市喘息事件 ···································102
予防原則 ·····················14, 104, 111, 244-252
予防接種法 ···22, 367
四大公害訴訟 ·······································102

ラ行

ライシャワー米大使 ································352
ランダム化試験 ···············142, 203, 209, 210
利益相反（conflict of interest：COI）
　·················15, 113, 122-139, 184, 249
利益相反ポリシー
　·················127, 128, 133, 136, 184, 185
リスク・コミュニケーション
　···251, 259-276
リスク最小化策 ·········95, 255, 256, 266, 272
リスク・マネージメント・プラン（RMP）
　·················15, 95, 252-259, 266, 273
リマインダー広告 ································144, 152
臨床研究基本法 ·········115, 118, 182, 188-191
臨床研究・治験活性化5か年計画2012
　···194
臨床試験 ···············52, 53, 63, 72, 81, 97, 98,
　　　　118, 121, 127, 139, 156-197,
　　　　198-237, 238, 262, 282, 288,
　　　　292, 294, 302, 313, 325
臨床試験登録 ·········118, 138, 180, 183, 187
臨床試験登録システム ···············180, 184
倫理原則 ·····················131, 158, 164-167, 193
倫理指針
　········135, 156, 158, 163, 168, 181-193

レセプト情報等の提供に関する有識者会議
　···278
レセプト・データベース ···············244, 277
レンツ警告 ···25, 349

ワ行

和解確認書 ···39, 100
ワクチンの国家検定制度 ························22

欧文

AIDS（後天性免疫不全症候群）
　　　　　　　　38, 115, 159, 167,
　　　　　　　　231, 243, 306, 352
AIFA（イタリア医薬品庁） 188
ANSM（フランス医薬品・保健製品安全庁）
　　　　　　　　　　　　　　　 210
BMJ（英国医学雑誌） 171-173
CDER（米国医薬品審査調査センター）
　　　　　　　　　　　　　　　 226
CIOMS（国際医科学団体協議会） 166
COI（利益相反）
　　　　　　　15, 113, 122-139, 184, 249
CU（コンパッショネート・ユース）301-314
DTC広告（消費者を対象とした直接広告）
　　　　　　　　　117, 144, 148-154
EFPIA（欧州製薬団体連合会） 131
EMEA, EMA（欧州医薬品庁）
　　　　117, 130, 199, 225, 248, 269, 280
FDA（米国食品医薬品局）
　　　　　　103, 123, 127, 129, 143, 152,
　　　　　　199, 208, 220, 248, 251, 263, 302
FDAAA（FDA再生法）
　　　　　　　　102, 181, 251, 257, 260
GATT（関税及び貿易に関する一般協定）
　　　　　　　　　　　　　　99, 241
GCP（医薬品の臨床試験の実施の基準）
　　　　　　26, 40, 55, 61, 167, 207, 310
GLP省令（医薬品の安全性に関する
　　非臨床試験の実施の基準）
　　　　　　　　　29, 41, 53, 61, 207
GMP（医薬品の製造及び品質管理に関する
　　基準） 26, 29, 316
GPMSP（医薬品の市販後調査の基準）
　　　　　　　　　　　　　　42, 79
GPSP省令（医薬品の製造販売後の
　　調査及び試験の実施の基準） 79

GQP（医薬品，医薬部外品，化粧品及び
　　医療機器の品質管理の基準） 51
GVP（医薬品，医薬部外品，化粧品又は
　　医療機器の製造販売後安全管理の基準）
　　　　　　　　　　　　　　　51, 79
HAI（ヘルスアクション・
　　インターナショナル） 117, 276
HCV（C型肝炎ウイルス） 353
ICH（日米EU医薬品規制調和国際会議）
　　　　　　　40, 45, 103, 208, 239, 253
ICMJE（医学雑誌編集者国際委員会）
　　　　　　　　　　　　　　174, 179
ICTRP（臨床試験登録国際
　　プラットフォーム） 180
IFPMA（国際製薬団体連合会） 180, 182
IND制度（新薬臨床試験開始届出制度）
　　　　　　　　　　　189, 302, 310
IOM（米国科学アカデミー医学研究所）
　　　　　　　　　　185, 225, 251, 260
IRB（研究倫理審査委員会）
　　　　　　　　　　192, 302, 307, 317
MHRA（英国医薬品・医療製品規制庁）
　　　　　　　　　　　　　　236, 304
MOSS協議（市場分野別個別協議）
　　　　　　　　　　　　35, 99, 241
MR（医薬情報担当者） 78, 273
NDA（新薬承認申請） 220
NICE（英国立医療技術評価機構）
　　　　　　　　　　　　　　173, 236
NIH（米国立衛生研究所） 127, 164
OSCHR（英国ヘルスリサーチ戦略
　　連携オフィス） 188
PDUFA（米国処方箋薬ユーザーフィー法）
　　　　　　　　　　　　　　　 225
PhRMA（米国研究製薬工業協会） 152

PMDA（独立行政法人医薬品医療機器
　　総合機構）………… 47, 65, 94, 183, 198,
　　　　　　　　　203-208, 223, 258, 283
REMS（リスク評価・緩和戦略システム）
　　……………………………………………… 257
RMP（医薬品リスク管理計画）
　　………………………… 15, 95, 252-259, 266
SBA（新医薬品承認審査概要）…………… 222
SMUD（未承認薬の安全管理システム）
　　……………………………………………… 297
SSRI（選択的セロトニン再取り込み阻害薬）
　　………………………………………… 171, 275
TERMS（サリドマイド製剤安全管理手順）
　　……………………………………………… 296
TLO法(大学等技術移転促進法)…… 124, 132
TPP（環太平洋戦略的経済連携協定）……… 99
TRIPS協定(知的所有権の貿易関連の
　　側面に関する協定)……………………… 222
UMIN-CTR（大学病院医療情報
　　ネットワークの臨床試験登録システム）
　　……………………………………………… 224
WHO（世界保健機関）
　　……………………… 29, 45, 150, 180, 270

法律・省令

注）薬事法の条文のうち，改正法（医薬品・医療機器等の品質，有効性及び安全性の確保等に関する法律）において該当条文が変更になっているもののみ，改正法の条文番号を付記した．

安全な血液製剤の安定供給の
　確保等に関する法律……………………17
医師法22条………………………………16
医薬品，医薬部外品，化粧品及び
　医療機器の製造販売後安全管理の
　基準に関する省令（GVP省令）……51, 79
医薬品，医薬部外品，化粧品及び
　医療機器の製造販売後安全管理の
　基準に関する省令（GVP省令）2条3項・
　……………………………………………78
医薬品，医薬部外品，化粧品又は
　医療機器の品質管理の基準に
　関する省令（GQP）……………………51
医薬品，医療機器等の品質，
　有効性及び安全性の確保等に
　関する法律（2013年改正薬事法）
　…………………………………… 10, 291
医薬品の安全性に関する非臨床試験の
　実施の基準に関する省令（GLP省令）
　…………………………… 42, 53, 61, 207
医薬品の製造に際しての品質管理等の
　基準（GMP）…………………… 26, 29, 316
医薬品の製造販売後の調査及び試験の
　実施の基準に関する省令（GPSP省令）
　……………………………………………79
医薬品の製造販売後の調査及び試験の
　実施の基準に関する省令（GPSP省令）
　2条…………………………………………80
医薬品の製造販売後の調査及び試験の
　実施の基準に関する省令（GPSP省令）
　2条3項, 4項………………………………81
医薬品の製造販売後の調査及び試験の
　実施の基準に関する省令（GPSP省令）
　3条, 4条…………………………………79
医薬品の臨床試験の実施の
　基準に関する省令（GCP）
　………………26, 40, 55, 61, 167, 207, 310
医薬品副作用被害救済基金法………31, 47
医薬品副作用被害救済・研究振興調査機構法
　……………………………………………47
医薬品副作用被害救済・
　研究振興調査機構法27条………………37
医療基本法………………………………13
行政機関の保有する情報の公開に
　関する法律（情報公開法）
　……………… 183, 186, 261, 283, 285-289
情報公開法3条……………………………285
情報公開法5条1号, 2号……………285, 287
情報公開法5条2項…………………………183
情報公開法5条2号イ…… 16, 183, 262, 288
行政不服審査法4条………………………285
国家研究法………………………… 158, 164
国家賠償法………………………… 69, 364
再生医療等の安全性の確保等に関する
　法律………………………………………322
産業活力再生特別措置法……………124, 132
産業技術力強化法……………………124, 132
市販後調査の基準に関する省令（GPMSP）
　………………………………………42, 79
製造物責任法………… 69, 268, 316, 362, 369
大学等技術移転措置法（通称TLO法）
　……………………………………124, 132
独立行政法人医薬品医療機器総合機構法
　……………………………………… 45, 367

独立行政法人医薬品医療機器総合機構法
　4条6項 ……………………………… 368
独立行政法人医薬品医療機器総合機構法
　16条2項2号, 18条1項, 2項 ………… 368
日本国憲法13条 ………………… 13, 167
日本国憲法14条 ……………………… 167
日本国憲法22条 ……………………… 345
日本国憲法25条 ………………………… 13
売薬法 …………………………… 20, 21
薬剤師法 ………………………… 20, 23
薬剤師法19条 …………………………… 16
薬事法（旧々薬事法,1943年制定）… 10, 21
薬事法（旧薬事法,1948年制定）…… 10, 21
薬事法（1960年改正）……… 10, 18, 22, 25
薬事法（1979年改正）………… 30, 35, 38
薬事法（1983年改正）………………… 33
薬事法（1993年改正）………………… 35
薬事法（1996年改正）………………… 37
薬事法（2002年改正）………………… 44
薬事法（2006年改正）………………… 48
薬事法（2013年改正）……………… 346
薬事法1条 ……………… 31, 32, 35, 50, 291
薬事法2条 …………………………… 291
薬事法2条12項
　（医薬品・医療機器等法2条13項）… 51
薬事法2条16項
　（医薬品・医療機器等法2条17項）… 53
薬事法12条 …………………………… 50
薬事法12条1項 …………………… 51, 58
薬事法12条の2 ………………………… 51
薬事法12条の2第2号 ………………… 79
薬事法13条 …………………………… 50
薬事法13条1項 …………………… 52, 58
薬事法13条4項 …………………… 37, 52
薬事法14条の3 ………………………… 43
薬事法13条の3第1項 ………………… 58

薬事法14条 ……………… 32, 41, 42, 50, 61,
　　　　　　　　　　　　81, 110, 198, 341
薬事法14条1項
　…… 51, 60, 65, 89, 110, 146, 199, 331
薬事法14条2項 ……………… 58, 59, 65
薬事法14条2項3号 ………………… 364
薬事法14条2項3号イ ………………… 88
薬事法14条2項3号ロ …………… 69, 88
薬事法14条2項3号ハ ………………… 88
薬事法14条3項 ……… 52, 53, 60, 207
薬事法14条4項 …………………… 36, 79
薬事法14条5項 …………………… 65, 66
薬事法14条6項 ……………… 65, 66, 89
薬事法14条7項 …………………… 226
薬事法14条8項 …………………………… 66
薬事法14条8項1号（医薬品・
　医療機器等法14条8項）…………… 333
薬事法14条9項 …………………… 70, 90
薬事法14条の2第1項 ………………… 65
薬事法14条の4 ……… 32, 36, 42, 82
薬事法14条の4第1項1号 ……… 78, 82
薬事法14条の4第4項 ………………… 79
薬事法14条の4第5項 ………………… 79
薬事法14条の6
　…… 32, 42, 82, 85, 86, 228, 229, 320
薬事法14条の6第4項 ………………… 79
薬事法14条の6第5項 ………………… 79
薬事法19条の2 ………………………… 81
薬事法19条の2第1項 ……………… 146
薬事法25条1号 ……………………… 328
薬事法36条の5 ……………………… 334
薬事法36条の6第1項 ……………… 335
薬事法43条 …………………………… 91
薬事法50条 …………………………… 91
薬事法51条 …………………………… 91
薬事法52条 …………………… 91, 266

薬事法52条1号 …………………………… 68
薬事法53条 ………………………………… 68, 91
薬事法54条 ……………………………68, 91, 266
薬事法55条 ………………………………… 68
薬事法56条 ………………………………… 91
薬事法57条の2 …………………………… 334
薬事法66条 ……………………… 145, 146, 270
薬事法66条1項 …………………………… 268
薬事法67条 ……………………… 144, 145, 270
薬事法67条1項 …………………………… 145
薬事法68条 ……………………… 146, 268, 270
薬事法69条の3 ………………… 32, 91, 107
薬事法70条 …………………………… 32, 33
薬事法70条1項 ……………………… 69, 90, 91
薬事法74条の2 …………… 32, 33, 88, 200
薬事法74条の2第1項 ………… 88, 90, 229
薬事法74条の2第2項 ……………………… 90
薬事法74条の2第3項 ………… 70, 89, 229
薬事法77条の3 …………………… 33, 36, 231
薬事法77条の2第1項 …………………… 36
薬事法77条の2の2 ……………………… 36
薬事法77条の2の3 ……………………… 36
薬事法77条の4（医薬品・
　医療機器等法68条の9) ……………… 92
薬事法77条の4の2（医薬品・
　医療機器等法68条の10)
　………………… 43, 72, 75, 93, 106, 245
薬事法77条の4の2第1項,第2項（医薬品・
　医療機器等法68条の10第1項，第2項）
　……………………………………… 75, 245
薬事法77条の4の3（医薬品・
　医療機器等法68条の11) …………… 43
薬事法79条1項 ………………… 70, 89, 229
薬事法80条の2 ……… 33, 40, 55, 106, 107
薬事法80条の2第2項,第3項,第6項,第9項
　…………………………………………… 54, 55

薬事法80条の3 …………………………… 40
薬事法85条4号,5号 ……………………… 268
薬事法関係手数料令17条の1 …………… 225
薬事法施行規則 …………………… 60, 274
薬事法施行規則15条の4 …… 335, 343, 345
薬事法施行規則40条1項 …………… 60, 62
薬事法施行規則42条1項 ………………… 60
薬事法施行規則43条 ……………………… 61
薬事法施行規則159条の15第1項 ……… 335
薬事法施行規則159条の16 ……………… 335
薬事法施行規則253条1項1号チ ………… 78
薬事法施行規則253条1項2号ロ ………… 78
薬事法施行令80条 ………………………… 331
薬律（薬品営業並薬品取扱規則) ……… 20
薬局等構造設備規則9条ロ,10条ハ ……… 334

判例

東大ルンバール事件最高裁第二小法廷
　　　　昭和50年10月24日判決………………… 360
スモン事件金沢地裁
　　　　昭和53年3月1日判決 ……………… 351
スモン事件東京地裁
　　　　昭和53年8月3日判決 …………… 108, 351
スモン事件福岡地裁
　　　　昭和53年11月14日判決 …… 48, 154, 351
スモン事件広島地裁
　　　　昭和54年2月22日判決 ………… 108, 361
スモン事件京都地裁
　　　　昭和54年7月2日判決 ……………… 108
スモン事件静岡地裁
　　　　昭和54年7月19日判決 ……………… 108
スモン事件前橋地裁
　　　　昭和54年8月21日判決 ……………… 109
クロロキン薬害訴訟東京地裁
　　　　昭和57年2月1日判決 ……………… 109
大腿四頭筋短縮症訴訟福島地裁白川支部
　　　　昭和58年3月30日判決 ……………… 109
クロロキン薬害訴訟東京高裁
　　　　昭和63年3月11日判決
　　　　………………… 109, 352, 361, 363
クロロキン薬害訴訟最高裁第二小法廷
　　　　平成7年6月23日判決 ………… 352, 364
B型肝炎訴訟最高裁第二小法廷
　　　　平成18年6月16日判決 ……………… 361
薬害肝炎福岡地裁
　　　　平成18年6月21日判決 ……………… 361
薬害肝炎東京地裁
　　　　平成19年3月23日判決 ……………… 361
イレッサ承認申請資料の
　　情報公開請求訴訟東京高裁
　　　　平成19年11月16日判決 …………… 288

医薬品副作用被害救済制度不支給処分
　　取消請求事件東京地裁
　　　　平成20年5月22日判決 ……………… 368
薬害イレッサ訴訟大阪地裁
　　　　平成23年2月25日判決 ………… 69, 355
薬害イレッサ訴訟東京地裁
　　　　平成23年3月23日判決 ………… 69, 355
薬害イレッサ訴訟東京高裁
　　　　平成23年11月15日判決 … 110, 269, 355
薬害イレッサ訴訟大阪高裁
　　　　平成24年5月25日判決 ……………… 355
薬害イレッサ訴訟最高裁第三小法廷
　　　　平成25年4月12日判決 ……… 70, 110, 355

通知・ガイドライン・指針

医学研究（COI）マネジメントに関する
　ガイドライン……………………………… 136
胃腸薬の製造（輸入）承認基準
　（昭和55年4月22日制定，
　昭和61年3月28日改正）………………… 339
遺伝子治療臨床研究に関する指針 ……… 167
医薬品安全性監視の計画について
　（平成17年9月16日薬食審査発
　第0916001号,薬食安発第0916001号
　厚生労働省医薬食品局審査管理課長
　および厚生労働省医薬食品局
　安全対策課長通知）……………………… 253
医薬品再評価の実施について
　（昭和46年12月16日薬発第1179号
　　薬務局長通知）………………………… 85
医薬品製造指針1962年版
　（厚生省薬務局発行）…………………… 203
医薬品等適正広告基準
　（昭和55年10月9日薬発第1339号
　　厚生省薬務局長通知）………………… 270
医薬品等輸入監視について
　（昭和57年4月8日薬発第364号
　　厚生省薬務局長通知）………………… 293
医薬品の市販後調査の基準に関する
　省令の一部を改正する省令の施行及び
　医薬品の再審査に係る市販後調査の
　見直しについて
　　（平成12年12月27日医薬発第1324号
　　厚生省医薬安全局長通知）…………… 232
医薬品の承認申請について
　　（平成17年3月31日薬食発第0331015号
　　厚生労働省医薬食品局長通知）……… 61
医薬品の製造承認等に関する基本方針
　　（昭和42年9月13日薬発第645号
　　薬務局長通知）
　　　…………… 26, 28, 73, 85, 221, 245, 359

医薬品の臨床試験の実施に関する基準
　（平成元年10月2日薬発第874号
　　薬務局長通知）………………………… 41
医薬品リスク管理計画指針について
　（平成24年4月11日薬食安発0411
　第1号,薬食審査発0411第2号
　厚生労働省医薬食品局安全対策課長
　および厚生労働省医薬食品局審査
　管理課長通知）…………………………… 255
医薬品リスク管理計画書の公表について
　（平成25年3月4日薬食審査発0304
　第1号,薬食安発0304第1号厚生労働省
　医薬食品局審査管理課長および
　厚生労働省医薬食品局
　安全対策課長通知）……………………… 255
医薬品リスク管理計画の策定について
　（平成24年4月26日薬食審査発0426
　第2号,薬食安発0426第1号
　厚生労働省医薬食品局審査管理課長
　および厚生労働省医薬食品局
　安全対策課長通知）……………………… 255
医療用医薬品再評価の実施について
　（昭和60年1月7日薬発第4号
　　薬務局長通知）………………………… 86
医療用医薬品再評価の実施について
　（昭和63年5月30日薬発第456号
　　薬務局長通知）………………………… 86
医療用医薬品の使用上の注意記載
　要領について（平成9年薬発
　第607号薬務局長通知）………………… 44
エイズ治療薬の拡大治験に関する通知
　（平成8年9月13日政医第286号
　厚生省保健医療局国立病院部
　政策医療課長通知）……………………… 159
疫学研究に関する倫理指針
　………………………………167, 184, 190

外国臨床データを受け入れる際に
考慮すべき民族的要因（平成10年
8月11日付医薬審第672号）……… 64
がん臨床研究の利益相反に関する指針
……………………………………… 135
企業活動と医療機関等の関係の
透明性ガイドライン（GL）……… 137
企業活動と患者団体の関係の
透明性ガイドライン……………… 117
競争的資金に係る研究活動における
不正行為対応ガイドライン……… 177
緊急安全性情報等の提供に関する指針
（平成23年7月15日薬食安発0715
第1号安全対策課長通知）………… 92
緊急安全性情報の配布等に関する
ガイドライン（昭和61年11月27日付
薬安第227号厚生省薬務局
安全課長通知）…………………… 107
経口避妊薬の臨床評価方法に関する
ガイドライン（昭和62年4月21日付
薬審1第10号）……………………… 64
研究活動の不正行為への
対応に関する指針………………… 177
抗悪性腫瘍薬の臨床評価方法に関する
ガイドライン（平成17年11月1日付
薬食審査発第1101001号）………… 64
降圧薬の臨床評価に関する原則
（平成14年1月28日付医薬審発
第0128001号）……………………… 65
抗狭心症薬の臨床評価方法に関する
ガイドライン（平成16年5月12日付
薬食審査発第0512001号）………… 65
抗菌薬臨床評価のガイドライン（平成10年
8月25日付医薬審第743号）……… 64

抗高脂血症薬の臨床評価方法に関する
ガイドライン（昭和63年1月5日付
薬審1第1号）……………………… 64
抗心不全薬の臨床評価方法に関する
ガイドライン（昭和63年10月19日付
薬審1第84号）……………………… 64
厚生労働科学研究における利益相反
（conflict of interest：COI）の
管理に関する指針…………… 133,136
厚生労働大臣の定める先進医療及び
施設基準の制定等に伴う実施上の
留意事項及び先進医療に係る
届出等の取扱いについて
（平成20年3月31日付保医発第0331003号）
……………………………………… 235
高度医療に係る申請等の取扱い
及び実施上の留意事項について
（平成21年3月31日医政発第0331021号）
……………………………………… 235
抗不安薬の臨床評価方法に関する
ガイドライン（昭和63年3月16日付
薬審1第7号）……………………… 64
抗不整脈薬の臨床評価方法に関する
ガイドライン（平成16年3月25日付
薬食審査発第0325035号）………… 65
高齢者に使用される医薬品の
臨床評価法に関するガイドライン
（平成5年12月2日付薬新薬第104号）
………………………………………… 64
個人輸入代行業の指導・取締りについて
（平成14年8月医薬発第0828014号
医薬局長通知）…………………… 294
小児集団における医薬品の
臨床試験に関するガイダンスについて
（平成12年12月15日付医薬審第1334号）
………………………………………… 64

389

新医薬品の承認に必要な用量—反応関係の
　検討のための指針（平成6年7月25日付
　薬審第494号） ………………… 64
新医薬品の製造又は輸入の
　承認申請に際し承認申請書に
　添付すべき資料の作成要領について
　（平成13年6月21日医薬審第899号）
　………………………………………… 68
新医薬品の総審査期間短縮に向けた
　申請に係る留意事項について
　（平成22年6月9日厚生労働省
　医薬食品局 審査管理課・監視指導・
　麻薬対策課 事務連絡） …………… 220
睡眠薬の臨床評価方法に関するガイドライン
　（昭和63年7月18日付薬審第18号）
　……………………………… 64, 208
多発性骨髄腫に対するサリドマイドの
　適正使用ガイドライン ……………… 295
治験の総括報告書の構成と内容に関する
　ガイドライン（平成8年5月1日付
　薬審第335号） ………………… 64
致命的でない疾患に対し長期間の投与が
　想定される新医薬品の治験段階に
　おいて安全性を評価するために
　必要な症例数と投与期間
　（平成7年5月24日付薬審第592号）… 64
適応外使用に係る医療用医薬品の
　取扱いについて（二課長通知）
　（平成11年2月1日研第4号,医薬審
　第104号厚生省健康政策局
　研究開発振興課長および厚生省
　医薬安全局審査管理課長通知） ……… 233
動脈硬化性疾患診療ガイドライン
　（2002年版） …………………… 140

脳血管障害に対する脳循環・代謝改善薬の
　臨床評価方法に関するガイドライン
　（昭和62年10月31日付薬審第1第22号）
　……………………………………… 64
被験者保護のための倫理原則および
　ガイドライン（ベルモント・レポート）
　………………………… 157, 158, 164-167
ヒト幹細胞を用いる臨床研究に関する指針
　………………………………… 168, 322
ヒトゲノム・遺伝子解析研究に関する
　倫理指針 ……………………… 167
人を対象とする医学系研究に関する
　倫理指針 …………………… 167, 191
人を対象とする生物医学研究の
　国際倫理指針 ………………… 166
保険診療における医薬品の取扱いについて
　（55年通知）（昭和55年9月3日付保発
　第51号厚生省保険局長通知） ……… 234
薬事法等の一部を改正する法律の
　施行について（平成9年3月27日付薬発
　第421号厚生省薬務局長通知）・107, 245
薬事法における医薬品等の広告の
　該当性について（平成10年9月29日
　医薬監第148号厚生省医薬安全局
　監視指導課長通知） ………………… 270
薬事法の一部を改正する法律の
　施行について（昭和55年4月10日
　薬発483号） …………………… 91
優先審査等の取扱いについて
　（平成16年2月27日薬食審査発
　第0227016号厚生労働省医薬食品局
　審査管理課長通知） ………………… 227
臨床研究に関する倫理指針
　………… 135, 157, 167, 168, 177,
　　　　　　181, 184, 190, 191, 192

臨床研究の利益相反（COI）に関する
　共通指針 ……………………………… 135, 136
臨床研究の利益相反ポリシー策定に関する
　ガイドライン ………………… 133, 136, 184
臨床試験における対照群の選択と
　それに関連する諸問題（平成13年
　2月27日付医薬審発第136号） ………… 65
臨床試験に関するガイドライン …………… 63
臨床試験の一般指針
　（平成10年4月21日付医薬審第380号）
　…………………………………… 64, 208
臨床試験のための統計的原則
　（平成10年11月30日付医薬審第1047号）
　…………………………………… 64, 208
臨床評価方法に関するガイドライン
　…………………………… 64, 65, 206, 208

執筆者紹介

鈴木 利廣
（すずき・としひろ）

序章・第11章・あとがき

1947年東京都生まれ。1969年中央大学法学部卒業。1976年弁護士登録（東京弁護士会）。2004年にすずかけ法律事務所開設に参加。2004年明治大学法科大学院教授（医事法担当）。

医療問題弁護団（代表），東京HIV訴訟弁護団（事務局長），薬害オンブズパースン会議（代表），薬害肝炎全国弁護団（代表），日本医事法学会（理事），日本生命倫理学会（監事）等を歴任。

著書に，『医療事故の法律相談（全訂版）』（監修・共著，学陽書房，2009年），『人権を考える本（1）医療・消費者と人権』（共著，岩崎書店，2001年），『医者と患者の法律相談』（共著，青林書院，1995年），『人権ガイドブック』（共編・共著，花伝社，1993年），『患者の権利とは何か』（岩波ブックレット，1993年），『判例評釈・医療事故と患者の権利』（共編・共著，エイデル研究所，1988年）ほか。

水口 真寿美
（みなぐち・ますみ）

はしがき・第3章・第5章・第7章

中央大学法学部卒。1989年弁護士登録（東京弁護士会，三多摩法律事務所）。

1997年の設立時から現在まで薬害オンブズパースン会議事務局長。薬害対策弁護士連絡会初代事務局長。厚生労働省「薬害肝炎事件の検証及び再発防止のための医薬品行政のあり方検討委員会」委員（2008～2010年）。日本弁護士連合会人権擁護委員会医療部会委員（2008年～現在）。東京HIV訴訟（副団長），ハンセン病国賠訴訟，薬害イレッサ訴訟（副団長）等を担当。

著書に，『薬害イレッサ訴訟－闘いの記録と教訓』（共著，日本評論社，2014年）『医療事故と医療人権侵害（シリーズ生命倫理学第18巻）』（共著，丸善出版，2012年），『ハンセン病違憲国賠裁判全史』（共著，ハンセン病違憲国賠裁判全史編集委員会，2006年），『平和と人権の時代を拓く』（共著，日本評論社，2004年），『薬害エイズ裁判史』（共著，日本評論社2002年）ほか。

関口 正人
（せきぐち・まさと）

第2章・第8章

慶應義塾大学法学部法律学科卒。1998年弁護士登録（東京弁護士会，樫の木総合法律事務所）。

弁護士登録直後から薬害オンブズパースン会議の活動に参加。薬

害肝炎弁護団，薬害イレッサ弁護団，預貯金過誤払被害対策弁護団，医療問題弁護団などに所属。日本弁護士連合会人権擁護委員会医療部会委員（2010年～），東京弁護士会人権擁護委員会委員長（2014年度）。

著書に，『薬害イレッサ訴訟－闘いの記録と教訓』（共著，日本評論社，2014年），『薬害肝炎裁判史』（共著，日本評論社，2012年），『イレッサ薬害』（共著，桐書房，2013年），『預金者保護法ハンドブック』（共著，日本評論社，2006年），『プライバシーがなくなる日－住基ネットと個人情報保護法』（共著，明石書店，2003年）ほか。

後藤 真紀子
（ごとう・まきこ）

第1章・第4章

一橋大学法学部卒。2001年弁護士登録（東京弁護士会所属）。2010年8月弁護士法人きぼう設立。

一般民事事件のほか，医療事件等の人身損害賠償請求事件，高齢者にかかわる問題を中心に扱う。薬害肝炎弁護団，薬害対策弁護士連絡会，医療問題弁護団所属。日本弁護士連合会高齢者・障害者の権利に関する委員会医療部会部会長。薬害肝炎弁護団に関わったことを契機に，2008年から薬害オンブズパースンメンバーとなる。

著書に，『医療事故の法律相談（全訂版）』（共著，学陽書房，2009年），『専門訴訟講座　医療訴訟』（共著，民事法研究会，2010年），『患者のための医療法律相談－よりよい医療を実現するために』（共著，法学書院，2010年），『薬害肝炎裁判史』（共著，日本評論社，2012年）ほか。

八重 ゆかり
（やじゅう・ゆかり）

第6章

1983年岡山大学薬学部卒業。2002年聖路加看護大学卒業。2005年京都大学大学院医学研究科社会健康医学系専攻（SPH）専門職学位課程修了。2008年東京大学大学院医学系研究科健康科学・看護学専攻博士後期課程修了。薬剤師，看護師，社会健康医学修士（MPH），保健学博士（PhD）。

病院薬局，製薬会社，医薬情報センター勤務等を経て，2010年より聖路加看護大学看護実践開発研究センター専任研究員，2014年より聖路加国際大学看護統計学准教授。

著書に，『EBNユーザーズ・ガイド－そのエビデンスを役立てる

ために』(共著, 中山書店, 2008年),『薬剤疫学の基礎と実践』(共著, 医薬ジャーナル社, 2010年) ほか。

寺岡 章雄 第9章
(てらおか・あきお)

1962年京都大学薬学部卒業。2010年京都大学大学院医学研究科社会健康医学系専攻(SPH)専門職学位課程修了。薬剤師, 社会健康医学修士(MPH)。製薬会社勤務, 薬局・診療所勤務などを経て現在, 医薬情報センターあさひ代表, 東京大学大学院薬学系研究科医薬政策学講座大学院研究生, 日本社会薬学会副会長, 薬害オンブズパースン会議メンバー。

著作に, 季刊誌『患者のための医療』(篠原出版新社)のシリーズ「患者と薬」執筆(2002-4年),『薬と社会をつなぐキーワード事典』(共著, 本の泉社, 2011年),『日本で承認されていない薬を安全に使う－コンパッショネート使用制度』(共著, 日本評論社, 2011年)。

中川 素充 第10章
(なかがわ・もとみつ)

1997年東京大学法学部卒。2001年弁護士登録(東京弁護士会, オアシス法律事務所)。

学生時代, 薬害エイズ事件の被害者支援運動に取り組む。日常的には, 一般民事, 商事, 刑事事件などに取り組むとともに, 薬害事件としては, 薬害肝炎訴訟などを担当。

薬害対策弁護士連絡会・事務局長(2011～2013年), 薬害オンブズパースン会議・オンブズパースン(2005～2013年), 全国公害弁護団連絡会議・副幹事長(2014年～)。東京弁護士会・消費者問題特別委員会・副委員長(2010年～)。

著書に,『薬害肝炎裁判史』(共著, 日本評論社, 2012年),『医療事故の法律相談』(共著, 学陽書房, 2009年),『消費者相談マニュアル(第2版)』(共著, 商事法務, 2012年),『預金者保護法ハンドブック』(共著, 日本評論社, 2006年),『3.11 福島から東京へ－広域避難者たちと歩む』(共著, 山吹書店, 2013年) ほか。

医薬品の安全性と法
薬事法学のすすめ

2015年1月23日　初刷発行

編著者	鈴木利廣・水口真寿美・関口正人
発行者	大塚智孝
発行所	株式会社エイデル研究所
	〒102-0073
	東京都千代田区九段北4-1-9
	TEL. 03-3234-4641
	FAX. 03-3234-4644

装幀・本文DTP
　　大友淳史（デザインコンビビア）

印刷・製本　中央精版印刷株式会社

© Toshihiro Suzuki, Masumi Minaguchi, Masato Sekiguchi 2015
ISBN 978-4-87168-550-4　Printed in Japan
落丁・乱丁本はお取替えいたします。